新・社会福祉士シリーズ **22**

ソーシャルワーク実習・実習指導（社福専門）

福祉臨床シリーズ編集委員会編

責任編集＝早坂聡久・長岩嘉文・上原正希

弘文堂

はじめに―本書のねらいと構成

1. 社会福祉士養成課程の見直し

　1987（昭和62）年に社会福祉士及び介護福祉士法が成立して国家資格としての社会福祉士が創設された。その後、時代は昭和から平成を経て令和へと移り、この間、社会福祉基礎構造改革のみならず、分権化と民営化の進展、公的責任と相互責任、welfareからworkfareへと社会福祉を取り巻く状況は大きく変貌をとげてきた。

　近年の政策レベルでは、急速に進む人口減少や高齢化の進展に伴う社会保障費の伸びを抑制しつつ、いかにして制度の持続可能性を保つかが課題となっている。他方、市民生活レベルでは、孤独や孤立、子どもの貧困やワーキングプア、累犯障害者や累犯高齢者、ネットカフェ難民、ゴミ屋敷、孤独死、8050問題など、いわゆる制度の狭間にあるニーズや既存の制度では解決が困難な課題への対応がクローズアップされている。

　そうした課題に対応すべく地域住民による支え合いと公的支援が連動した包括的な支援体制の構築が求められている。それは、従来の高齢者、障害者、児童、生活困窮者といった対象別の福祉サービスを見直し「タテワリ」から「まるごと」として市町村主導のもとで地域に応じて一体的に提供できるよう現行の仕組みを転換する方針でもある。それが、地域共生社会の実現である。

　当面の具体的な対応としては、「まるごと」相談を受けつける「属性を問わない相談支援」に加え、既存の相談支援や社会福祉施設等の社会資源、地域づくり支援等の取組みを活かし「参加支援」と「地域づくりに向けた支援」を一体的に実施するものとして、重層的支援体制整備事業が開始されている。

　この地域共生社会実現の中核をなす人材養成のあり方として、社会保障審議会福祉部会福祉人材確保専門委員会が2018（平成30）年3月に「ソーシャルワーク専門職である社会福祉士に求められる役割等について」を取りまとめた。

　同報告書にて「地域共生社会の実現に向けて求められる、複合化・複雑化した課題を受け止める多機関の協働による包括的な相談支援体制や地域住民等が主体的に地域課題を把握して解決を試みる体制の構築に必要なソーシャルワークの機能を社会福祉士が担うために必要な実践能力を明らかにし、その能力を身につけることができるよう、社会福祉士の養成カリキュラム等の見直しを検討すべきである」と提言された。そして、この提言

に対応すべく資格創設以降最大の改革ともいわれる社会福祉士養成カリキュラムの変更がなされた。

　新たな社会福祉士養成カリキュラムは、4年制大学では2021（令和3）年度入学生から反映されており、国家試験では2024（令和6）年度から反映される。

　カリキュラムの変更では、実習および実習指導の役割が一層強められ、実習時間数が従来の180時間から60時間増となる240時間へと拡充され、地域における多様な福祉ニーズや多職種・多機関協働、社会資源の開発等の実態を学ぶことができるよう、機能が異なる2以上の実習施設で実習を行うこととなった。また、実習を行う施設等については、新たに基幹相談支援センターや子ども家庭総合支援拠点、地域若者サポートステーション等の地域における多様な福祉ニーズを学べるよう実習施設の範囲も拡充された。

2. 社会福祉士養成カリキュラム改正と本書のねらい

　本書は、こうした新たな社会福祉士養成カリキュラムに対応すべく編集されたソーシャルワーク実習およびソーシャルワーク実習指導の標準的テキストである。

　本書は、社会福祉士の新カリキュラムに示された教育内容とねらい、また、教育に含むべき事項を網羅するとともに、日本ソーシャルワーク教育学校連盟がまとめた「ソーシャルワーク実習指導・実習のための教育ガイドライン」（2021〔令和3〕年8月改訂版）にも対応している。

　本書の特徴として、「実習生」「養成校の教員」「実習現場の実習指導者」の三者（ソーシャルワーク実習の現場では、これに「利用者」を加えた四者となる）がそれぞれの立場で用いることのできるテキストを目指して作られた点にある。

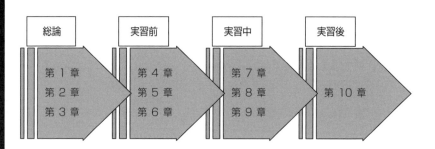

　全10章で構成される本書は、第1章から第3章までを「総論」として位置づけており、第4章から第6章までが「実習前」、第7章から第9章までが「実習中」、第10章が「実習後」に対応し、養成校における科目ソ

ーシャルワーク実習とその前後に対応するソーシャルワーク実習指導で用いられる構成となっている。

　総論として位置づけられる第1章から第3章では、第1章において制度創設時に社会福祉士に求められた役割とともに、その後の役割の拡大について解説している。第2章では、今般のカリキュラム改正が意図したものと、具体的なカリキュラム編成の方針についてまとめている。そして、第3章では社会福祉士養成課程のカリキュラムに示される「教育に含むべき事項」と「ねらい」について解説し、実習生が具体的な実習目的を明確化できるようにしている。

　次いで、実習前教育に位置づけられる第4章から第6章まででは、まず、第4章では、実習のプロセスを理解し、実習の目的に対応した事前学習のあり方と学ぶべき内容について解説されている。第5章では、実習計画書の意義を理解するとともに、具体的な書き方として、実習生自らが設定する実習テーマや具体的達成課題のポイントが示されている。そして、第6章では、実習生に求められる社会福祉士の倫理綱領の具体的内容を解説するとともに、プライバシー保護と守秘義務についても解説している。

　実践の学びとなるソーシャルワーク実習に対応する第7章から第9章では、まず、本書最大の文量でもあり特徴である第7章では、ソーシャルワーク実習施設・機関での実際の実習をイメージできるよう、各施設・機関における「当該実習施設・機関の概要」「支援・活動の具体例」「チームアプローチと地域社会との関係」について、多くの現任の実習指導者がまとめている。さらに、すべての施設・機関の最後に、当該施設・機関で実習を経験した先輩からの一言として、コラムが記されている。

　そして、第8章では、実習中に多くの実習生が戸惑う実習記録について、その目的、内容、記述方法と留意点に至るまで詳述されている。また、実習期間におけるスーパービジョンについては第9章でまとめられている。

　実習後に対応する第10章では、事後学習や実習報告会を通しての振り返りとその学びについてまとめてある。

　なお、各章とも基本となる重要な用語についての簡潔な説明を加えてあり、第7章を除く各章末には、実習に臨む実習生が事前・事後に学習を深めることができるように参考文献を示している。また、巻末の資料として、実習期間中に実習生が直面する課題への対応についてQ&A形式でわかりやすく解説してある。

3. ソーシャルワーク実習の素晴らしさ

　ソーシャルワーク実習に臨む実習生には、240時間のソーシャルワーク実習が何を目的とするかを考えてもらいたい。

そもそも、社会福祉士国家資格の取得は、社会福祉士及び介護福祉士法4条に規定される通り「試験に合格」しなければならず、同法5条には「社会福祉士試験は、社会福祉士として必要な知識及び技能について行う」とされている。

　しかしながら、毎年2月初旬頃に行われる社会福祉士国家試験は、筆記で行われ実技はない。このことは、240時間のソーシャルワーク実習を行い、その課程が認められることをもって、社会福祉士として必要な技能が一定レベルに達していることを前提として国家試験がなされていることを示している。

　ソーシャルワーク実習は、社会福祉士に必要とされる専門的技能の習得がなされなければならない。だからこそ、実習生は取りこぼしのない事前学習と確固たる実習目的の形成を行い、具体的な実習計画を携えてソーシャルワーク実習に臨むことが求められる。ボランティアでもなく、ましてや客として見学することでもないことを意識してほしい。

　本書の各章のみならずコラムを執筆した先輩に至るすべての執筆陣も、数年から数十年前までの差はあるものの、社会福祉士資格取得のために実習を経験している。その名称は、現場実習、相談援助実習、ソーシャルワーク実習へと変わってきたが、その本質は変わっていない。

　そして、すべての社会福祉士のアイデンティティとしてソーシャルワークがあり、その確固としたアイデンティティ形成に実習での経験が活かされているといえよう。

　今後、日本では社会福祉分野に限らず多様な分野において、社会福祉士に対する期待は一層強まるであろう。時代の要請に応えられる人材であるとともに、ソーシャルワークをアイデンティティとする社会福祉士になってほしい。

　本書がその一助にでもなり得れば幸いである。

2023年7月

責任編者　早坂聡久・長岩嘉文・上原正希

目次

はじめに …………………………………………………………………………………………… iii

第1章　社会福祉士に求められる役割 …………………………… 1
1. 社会福祉士創設の背景と与えられた役割 ……………………………… 2
　　　A. 社会福祉士及び介護福祉士法制定の背景 ……………………… 2
　　　B. ジェネラリスト・ソーシャルワーカーとしての社会福祉士 ……… 3
2. 社会福祉基礎構造改革が導いた役割の拡大 ………………………… 4
　　　A. 社会福祉基礎構造改革 …………………………………………… 4
　　　B. 私的契約と権利擁護 ……………………………………………… 6
　　　C. 相談援助業務の拡大 ……………………………………………… 7
　　　D. 顧客満足とアドボカシー ………………………………………… 8
　　　E. リスクマネジメントと業務継続計画(BCP)の策定 …………… 9
3. 地域共生社会実現を見据えた改革と社会福祉士への期待 ……… 11
　　　A. 社会福祉士の活躍の場の拡がり ………………………………… 11
　　　B. 地域共生社会を担う人材としての社会福祉士 ………………… 13
　　(コラム)　草の根の活動から行政を動かす「地域の力」 …………… 16

第2章　ソーシャルワーク実習が目指すもの ………………… 17
1. 制度の見直しを行う背景と方向性 …………………………………… 18
　　　A. 少子高齢化と社会福祉士 ………………………………………… 18
　　　B. 介護保険制度と契約 ……………………………………………… 18
　　　C. 定義規定の見直し ………………………………………………… 18
　　　D. 義務規定の見直し ………………………………………………… 19
　　　E. 社会福祉士の役割の検討 ………………………………………… 19
　　　F. 複合化した地域課題と制度の見直しへの布石 ………………… 20
　　　G. 社会の変化と社会福祉士の今後 ………………………………… 21
2. 地域共生社会に向けたソーシャルワーカーに必要なスキルとは … 21
　　　A. 地域共生社会へ向けた2つの体制づくり ……………………… 21
　　　B. 地域共生社会の構築に必要な体制 ……………………………… 22
3. カリキュラム改定の全体像 …………………………………………… 24

4. カリキュラム改定のポイント ………………………………………………………… 25
　　　　A. 相談援助からソーシャルワークへ ………………………………………… 25
　　　　B. 地域共生社会に求められる人材へ ………………………………………… 25
　　　　C. 連携の促進 ………………………………………………………………… 26
　　　　D. 科目の必修化 ……………………………………………………………… 26
　　　　E. 科目の明確化 ……………………………………………………………… 26
　　　　F. 演習科目 …………………………………………………………………… 27
　　　　G. 実習科目 …………………………………………………………………… 27
　　　　H. 新カリキュラムでの効果 ………………………………………………… 28
　　　　Ｉ. 新カリキュラムでの課題 ………………………………………………… 28
　　コラム　「ドキドキ」から「わくわく」へ―みんなは一人じゃないんだ ……… 30

第3章　ソーシャルワーク実習の「ねらい」……………………………………………… 31
1. ソーシャルワーク実習指導・実習で何を学ぶのか ………………………………… 32
　　　　A. 社会福祉士に求められる役割 ……………………………………………… 32
　　　　B.「実習の目的」に見るソーシャルワーク実習指導・実習の学び ………… 32
　　　　C. 社会福祉・ソーシャルワークの学びにおける実習の意義 ……………… 33
　　　　D. ソーシャルワーク実習指導・実習のための教育ガイドライン ………… 34
2. ソーシャルワーク実習の「ねらい」と「教育に含むべき事項」……………………… 35
　　　　A.「ねらい」と「教育に含むべき事項」……………………………………… 35
　　コラム　実習は一生の思い出であり宝物 …………………………………………… 40

第4章　事前学習の進め方 ………………………………………………………………… 41
1. 実習のプロセス …………………………………………………………………………… 42
2. 事前学習の意味 …………………………………………………………………………… 44
3. レジデンシャル・ソーシャルワークとフィールド・ソーシャルワーク ………… 45
4. 事前学習で学ぶべきこと ……………………………………………………………… 46
　　　　A. 事前に学んでおくべきこと ……………………………………………… 46
　　　　B. 事前訪問 …………………………………………………………………… 49
5. 事前学習を行うことの効果 …………………………………………………………… 50
　　コラム　実習先で感じた疑問の取扱いについて …………………………………… 52

第5章　実習における目標設定と具体的達成課題 ……………………… 53

1. ソーシャルワーク実習における目標の設定 ……………………… 54
　　　A. 実習における目標 ……………………………………………… 54
　　　B. 共通してもつべき最大公約数的な目標 ……………………… 54

2. 実習計画書の様式と書き方のポイント …………………………… 57
　　　A. 実習計画書の様式 ……………………………………………… 57
　　　B. 実習計画書の項目に沿った書き方のポイント ……………… 58

3. 実習計画書の書き方 ………………………………………………… 61
　　　A. 配属先の概要 …………………………………………………… 61
　　　B. 実習のテーマ …………………………………………………… 62
　　　C. 私にとっての実習の意義 ……………………………………… 63
　　　D. 実習での具体的達成課題 ……………………………………… 63
　　コラム　文章を書くという手間から逃げない ………………………… 66

第6章　実習生に求められる姿勢と倫理綱領の遵守 …………………… 67

1. 社会福祉士に求められる職業倫理について ……………………… 68
2. 社会福祉士の倫理綱領について …………………………………… 68
　　　A. 倫理綱領策定に至る経緯 ……………………………………… 68
　　　B. 倫理綱領改訂に至る経緯 ……………………………………… 69
　　　C. 社会福祉士の倫理綱領（2020年改訂）の意義 …………… 69
　　　D. 改訂倫理綱領の「原理」について …………………………… 70
　　　E. 改訂倫理綱領の「倫理基準」について ……………………… 71

3. 社会福祉士の行動規範 ……………………………………………… 71
　　　A. クライエントに対する倫理責任について …………………… 72
　　　B. 組織・職場に対する倫理責任について ……………………… 74
　　　C. 社会に対する倫理責任 ………………………………………… 75
　　　D. 専門職としての倫理責任 ……………………………………… 75

4. 実習における個人のプライバシーの保護と守秘義務について … 76
　　　A. 個人のプライバシー保護について …………………………… 76
　　　B. 実習における守秘義務について ……………………………… 76
　　コラム　社会福祉士の倫理綱領を身につけるために ………………… 78

第7章　ソーシャルワーク実習施設・機関について 79

1. 地域包括支援センターでの実習 80
A. 地域包括支援センターとは 80
B. 支援・活動の具体例 80
C. チームアプローチと地域社会との関係 82
D. 実習生に求めること 83
コラム　実習での学びを深めるヒント―先輩からの一言 84

2. デイサービスでの実習 85
A. デイサービスとは 85
B. 支援・活動の具体例 86
C. チームアプローチと地域社会との関係 87
D. 実習生に求めること 88
コラム　人や生活をみる大切さ―先輩からの一言 89

3. 特別養護老人ホームでの実習 90
A. 特別養護老人ホームとは 90
B. 支援・活動の具体例 90
C. チームアプローチと地域社会との関係 92
D. 実習生に求めること 92
コラム　実りのある実習にするために―先輩からの一言 94

4. 相談支援事業所での実習 95
A. 相談支援事業所とは 95
B. 支援・活動の具体例 95
C. チームアプローチと地域社会との関係 97
D. 実習生に求めること 98
コラム　相談支援事業所で学べることは―先輩からの一言 99

5. 障害者就業・生活支援センターでの実習 100
A. 障害者就業・生活支援センターとは 100
B. 支援・活動の具体例 101
C. チームアプローチと地域社会との関係 101
D. 実習生に求めること 103
コラム　実習を行うためにやっておくこと―先輩からの一言 104

6. 就労継続支援B型事業所での実習 ……………………………………………………… 105

    A. 就労継続支援B型事業所とは ……………………………………………… 105

    B. 支援・活動の具体例 ……………………………………………………… 105

    C. チームアプローチと地域社会との関係 ……………………………… 106

    D. 実習生に求めること ……………………………………………………… 108

  （コラム）働く幸せ、支える幸せ—先輩からの一言 ……………………… 109

7. 生活介護事業所での実習 ……………………………………………………………… 110

    A. 生活介護事業所とは ……………………………………………………… 110

    B. 支援・活動の具体例 ……………………………………………………… 111

    C. チームアプローチと地域社会との関係 ……………………………… 112

    D. 実習生に求めること ……………………………………………………… 112

  （コラム）みんな同じ人間—先輩からの一言 ……………………………… 114

8. 児童発達支援・放課後等デイサービスでの実習 ……………………………… 115

    A. 児童発達支援・放課後等デイサービスとは ……………………… 115

    B. 支援・活動の具体例 ……………………………………………………… 115

    C. チームアプローチと地域社会との関係 ……………………………… 117

    D. 実習生に求めること ……………………………………………………… 117

  （コラム）子どもと共に楽しむ—先輩からの一言 ……………………… 119

9. 障害者支援施設での実習 ……………………………………………………………… 120

    A. 障害者支援施設とは ……………………………………………………… 120

    B. 支援・活動の具体例 ……………………………………………………… 121

    C. チームアプローチと地域社会との関係 ……………………………… 121

    D. 実習生に求めること ……………………………………………………… 122

  （コラム1）個別化された支援には必ず意味がある—先輩からの一言 ……………… 124

  （コラム2）振り返ることを学ぶ—先輩からの一言 ……………………… 125

10. 児童養護施設での実習 ……………………………………………………………… 126

    A. 児童養護施設とは ………………………………………………………… 126

    B. 支援・活動の具体例 ……………………………………………………… 126

    C. チームアプローチと地域社会との関係 ……………………………… 128

    D. 実習生に求めること ……………………………………………………… 129

  （コラム）子どものこころを開く—先輩からの一言 ……………………… 130

11. 母子生活支援施設での実習 ·· 131

    A. 母子生活支援施設とは ··· 131

    B. 支援・活動の具体例 ·· 131

    C. チームアプローチと地域社会との関係 ············· 133

    D. 実習生に求めること ·· 134

    （コラム）　自己覚知を深める旅—先輩からの一言 ············· 135

12. 児童相談所での実習 ·· 136

    A. 児童相談所とは ··· 136

    B. 支援・活動の具体例 ·· 138

    C. チームアプローチと地域社会との関係 ············· 138

    D. 実習生に求めること ·· 139

    （コラム）　視野を広げ、貪欲に学ぶ—先輩からの一言 ······· 140

13. 福祉事務所での実習 ·· 141

    A. 福祉事務所とは ··· 141

    B. 支援・活動の具体例 ·· 142

    C. チームアプローチと地域社会の関係 ················· 143

    D. 実習生に求めること ·· 144

    （コラム）　信頼関係構築の大切さ—先輩からの一言 ········· 145

14. 社会福祉協議会での実習 ·· 146

    A. 社会福祉協議会とは ·· 146

    B. 支援・活動の具体例 ·· 146

    C. チームアプローチと地域社会との関係 ············· 148

    D. 実習生に求めること ·· 149

    （コラム）　地域は生き物—先輩からの一言 ····················· 150

15. 独立型社会福祉士事務所での実習 ·· 151

    A. 独立型社会福祉士事務所とは ······························ 151

    B. 支援・活動の具体例 ·· 151

    C. チームアプローチと地域社会との関係 ············· 153

    D. 実習生に求めること ·· 154

    （コラム）　自分をコントロールする力—先輩からの一言 ··· 155

16. 生活保護施設での実習 ·· 156

    A. 生活保護施設とは ··· 156

    B. 支援・活動の具体例 ·· 156

    C. チームアプローチと地域社会との関係 ············· 158

    D. 実習生に求めること ·· 159

    （コラム）　救護施設の実習に当たって—先輩からの一言 ··· 160

第8章　実習記録の書き方 ……………………………………………… 161

1. 実習記録とは ………………………………………………………………… 162
2. 実習記録の目的 ……………………………………………………………… 163
3. 実習記録の内容 ……………………………………………………………… 164
4. 記述方法 ……………………………………………………………………… 166
　　　　A. ソーシャルワーカーが用いる記述法 ………………………………… 166
　　　　B. 実習生に適した記録法 ………………………………………………… 166
5. 記述に当たっての具体的な留意点 ………………………………………… 168
　　コラム　実習記録は学びの宝庫 …………………………………………… 174

第9章　実習におけるスーパービジョン ……………………… 175

1. スーパービジョン概念の理解 ……………………………………………… 176
2. 実習におけるスーパービジョン関係 ……………………………………… 177
　　　　A. 実習前 …………………………………………………………………… 177
　　　　B. 実習中 …………………………………………………………………… 178
　　　　C. 実習後 …………………………………………………………………… 181
3. 実習におけるスーパービジョンの形態 …………………………………… 182
　　　　A. 個人スーパービジョン ………………………………………………… 182
　　　　B. グループスーパービジョン …………………………………………… 182
　　　　C. ライブ・スーパービジョン …………………………………………… 183
　　　　D. ユニット・スーパービジョン ………………………………………… 183
4. 実習におけるスーパービジョンの効果 …………………………………… 183
　　コラム　実習生が変化・成長を実感する大切さ ……………………… 186

第10章　実習後の学習課題と実習報告 …………………… 187

1. 実習成果を捉える基準と評価の視点 ……………………………………… 188
　　　　A. ソーシャルワーク実習と評価 ………………………………………… 188
　　　　B. 実習評価 ………………………………………………………………… 196
2. 実習での学びの体系化 ……………………………………………………… 200
　　　　A. ジェネラリスト・アプローチからの評価と学習課題 …………… 200
　　　　B. クラスでの学びの広がりと共有化—学習課題の明確化 ………… 201
3. 実習報告 ……………………………………………………………………… 202
　　コラム　実習後の学習課題をどのように明確化していくのか。……… 205

資料編⋯⋯⋯⋯⋯⋯⋯⋯⋯⋯⋯⋯⋯⋯⋯⋯⋯⋯⋯⋯⋯⋯⋯⋯⋯⋯⋯⋯ 206
実習現場で対応に困ったときのQ & A ⋯⋯⋯⋯⋯⋯⋯⋯⋯⋯⋯⋯⋯⋯⋯⋯ 206

索引 ⋯⋯⋯⋯⋯⋯⋯⋯⋯⋯⋯⋯⋯⋯⋯⋯⋯⋯⋯⋯⋯⋯⋯⋯⋯⋯⋯⋯⋯⋯⋯⋯ 210

ソーシャルワーク実習指導（社福専門）(90時間)〈2021年度からのカリキュラムと本書との対応表〉

カリキュラムの内容　ねらい
①ソーシャルワーク実習の意義について理解する。
②社会福祉士として求められる役割を理解し、価値と倫理に基づく専門職としての姿勢を養う。
③ソーシャルワークに係る知識と技術について具体的かつ実践的に理解し、ソーシャルワーク機能を発揮するための基礎的な能力を習得する。
④実習を振り返り、実習で得た具体的な体験や援助活動を、専門的援助技術として概念化し理論化し体系立てていくことができる総合的な能力を涵養する。

教育に含むべき事項	本書との対応
次に掲げる事項について個別指導及び集団指導を行うものとする。	
①実習及び実習指導の意義（スーパービジョン含む。）	第9章
②多様な施設や事業所における現場体験学習や見学実習	第7章
③実際に実習を行う実習分野（利用者理解含む。）と施設・機関、地域社会等に関する基本的な理解	第5章
④実習先で関わる他の職種の専門性や業務に関する基本的な理解	第5章
⑤実習先で必要とされるソーシャルワークの価値規範と倫理・知識及び技術に関する理解	第6章
⑥実習における個人のプライバシーの保護と守秘義務等の理解	第6章
⑦実習記録への記録内容及び記録方法に関する理解	第8章
⑧実習生、実習担当教員、実習先の実習指導者との三者協議を踏まえた実習計画の作成及び実習後の評価	第5章、第10章
⑨巡回指導	第9章
⑩実習体験や実習記録を踏まえた課題の整理と実習総括レポートの作成	第9章、第10章
⑪実習の評価及び全体総括会	第10章

注）この対応表は、厚生労働省が発表したカリキュラムの内容が、本書のどの章・節で扱われているかを示しています。

全体にかかわる項目については、「本書との対応」欄には挙げていません。

「想定される教育内容の例」で挙げられていない重要項目については、独自の視点で盛り込んであります。目次や索引でご確認ください。

ソーシャルワーク実習（社福専門）(240時間)〈2021年度からのカリキュラムと本書との対応表〉

カリキュラムの内容　ねらい
①ソーシャルワークの実践に必要な各科目の知識と技術を統合し、社会福祉士としての価値と倫理に基づく支援を行うための実践能力を養う。
②支援を必要とする人や地域の状況を理解し、その生活上の課題（ニーズ）について把握する。
③生活上の課題（ニーズ）に対応するため、支援を必要とする人の内的資源やフォーマル・インフォーマルな社会資源を活用した支援計画の作成、実施及びその評価を行う。
④施設・機関等が地域社会の中で果たす役割を実践的に理解する。
⑤総合的かつ包括的な支援における多職種・多機関、地域住民等との連携のあり方及びその具体的内容を実践的に理解する。

教育に含むべき事項 実習生は次に掲げる事項について実習指導者による指導を受けるものとする。	本書との対応
①利用者やその関係者（家族・親族、友人等）、施設・事業者・機関・団体、住民やボランティア等との基本的なコミュニケーションや円滑な人間関係の形成	第5章、第9章
②利用者やその関係者（家族・親族、友人等）との援助関係の形成	第5章、第9章
③利用者や地域の状況を理解し、その生活上の課題（ニーズ）の把握、支援計画の作成と実施及び評価	第5章、第9章
④利用者やその関係者（家族・親族、友人等）への権利擁護活動とその評価	第5章、第9章
⑤多職種連携及びチームアプローチの実践的理解	第5章、第9章
⑥当該実習先が地域社会の中で果たす役割の理解及び具体的な地域社会への働きかけ	第5章、第9章
⑦地域における分野横断的・業種横断的な関係形成と社会資源の活用・調整・開発に関する理解	第1章、第2章
⑧施設・事業者・機関・団体等の経営やサービスの管理運営の実際（チームマネジメントや人材管理の理解を含む。）	第7章
⑨社会福祉士としての職業倫理と組織の一員としての役割と責任の理解	第6章
⑩ソーシャルワーク実践に求められる以下の技術の実践的理解 ● アウトリーチ ● ネットワーキング ● コーディネーション ● ネゴシエーション ● ファシリテーション ● プレゼンテーション ● ソーシャルアクション 　ソーシャルワーク実習指導担当教員は巡回指導等を通して実習生及び実習指導者との連絡調整を密に行い、実習生の実習状況についての把握とともに実習中の個別指導を十分に行うものとする。	第1-10章

注）この対応表は、厚生労働省が発表したカリキュラムの内容が、本書のどの章・節で扱われているかを示しています。

全体にかかわる項目については、「本書との対応」欄には挙げていません。

「想定される教育内容の例」で挙げられていない重要項目については、独自の視点で盛り込んであります。目次や索引でご確認ください。

第1章 社会福祉士に求められる役割

本章では、1987（昭和62）年の社会福祉士及び介護福祉士法の成立により国家資格として創設された社会福祉士の制度創設時の役割について解説するとともに、その後の社会情勢や社会福祉制度改革、とりわけ、2000（平成12）年の社会福祉基礎構造改革以降の役割の拡がりについて解説する。

1

急速な高齢化や福祉ニーズの多様化等、社会福祉士資格創設の背景と法制定に至る経緯を理解する。また、介護福祉士や精神保健福祉士と異なる社会福祉士に期待された役割を理解する。

2

社会福祉基礎構造改革による「措置から契約へ」という制度改革を理解する。そして、社会福祉基礎構造改革後に顕在化した課題とともに、権利擁護やサービス情報の提供、コーディネート等、ソーシャルワーカーに求められるようになった新たな役割を理解する。

3

社会福祉士の活躍の場の拡がりを把握する。また、地域共生社会実現に向けた社会福祉制度改革の方向性と社会福祉士に期待される役割について理解する。

1. 社会福祉士創設の背景と与えられた役割

A. 社会福祉士及び介護福祉士法制定の背景

1987（昭和62）年に成立した「社会福祉士及び介護福祉士法」により、日本で初めてで、世界でも類を見ない社会福祉専門職の国家資格制度が誕生した。

あれから35年超の月日を経る中で、日本の社会情勢は大きな変貌を遂げ、社会福祉をめぐる状況と社会福祉士に求められる役割についても大きな変化が導かれてきた。

本節では、社会福祉士及び介護福祉士法制定当時の制度的背景とともに、資格創設から今日に至る社会経済情勢の変化や社会福祉士に求められてきた役割とその拡がりについてまとめる。

歴史を遡れば、社会福祉士及び介護福祉士法の制定前の社会福祉専門職としては、**社会福祉事業法**（現、**社会福祉法**）に規定する**社会福祉主事**が最も早く制度化されたものであった。この社会福祉主事は、**福祉事務所**等の公的機関における任用資格であり、措置権限の行使を主たる役割とされており、今日におけるソーシャルワークを担う専門職としての位置づけではなかった。

社会福祉専門職に対する国家資格創設の動きは、社会福祉の対象の拡大と社会福祉施設の設置が急速に進む1970年代以降になされるようになる。

1971（昭和46）年には中央社会福祉審議会職員問題専門分化会起草委員会による「社会福祉士法制度試案」が出され、1976（昭和51）年には中央社会福祉審議会が「社会福祉教育のあり方について（意見具申）」を提出した。

共に制度化には至らなかったが、社会福祉専門職養成と資格制度創設を求めるこれらの動きは、後の社会福祉士及び介護福祉士法の検討を後押しするものであった。

その後、社会福祉専門職養成と資格化をめぐる動きは、急速に進む高齢化への対応や、社会経済情勢の変化に起因する家族の質的変化、地域コミュニティの問題等、社会福祉が対応すべき課題が高度化・多様化するようになる1980年代に社会福祉制度改革と連動して議論されるようになる。

具体的な動きとしては、1986（昭和61）年に設置された中央社会福祉

社会福祉事業法
1951（昭和26）年施行。2000（平成12）年に「社会福祉法」に改題。

社会福祉主事
社会福祉法に規定される社会福祉主事は、福祉六法の「援護又は育成の措置」に関する事務を行うことが職務とされる任用資格であり、都道府県、市および福祉事務所を設置する町村で必置となるほか、社会福祉施設の長や職員（生活相談員等）の資格要件となっている。

福祉事務所
➡ pp.141-142
第7章13節A.参照。

審議会、身体障害者福祉審議会、中央児童福祉審議会からなる「福祉関係三審議会合同企画分科会」が、1987（昭和62）年3月の第11回会議において「福祉関係者の資格制度の法制化について」の意見具申を行い、これを受け、同年5月に「**社会福祉士及び介護福祉士法**」が成立したのであった。

B. ジェネラリスト・ソーシャルワーカーとしての社会福祉士

　前述の「福祉関係者の資格制度の法制化について（意見具申）」では、資格制度の法制化が必要とされる理由について、①日本が高齢化と福祉ニーズへの専門的な対応が必要となったこと、②**国際的な観点**から見て日本が他の先進諸国と比べ福祉専門職の養成に立ち遅れていることから資格制度の確立が望まれること、③**シルバーサービス**の動向からも資格制度が必要とされるという3点を指摘した。

　急速に進む高齢化への適切な対応はもとより、国民の生活構造の変化や福祉ニーズの多様化へ十分対応できるようなサービスが提供されなければならず、そのためには福祉の人材の確保および資質の向上が必要とされたのであり、同時に福祉行財政改革として導かれようとする多様なサービス供給主体の参入を目指す民営化の流れにおいて、社会福祉サービスの質的水準の確保を人材面から補完しようとする役割もあった。

　こうして成立した社会福祉士及び介護福祉士法において、社会福祉士と介護福祉士が創設された。そして、1997（平成9）年の**精神保健福祉士法**により、日本の社会福祉専門職に関する3つの国家資格が整備され今日に至っている。

　このうち、介護福祉士は「介護福祉士の名称を用いて、専門的知識及び技術をもって、身体上又は精神上の障害があることにより日常生活を営むのに支障がある者につき心身の状況に応じた介護を行い、並びにその者及びその介護者に対して介護に関する指導を行うことを業とする者をいう（社会福祉士及び介護福祉士法2条2項）」と定義されており、介護という特定のニーズ対応する介護業務（ケアワーク）を主とした支援を行う役割が与えられている。

　それに対して、社会福祉士と精神保健福祉士は相談支援業務を主としたソーシャルワーカーとして位置づけられている。

　相談支援を主な役割としている精神保健福祉士と社会福祉士の関係では、精神保健福祉士は「精神保健福祉士の名称を用いて、精神障害者の保健及び福祉に関する専門的知識及び技術をもって、精神科病院その他の医療施設において精神障害の医療を受け、又は精神障害者の社会復帰の促進を図

国際的な観点
社会福祉士及び介護福祉士法の制定前年（1986年）に東京で開催された「第23回国際社会福祉会議」において、諸外国に比べて日本の社会福祉専門職化が著しく立ち遅れていることが指摘された。

シルバーサービス
福祉関係三審議会合同企画分化会は1987年12月に「今後のシルバーサービスの在り方について（意見具申）」を提出しており、また、同年（1987年）には、民間事業者からなる社団法人シルバーサービス振興会が設立されている。

精神保健福祉士法
1997年成立、1998（平成10）年施行。

3

ることを目的とする施設を利用している者の地域相談支援の利用に関する相談その他の社会復帰に関する相談に応じ、助言、指導、日常生活への適応のために必要な訓練その他の援助を行うことを業とする者をいう（精神保健福祉士法2条）」と定義されており、精神障害者に特化した対象像を掲げ、その社会復帰に向けての相談支援を中心とした役割とともに、その活動の場も精神科病院や精神障害者の社会復帰を目的とした福祉施設を想定している。

これに対して、社会福祉士は「社会福祉士の名称を用いて、専門的知識及び技術をもって、身体上若しくは精神上の障害があること又は環境上の理由により日常生活を営むのに支障がある者の福祉に関する相談に応じ、助言、指導、福祉サービスを提供する者又は医師その他の保健医療サービスを提供する者その他の関係者との連絡及び調整その他の援助を行うことを業とする者をいう（社会福祉士及び介護福祉士法2条1項）」となっており、特定の対象像を定めずに広く「日常生活に支障がある者」すべてを対象とし、「福祉に関する相談」全般を守備範囲にもつ。

さらに、社会福祉士は、その活動の場として、社会福祉法関係事業所、児童福祉法関係施設、身体障害者福祉法関係施設、生活保護法関係施設、困難女性支援法関係施設、知的障害者福祉法関係施設、老人福祉法関係施設、母子及び父子並びに寡婦福祉法関係施設、医療法関係施設等、社会福祉に関連する多種多様な施設・機関において行われる相談支援業務を担えるものとして位置づけられている点に特徴を見出すことができる。

すなわち、精神保健福祉士が精神保健領域にのみ特化したスペシフィックな役割を与えられているのに対して、社会福祉士はジェネラリスト・ソーシャルワークを担う役割が与えられたのであった。

2. 社会福祉基礎構造改革が導いた役割の拡大

A. 社会福祉基礎構造改革

社会福祉士制度が創設されて以降、社会福祉士の有資格者は堅調に増加しており、資格取得者数（登録者数）は2023（令和5）年3月末時点で28万968人となっている。

この間、社会福祉士の役割をめぐる状況は、社会福祉制度の大きな転換

困難女性支援法
正式名称は「困難な問題を抱える女性への支援に関する法律」。差別的な内容を含む売春防止法の規定を削除し、貧困やDV等により援助が必要な女性への支援施策の転換を目的として2022（令和4）年に成立。2024（令和6）年施行予定。

ジェネラリスト・ソーシャルワーク
伝統的な分類に基づく、ケースワーク、グループワーク、コミュニティオーガニゼーション等の援助技術を一元化し、さらにどのような領域においてもその専門性を発揮できるソーシャルワーク。

に関連して拡大してきた。とりわけ、2000（平成12）年の**社会福祉基礎構造改革**が社会福祉士のあり方に与えた影響は大きかった。

　そもそも、福祉サービスの生産と供給責任は国家、市場、社会（家族・地域社会）という3つのセクターにおいて分担される[1]。これらのセクターのうち、日本の福祉サービスは、国の公的責任を原則として中央政府からの行政委任によって地方公共団体が行政権限を行使する形でサービスを提供する公的社会福祉制度が中心となって構築されてきた。そして、この仕組みを裏づけてきたのが**措置制度**である。原則として、都道府県知事、市町村長等の措置機関が、国の公的責任に基づいて行政権限を行使することでサービスの利用につながる仕組みであり、この措置権限の受託先として**社会福祉法人**が位置づけられてきた。

　国民の多様な福祉ニーズを充足するために公的社会福祉サービスを無限に拡大させることは、財政的・社会資源的に限界がある。そのため、公的福祉サービスの範囲は、国家財政によって対応できる範囲に限定され、それを超過した際には、そのニーズを市場に委ねざるを得ない状況が生まれる[2]。すなわち、それが「**民営化**」である。

　民営化とは、福祉政策に見られる再分配的資源配分様式を市場交換と一部混合化していくものであり、行政体が中心であった福祉サービスの供給に、他の組織体が参入することを指す[3]。そして、多様な供給主体からのサービス供給がなされる状況にあっては、公権力の行使をもって利用者を救済する措置の仕組みは馴染まないことから、利用者自らがサービスを選択して契約をもってサービス利用に至る仕組みへと変革が導かれた。それこそが、「措置から契約」へという社会福祉基礎構造改革に他ならない。

　その流れとしては、まず、1997（平成9）年6月の児童福祉法改正によって保育所入所方式の措置制度（申請手続型の措置制度）が廃止され、市町村との契約方式に転換された。そして、2000（平成12）年より認可保育所の設置主体制限が撤廃されている。高齢者福祉分野では、1997年12月に成立した介護保険法（2000年4月施行）により多様なサービス供給主体の参入に門戸が開かれ、契約を前提とする介護市場が形成されていくことになった。

　さらに、1998（平成10）年には、中央社会福祉審議会の社会福祉基礎構造改革分科会にて「社会福祉基礎構造改革について（中間まとめ）」と「社会福祉基礎構造会改革を進めるにあたって（追加意見）」が公表され、地方分権の推進と民営化を伴う市場原理の導入、それに伴う措置制度から利用契約制度への移行を視野に入れた社会福祉制度改革の方針が明示された。

　この基本方針を受けて2000年5月に、「**社会福祉増進のための社会福祉**

社会福祉基礎構造改革
基本的方向として、①サービス利用者と提供者の対等な関係の確立、②利用者の多様な需要への地域での総合的な支援、③利用者の幅広い需要に応える多様な主体の参入、④信頼と納得が得られる質と効率性の向上、⑤情報公開などによる事業運営の透明性の確保、⑥公平かつ公正な費用負担、⑦住民の積極的、かつ、主体的な参加による地域に根ざした個性のある福祉文化の創造、の7点が掲げられた。

社会福祉法人
1961年の社会福祉事業法（社会福祉法）の制定により社会福祉事業を行うことを目的として創設された特別法人（法人税法上は公益法人等に該当）。行政機関の指導監督下に置かれるとともに、公費助成や税制の優遇がなされる。国、地方公共団体と並び第一種社会福祉事業（入所施設等、利用者への影響が大きく経営の安定化が求められる事業）の経営主体に位置づけられ、措置制度のもとで戦後の社会福祉事業を牽引してきた。2022（令和4）年4月1日現在で2万1,053法人。

民営化
privatization

社会福祉増進のための社会福祉事業法等の一部を改正する法律
2000年6月7日一部施行、2003（平成15）年4月全面施行。

事業法等の一部を改正する法律」が成立した。これにより、福祉サービスを提供する事業者とそのサービスを利用する利用者を対等な立場に位置づけ、利用者の選択と契約によるサービス利用を原則として、福祉サービスの多くが措置制度から行政との契約方式、支援費支給方式、事業費補助方式等の利用制度へと移行した。

そして、この「措置から契約へ」と社会福祉サービスの利用方法の転換は、社会福祉士を含む社会福祉専門職のあり方を抜本的に見直す契機となったのである。

B. 私的契約と権利擁護

「措置から契約へ」という福祉サービス供給・利用システム改革は、いかにしてサービス供給主体と利用者の対等な関係を構築するかという課題をクローズアップさせた。特に、認知症や知的障害、精神障害等のため判断力や意思伝達能力を欠いている利用者の**権利擁護**は極めて重要な課題である。

そういった状況に対応する制度として、利用者との契約に基づき、認知症や知的障害等により判断能力が不十分な者の福祉サービス利用支援を目的とした**日常生活自立支援事業**は、1999（平成11）年10月から国庫補助事業として開始され、2000（平成12）年の社会福祉法の改正により、第2種社会福祉事業として位置づけられた。

また、認知症や精神上の障害等により判断能力や意思表示能力に何らかの問題のある者の意思決定を援助するとともに、本人の権利を養護する仕組みとして、以前の禁治産・準禁治産制度に替わって2000年4月から**成年後見制度**が導入されている(4)。

ともに権利擁護のための施策として位置づけられる制度であるが、日常生活自立支援事業については、その事業の利用自体が契約を前提として実施されるため、本人の契約締結能力が不十分な場合は、成年後見制度を利用することもあり、社会福祉士が必置となる地域包括支援センターが窓口となって両制度の利用支援が推進されつつある。

こうした権利擁護に関する諸施策のみならず、私的契約を前提とする新たな福祉サービスシステムにおいては、権利擁護と利用者支援システムがソーシャルワーク実践に位置づけられていなければ、尊重されるべき自己決定は形骸化することに留意する必要がある。その意味において、ソーシャルワーカーの倫理は極めて重要となるものであり、**社会福祉士の倫理綱領**と**社会福祉士の行動規範**の遵守が求められる。また、その拠り所とする

ソーシャルワーク専門職のグローバル定義の遵守が求められる。

　福祉サービスにおける権利擁護は、福祉サービス利用者が、憲法25条や13条および国際人権規約の要請である「個人の尊厳と自己決定を尊重された生存権」が保障されることである。そのために必要かつ適切な福祉サービスを、利用者が主体的に利用できるための利用者支援のあり方およびそれを可能にする人材や財源の確保や制度化といった基盤整備の総体として位置づけることができる[5]。

C. 相談援助業務の拡大

　居宅サービスや居住系サービス等を中心として多様なサービス供給主体の参入を認める**介護保険制度**の創設により、介護サービス事業者数は大きく伸び、それに伴って介護市場は急速に拡大した。制度創設時の目的の1つであったサービスの量的拡充と市場原理の導入は、居宅サービス分野においては一定の成果をあげたといえよう。

　その一方で、多様なサービス供給主体の参入に伴う市場原理の導入は、契約をもってサービス利用がなされることから、利用者自身に一定の自己責任を求めるものとなっている。

　それゆえ、適切な情報の提供を制度的に補完するための施策として、社会福祉法75条1項の規定に対応すべく**福祉サービス第三者評価事業**が整備された。また、介護分野における**介護サービス情報公表制度**や障害福祉分野の**障害福祉サービス等情報公表制度**が設けられることとなった。なお、2020（令和2）年9月からは、**子ども・子育て支援法**改正により、全国の保育施設等の情報を検索できる**子ども・子育て支援情報公表システム**も整備され、形式的には高齢・障害・児童の各分野において利用者自らがサービス情報を得られるプラットフォームが整備されるに至っている。

　しかしながら、介護サービスや障害福祉サービス等の利用者の多くは、身体的、経済的、社会的に困難を抱えているだけでなく、サービス選択の前提となる情報へのアクセスが難しい場合も多い。それは、前述の成年後見制度、日常生活自立支援事業等の利用者の権利を擁護する仕組みにしても同様であり、利用者がそれらの仕組みや情報にアクセスできなければ、望むべき効果は得られない。

　そのため、利用者とサービス情報のインターフェースとなり公私のサービス情報を的確に利用者につなげる相談窓口と、そこに配属されるソーシャルワーカーの責務はこれまで以上に大きいものとなっている。

　地域において具体的なサービス利用に関連する相談窓口としては、従来

ソーシャルワーク専門職のグローバル定義
2014年7月の国際ソーシャルワーカー連盟（IFSW）総会および国際ソーシャルワーク学校連盟（IASSW）総会において採択された。

社会福祉法75条1項（情報の提供）
「社会福祉事業の経営者は、福祉サービスを利用しようとする者が、適切かつ円滑にこれを利用することができるように、その経営する社会福祉事業に関し情報の提供を行うよう努めなければならない。」

福祉サービス第三者評価事業
2004（平成16）年の「福祉サービス第三者評価事業に関する指針について」に基づき、全国組織として全国社会福祉協議会を置き、都道府県、都道府県社会福祉協議会等を都道府県推進組織として設置している。実際の評価事業は都道府県推進組織が認定した第三者評価機関がガイドラインに基づき実施し、WAM NET等で公表する。

介護サービス情報公表制度
2006（平成18）年4月より運用されている介護サービス情報の公表制度は、利用者が介護サービス事業者を選択するに当たっての判断に資する各事業者の情報を公平に提供する環境整備を推進し、利用者本位による適切な事業者選択を通じてサービスの質の向上が図られることを基本理念とする。

障害福祉サービス等情報公表制度
2018（平成30）年の改正障害者総合支援法および児童福祉法において、障害福祉サービスの内容等を都道府県知事等へ報告し都道府県知事等が公表する仕組みとして整備された。

の福祉事務所、児童相談所等の公的機関のみならず、高齢者福祉分野では、介護保険制度のケアマネジメントを行う、**居宅介護支援事業所**や総合相談の窓口となる地域包括支援センターが第一線機関として位置づけられる。また、障害者福祉分野では、**障害者総合支援法**に規定される**基幹相談支援センター**や**相談支援事業所**が第一線機関として位置づけられる。

さらに、こども子育て支援にかかわる総合相談窓口としては、**母子保健法**に基づき、妊産婦や乳幼児の保護者の相談に対応する**子育て世代包括支援センター**と、児童福祉法に基づき虐待や貧困などの問題を抱えた家庭に対応する**子ども家庭総合支援拠点**が整備されており、2023（令和5）年度のこども家庭庁の設置に伴い、両相談事業所を統合して「こども家庭センター」に一元化する方針が示されている。

このように、福祉ニーズの高度化・複雑化とともに、社会福祉サービスの供給主体の多元化に伴って、より身近に相談できる体制づくりが重要なものとなりつつあり、それらの相談機関とそこに従事するソーシャルワーカーが、利用者へサービス情報を提供する媒体となると同時に、フォーマル・インフォーマルなサポートネットワーク構築を行うことが期待されている。

なお、2006（平成18）年に創設された**地域包括支援センター**では、保健師（または地域ケアの経験のある看護師）、主任介護支援専門員、社会福祉士の3者による職員体制が原則とされている。これにより、**名称独占**の国家資格であった社会福祉士において、必置の専門職として業務独占の道が開けたことは、同資格の社会的地位の向上とともに、社会福祉士の専門性が社会的に認知されつつあることを裏づけている。

D. 顧客満足とアドボカシー

「措置から契約へ」という一連の社会福祉制度改革は、単にサービス利用システムの変革のみならず、社会福祉施設・事業の管理運営の仕組みを変革し「経営」のロジックを導入したことも特徴として見出すこともできる。多様なサービス供給主体の参入に伴う競争の中で、「利用者から選ばれるサービス」となることが求められるようになったのである。

このことは、施設・事業所運営における**コンプライアンス**や**説明責任**、**代弁（アドボカシー）**、**リスクマネジメント**、**顧客満足**等の新たな概念をソーシャルワーク実践に導入する契機となった。

社会福祉法78条1項で「社会福祉事業の経営者は、自らその提供するサービスの質の評価その他の措置を講ずることにより、利用者の立場に立って良質かつ適切な福祉サービスを提供するよう努めなければならない」

としており、**QC**が法的にも位置づけられるようになった。

前述の福祉サービス第三者評価事業や介護サービス情報公表制度等の活用のみならず、**ISO9000 シリーズ**の認証取得や外部監査、**施設オンブズパーソン**の導入等、近年、コンプライアンスを重視しサービス水準の向上に取り組む事業者も増えている。

また、サービスに係る苦情についても、社会福祉法 82 条の規定により、社会福祉事業の経営者はサービス利用者からの苦情に迅速かつ適切に対応するため、施設長や理事長等を苦情解決の責任者として定め、苦情受付担当者とその窓口を設置し、第三者が加わった苦情解決の仕組みを構築することが求められている[6]。さらに、利用者からの要望を積極的に活用して品質改善につなげるカスタマーサポート機能も注目されている。

こうした利用者からの苦情や要望に対応するソーシャルワーカーの代弁機能は、利用者からの苦情解決や権利擁護のみならず、事業体の経営の根幹を担う QC や顧客満足の向上につながる。そのため、苦情受付担当者となる生活相談員等のソーシャルワーカーが施設・事業所内におけるサービス水準向上を主導することが期待されている。

その一方で、不正請求などによる事業者の指定取消件数も後を絶たないなど、市場による自浄作用が十分に働いているとはいえず、ソーシャルワーカーには高い倫理性とともに、事業所・施設の**ガバナンス**構築を牽引する役割が求められている。

E. リスクマネジメントと業務継続計画（BCP）の策定

そもそも社会福祉施設は高齢者や障害者など、日常生活上に何らかの支援が必要な方が利用する場合が多く、生活場面においては常に事故や怪我のリスクを想定する必要がある。

たとえば、介護施設にあっては、誤嚥のリスクがあっても経口摂取の可能性を探り、転倒のリスクがあっても安易に車椅子を使用せずに自力での歩行を援助し、常に ADL と QOL の維持・向上の可能性を求めるものである。そのため、利用者への支援には常にリスクマネジメントが求められる。

ハインリッヒの法則では、1 つの重大な事故の背景には、29 の軽微な事故があり、その背景には 300 ものヒヤリ・ハットがあるとされる。そのため、多くの社会福祉施設・事業所にあっては、このヒヤリ・ハットを集積し、事故（リスク）の発生を未然に防ごうとする取組みが行われている。

社会福祉サービス提供事業所におけるリスクマネジメントは、サービス利用者や事業所の経営につながる危険（リスク）を可能な限り事前に予測

代弁（アドボカシー）
advocacy

リスクマネジメント
risk management

顧客満足
customer satisfaction

QC
quality control
品質の適正管理を意味する。近年では、職場の小集団による品質改善のQC 活動として、PDCA サイクル（PLAN：計画、DO：実行、CHECK：効果確認、ACTION：処置）を通しての品質管理が求められている。

ISO9000 シリーズ
国際標準化機構（International Organization for Standardization）が定める品質管理および品質保証の規格。

社会福祉法 82 条（社会福祉事業の経営者による苦情の解決）
「社会福祉事業の経営者は、常に、その提供する福祉サービスについて、利用者等からの苦情の適切な解決に努めなければならない。」

カスタマーサポート
customer support

ガバナンス
governance

ハインリッヒ
Heinrich, Herbert W.
1886-1962

ヒヤリ・ハット
文字通り事故にならなかったが、事故につながるおそれがある事柄に「ヒヤリ」としたり、「ハッ」としたりすること。事故を ACCIDENT、ヒヤリ・ハットを INCIDENT とすることもある。

9

して回避する方策や適切に予防策を講じるとともに、万が一そのような事故等が発生した場合には、迅速に対応して損害や損失を可能な限り回避するための組織的活動とされる。また、そこには、平常化の復帰を導く費用の確保のためのリスクヘッジ策をも含まれるとされる[7]。

それは、直接利用者への支援を行うレベルとともに、事業所・施設の事業継続のレベルにあっても同様に求められている。

近年、数十年に一度や数百年に一度と表現されるような豪雨が毎年のように発生し、地域を限定せず各地で被害が出ている。2016（平成28）年8月の台風10号では、岩手県岩泉町のグループホームが洪水被害にあい9人が亡くなった。また、2020（令和2）年7月に起こった豪雨災害では熊本県の特別養護老人ホームで14人の尊い命が失われた。

多発する豪雨災害による被害は、浸水やがけ崩れといった利用者の命にかかわる重大なものから長期間にわたる停電や断水など、被害の状況は多岐に及ぶが、そうした事態が生じた場合でも最低限のサービス提供が維持できるよう、緊急時の人員の招集方法や飲料水、食料、マスク等の衛生用品、冷暖房設備や空調設備稼働用の燃料などの確保策等を定める**業務継続計画（BCP）**の策定が有効であるとされる。

それは、新型コロナウイルス感染症を含む感染症の発生においても同様であり、サービス提供に必要な人材を確保しつつ、感染防止対策の徹底を前提とした継続的なサービス提供ができるように検討することが求められている。

こうしたことから、2024（令和6）年度より介護分野や障害福祉分野等においては、運営基準の見直しにより、業務継続計画等の策定、研修の実施、訓練（シミュレーション）の実施等が義務づけられた。

地震大国日本にあっては、いつどこで大規模な地震が発生しても不思議ではない。常に災害や感染症の蔓延があることを想定したリスクマネジメントがソーシャルワーク実践に位置づけられることが求められているのである。

なお、浸水想定区域や土砂災害警戒区域に立地する**要配慮者利用施設**（社会福祉施設等）については、当該施設利用者等が安全に避難するための避難確保計画の策定が義務づけられている。

また、在宅の高齢者や障害者等の**避難行動要支援者**については、市町村に避難行動要支援者名簿の作成が義務づけられており、市町村が個別に避難行動要支援者と具体的な打合せを行いながら、事前に避難の手順を決める「個別計画」を策定することについても推奨されている。

この個別計画については、平常時のケアプラン等の作成に合わせ、要支

業務継続計画
BCP: business continuity plan
自然災害や感染症の蔓延、テロや大事故、サプライチェーン（供給網）の途絶等の不測の事態が発生しても、事業活動を中断させない、または中断しても可能な限り短い期間で復旧させるための方針・体制・手順等を示した計画。厚生労働省は「自然災害発生時の業務継続ガイドライン」と「新型コロナウイルス感染症発生時の業務継続ガイドライン」を介護施設・事業所と障害福祉サービス事業所向けに公表している。

要配慮者利用施設
2017（平成29）年の「水防法等の一部を改正する法律」により、要配慮者利用施設の所有者または管理者に対して、避難確保計画の策定や計画に基づく避難訓練の実施が義務化された。

避難行動要支援者
2011（平成23）年の東日本大震災の津波の被害で、高齢者や障害者の死亡率が高かったことを受け、2013（平成25）年に災害対策基本法が改正された。その中で、避難行動要支援者（自分自身で避難することが難しい高齢者や障害者等の災害弱者）を市町村が把握する避難行動要支援者名簿と、避難計画を事前に定めておく「個別計画」について策定を「推奨」することが明記された。

援者の心身状況や生活環境等を熟知した福祉専門職（介護支援専門員、相談支援専門員等）が個別計画策定に関わるなど、防災と福祉の連携が先駆的自治体において模索されるようになっている[(8)]。

さらに、近年では災害時に対応できる**災害ソーシャルワーカー**に注目が集められており、災害ボランティアセンターの運営や被災地でのコーディネート等の新たな役割についての検討もされている。

3. 地域共生社会実現を見据えた改革と社会福祉士への期待

A. 社会福祉士の活躍の場の拡がり

社会福祉士の活躍の場は着実に拡がっており、各分野にいて極めて重要な役割を担うようになっている。

[1] 福祉事務所等での活躍

近年、地方公務員における福祉職採用は拡大しており、生活保護法のみならず、**生活困窮者自立支援法に基づく業務**、障害者総合支援法に基づく業務、精神保健にかかわる相談・指導等の業務、子どもの福祉にかかわる業務等、福祉事務所等において重要な役割を担うようになっている。

福祉事務所等における 2004（平成 16）年と 2016（平成 28）年の比較では、生活保護担当現業員の社会福祉士有資格者の割合は 2.8％から 13.5％へと増加している。また、厚生労働省の社会福祉推進事業による調査（2019〔令和元〕年度）によると、現業員の社会福祉士の割合は 14.4％であった。なお、同調査による生活保護業務における社会福祉士および精神保健福祉士に対する期待では、「専門性（知識・技術）がある（期待する）」が 69.9％と高かった[(9)]。

[2] スクールソーシャルワーカーとしての活躍

いじめ、不登校、児童虐待等の課題に対応するため、社会福祉等の専門的な知識・技術を用いて、児童生徒が置かれたさまざまな環境に働きかけて支援を行うころを目的として、**スクールソーシャルワーカー**を学校や教育委員会に配置する「スクールソーシャルワーカー活用事業」が 2008（平成 20）年より開始され、以降、着実に配置が進んでいる。

生活困窮者自立支援制度
生活保護受給者や生活困窮に至るリスクの高い層の増加を踏まえ、生活保護に至る前の自立支援策の強化を図ることを目的に、現に経済的に困窮し、最低限度の生活を維持できなくなるおそれのある生活困窮者に対して、自立相談支援事業、住居確保給付金の支給等の支援が 2015（平成 27）年度より実施されている。

スクールソーシャルワーカー
SSW: school social worker
スクールソーシャルワーカー活用事業実施要領に規定されるスクールソーシャルワーカーの選考については、「社会福祉士や精神保健福祉士等の福祉に関する専門的な資格を有する者から、実施主体が選考し、スクールソーシャルワーカーとして認めた者とする」とされている。

さらに、2019（令和元）年の「**子供の貧困対策に関する大綱**」の制定により、スクールソーシャルワーカーが機能する取組みを推進するとされ、全中学校区への配置（10,000中学校区）が進められている。

この間、スクールソーシャルワーカーとして雇用された者の社会福祉士有資格者の割合も着実に増えてきており、事業開始の2008（平成20）年には19.4％であった社会福祉士の有資格者割合は、事業開始から7年目の2015（平成27）年には50.0％となり、精神保健福祉士有資格者（28.2％）を含め、8割近くが相談援助業務を主たる役割とする福祉系国家資格が占めるまでとなっている。

［3］司法分野での活躍

司法分野においては、65歳以上の高齢者の新規受刑者が急増していることや、軽度の知的障害などをもつ受刑者も新規受刑者の約1割を占めるとされるなど、累犯受刑者を含む社会復帰が困難な受刑者の自立支援が課題となる中で、刑務所にも社会福祉士・精神保健福祉士が配置される方向が示されている。

2014（平成26）年度より、高齢者や障害をもつ受刑者の円滑な社会復帰を支援するため、社会福祉士か精神保健福祉士の有資格者の有資格者で、福祉施設、社会福祉協議会、福祉事務所、医療機関、行政機関等での福祉的業務の経験がおおむね5年以上ある者を**福祉専門官**として採用している。

なお、2009（平成21）年度より、高齢または障害を有し、かつ、適当な帰住先がない受刑者および少年院在院者について、釈放後速やかに、適切な介護、医療、年金等の福祉サービスを受けられるよう矯正施設と保護観察所において特別調整を実施している。この取組みでは、福祉関係機関等との効果的な連携が求められ、その中心となる**地域生活定着支援センター**において、司法と福祉との多機関連携による支援が行われている。

［4］医療ソーシャルワーカーとしての活躍

健康管理や健康増進から、疾病予防、治療、リハビリテーションに至る包括的・継続的医療の必要性とともに、高度化・専門化する医療システムの中で、患者や家族を支援するサービスとして、医療分野におけるソーシャルワークが注目されている。

厚生労働省も、2002（平成14）年に**医療ソーシャルワーカー**が社会福祉学をもとにした専門性を十分発揮して業務を適正に行うことができるよう「医療ソーシャルワーカー業務指針」を示し、その業務範囲を定めている。

また、診療報酬においても、退院支援加算、認知症ケア加算、患者サポ

福祉専門官
2020（令和2）年度の社会福祉士等の非常勤職員の配置施設数は、刑事施設69庁であり、福祉専門官の配置施設数は、刑事施設58庁である。

地域生活定着支援センター（地域生活定着促進事業）
刑または保護処分の執行のため矯正施設に収容されている者のうち、釈放後直ちに福祉サービスを受ける必要がある者を対象に、矯正施設収容中から、矯正施設や保護観察所、既存の福祉関係者と連携して、釈放後から福祉サービスを受けられるよう支援する。

医療ソーシャルワーカー
MSW: medical social worker

ート体制充実加算、体制強化加算、介護支援連携指導料、介護保険リハビリテーション移行支援料、退院時リハビリテーション指導料、がん患者リハビリテーション料等、医療機関において社会福祉士を配置する等の算定要件と基準を満たすことによって評価することにより、医療機関における社会福祉士有資格の医療ソーシャルワーカーの配置が進んでいる。

B. 地域共生社会を担う人材としての社会福祉士

　現在進められている福祉改革の主題は「地域共生社会」の実現であり、今後の福祉改革を貫く基本コンセプトとして位置づけられている。

　この地域共生社会は「制度・分野ごとの縦割りや『支え手』『受け手』という関係を超えて、地域住民や地域の多様な主体が『我が事』として参画し、人と人、人と資源が世代や分野を超えて『丸ごと』つながることで、住民一人ひとりの暮らしと生きがい、地域をともに創っていく社会」と位置づけられており、**地域包括ケアシステム**よりも広範で地域コミュニティそのものの変革をも包含する概念と位置づけられる。何よりも「タテワリ」から「丸ごと」として、これまでの高齢者、障害者、児童、生活困窮者といった対象別の福祉サービスを改めて、市町村主導のもとで地域に応じて一体的に提供できるような仕組みへと転換することを提示した点において重要である。

　当面の具体的な対応としては、市町村に対して「丸ごと」相談を受けつける包括的な相談支援システムの構築として、地域において児童・障害・生活困窮等の総合相談を受ける体制づくりとして、既存の相談支援や社会福祉施設等の社会資源、地域づくり支援等の取組みを活かし「属性を問わない相談支援」「参加支援」「地域づくりに向けた支援」を一体的に実施する**重層的支援体制整備事業**が 2021（令和 3）年より開始されている。

　また、対象者ごとに整備されてきた福祉サービスの一体的な推進については、「**共生型サービス**」が介護保険制度に位置づけられている。

　そして、動き始めた地域共生社会実現に向けた制度改革の中核となる人材として社会福祉士に期待が寄せられているのである。

　2017（平成 29）年 2 月に示された「『地域共生社会』の実現に向けて（当面の改革工程）」では、「『地域共生社会』を実現していくうえでは、住民とともに地域を作り、また、人々の多様なニーズを把握し、地域生活の中で本人に寄り添って支援をしていく人材が一層重要となる」として専門人材の機能強化・最大活用が明記されている。

　これを受け、2017（平成 29）年に行われた社会保障審議会福祉部会福

地域包括ケアシステム
医療介護総合確保法（地域における医療及び介護の総合的な確保の促進に関する法律）2条に規定される。重度な要介護状態となっても住み慣れた地域で自分らしい暮らしを人生の最後まで続けることができるよう、住まい・医療・介護・予防・生活支援が一体的に提供される体制構築を目指す政策目標であり、病床再編と在宅医療推進における医療・介護連携を図るための効率的かつ質の高い医療提供体制の構築とともに論じられる。

重層的支援体制整備事業
地域住民の複雑化・複合化した支援ニーズに対応するための包括的な支援体制構築を目的とする。改正社会福祉法により2021年度より創設された。

共生型サービス
障害福祉サービス事業所で介護サービスを提供できるように 2018（平成 30）年度より介護保険制度と障害者福祉制度に新たに共生型サービスを位置づけ、高齢者と障害者同一事業所でサービス提供できる仕組みが作られた。

包括的な相談支援体制

「地域の福祉課題やニーズを発見した者又は相談を受けた者並びに所属する社会福祉法人等の事業者が、福祉のみならず、多様な分野や業種の公私の社会資源並びに住民主体の地域課題解決体制と連動し、福祉課題の解決やニーズの充足に必要な支援を包括的に提供すると共に、制度の狭間の問題や表出されていないニーズを把握し、必要に応じて社会資源やサービスを開発する体制」とされる。

住民主体の地域課題解決体制

「住民一人ひとりが、地域福祉を推進する主体及び地域社会の構成員であるという当事者意識を持ち、自身の身近な圏域に存在する多種多様な福祉課題や表出されていないニーズに気づき、他人事を我が事として捉え、地域課題の解決に向けてそれぞれの経験や特性等を踏まえて役割を分かち合う体制」としている。

地域における公益的取り組み

社会福祉法24条2項の規定により社会福祉法人に求められる「地域における公益的取り組み」の要件は、①社会福祉事業または公益事業を行うに当たって提供される福祉サービスであること、②日常生活または社会生活上の支援を必要とする者に対する福祉サービスであること、③無料または低額な料金で提供される福祉サービスであること、とされている。

社人材確保専門委員会において、社会福祉士の養成カリキュラムを見直し、2020（令和2）年度から新カリキュラムを導入する方針が明らかになり、「今後、ますます求められるソーシャルワークの機能」として、「**包括的な相談支援体制**」と「**住民主体の地域課題解決体制**」の構築が示された。

　その詳細と社会福祉士養成カリキュラムの変更については、次章に譲るものであるが、地域共生社会実現に必要な体制の構築として示された2つの体制とそこに含まれるソーシャルワークの機能では、制度の狭間の問題や表出されていないニーズを把握し、必要に応じて社会資源やサービスを開発する体制の構築を求めている。それは、相談を受けた専門職が個人として対応するレベル、専門職が所属する社会福祉法人など各地の事業所が役割を果たすレベル、行政を含む関係機関や他の社会資源を共同で実施するレベルまでもが想定されている。

　2016（平成28）年の社会福祉法改正によって新たに社会福祉法人には「**地域における公益的な取り組み**」の実施が求められている。戦後日本の社会福祉事業を実質的に支えてきた社会福祉法人に対し、社会福祉事業のみならず、既存の施策では対応困難な制度の間にあるニーズや多様化・複雑化するニーズに対応し、さまざまな困りごとを抱え支援を必要とする方々に、必要な支援やサービス提供する役割が求められている。

　そして、多くの社会福祉士が施設長や相談員として社会福祉施設の運営にかかわっている状況に鑑みるまでもなく、社会福祉士には、所属する事業所・施設を動かして「地域における公益的取り組み」を作り出す役割が与えられているのである。

　急速な人口減少社会に直面する日本において、従前の施策の拡大をもってより充実した福祉社会の実現を導くことは難しい。だからこそ、住民や地域を巻き込みつつ、多様な社会資源をつなぎながらニーズに対応した支援を導くソーシャルワーク機能が求められている。

　制度が対象としない複合的な課題を抱える人びとの生活を他人ごとではなく、「我が事」として受け止め、地域住民を巻き込みながら、地域、暮らし、生きがいを共に創り、高め合うことができる地域共生社会の実現に向けて社会福祉士には大きな期待が寄せられている。

　それは、社会福祉士であるソーシャルワーカーに、他専門職とのコーディネートや連携、地域住民のネットワーキングやエンパワメント、サービス開発とコミュニティ・ディベロップメント等の新たな責務を付加するものであると理解できよう。

注）

　　ネット検索によるデータ取得日は，2023年5月9日．

(1) Esping-Andersen, G. *The Three Words of Welfare Capitalism*. London: Policy Press, 1990.（＝エスピン－アンデルセン，G. 著／岡沢憲芙・宮本太郎監訳『福祉資本主義の三つの世界―比較福祉国家の理論と動態』ミネルヴァ書房，2001.）

(2) 藤村正之「在宅サービスの存立基盤」針生誠吉・小林良二編『高齢社会と在宅福祉』日本評論社，1994，pp. 137-171.

(3) 藤村正之『福祉国家の再編成―「分権化」と「民営化」をめぐる日本的動態』東京大学出版会，1999，p. 112.

(4) 2022（令和4）年の成年後見事件の概況（最高裁判所事務総局家庭局）によると、成年後見人等と本人との関係について、親族以外の内訳としては、司法書士が36.8％、弁護士が27.1％、社会福祉士が18.3％となっており、第三者後見人を担う専門職として社会福祉士の活動が定着しつつある。

(5) 日本弁護士連合会高齢者・障害者の権利に関する委員会編『契約型福祉社会と権利擁護のあり方を考える―高齢者・障害者主権の確立のために』あけび書房，2002，p. 31.

(6) 社会福祉法83条の規定により、外部の苦情相談窓口として都道府県社会福祉協議会に運営適正化委員会が設置されている。運営適正化委員会は、福祉サービスに関する利用者等からの苦情に対して、助言、相談、調査、もしくはあっせんまたは都道府県知事への通知を行うことにより苦情解決と福祉サービスの利用者を支援する役割を担う。

(7) 多久島耕治『福祉施設におけるリスクマネジメント―介護老人福祉施設（特別養護老人ホーム）を中心に（増補改訂版）』東京都社会福祉協議会，2000.

(8) たとえば兵庫県では、避難行動要支援者の避難対策を有効にすべく個別支援計画作成促進事業を実施している。この事業では、平常時のケアプラン等の作成に合わせ、要支援者の心身状況や生活環境等を熟知した福祉専門職（介護支援専門員、相談支援専門員等）が個別支援計画を作成するものとして注目されている。

(9) 日本ソーシャルワーク教育学校連盟ウェブサイト「『福祉事務所における生活保護業務の実施体制に関する調査研究事業』実施報告書」2020.

■理解を深めるための参考文献

●後藤広史ほか『ソーシャルワーカーのソダチ―ソーシャルワーク教育・実践の未来のために』生活書院，2017.

　　現場実践の経験を有する6名の研究者が、ソーシャルワークをめぐる課題や可能性をまとめている。

●木下大生・藤田孝典『知りたい！ソーシャルワーカーの仕事』岩波ブックレット No. 924, 2015.

　　個々人の生活問題に直面するソーシャルワーカーの業務・仕事が示されているとともに、著者の経験からソーシャルワーカーが果たすべき役割とその意義について説明されている。

●渋谷哲・山下浩紀編『新版　ソーシャルワーク実践事例集―社会福祉士をめざす人・相談援助に携わる人のために』明石書店，2016.

　　さまざまな分野の事例とその支援内容についてまとめられている。支援に至る経過から具体的支援内容に至るまでを解説している。

近年、いわゆる社会福祉事業（第一種・第二種社会福祉事業）ではない福祉を目的とした事業や取組みに注目が集められている。

その代表がこども食堂ではないだろうか。

2012（平成24）年に開設されたこども食堂は、またたく間に開設数を増やし、2022（令和4）年には全国で7,331箇所にまで拡がっている。社会福祉法人の地域公益的取組事例でもこども食堂の開設は多く、地域住民相互の取組みから、NPOによる取組み、企業による取組み等、実施主体は多様なかたちとなっている。

もともと東京都太田区で始められた1つの草の根の取組みが、全国に拡がり、大きなムーブメントとなっている。

行政による支援も積極的になされ、補助事業の実施や専用情報サイトを開設する自治体も増えており、社会福祉協議会による運営支援やその他の運営支援団体の事例も多く見られるようになった。また、社会福祉法人やNPO法人のみならず、大学や企業等、多くの団体によるこども食堂開催や支援がなされ、地域独自に色づけられて、無料学習塾の併設、夕食のみならず朝食の提供、青少年の居場所活動や、単身高齢者への給食やサロン活動等といった活動に拡がりを見せている。

この動きは、行政によるトップダウンではなく、草の根の取組みから国を動かすソーシャルアクションの好事例といえる。

こども食堂の開設やボランティアとして活動を支える方々の肩書に「ソーシャルワーカー」の文字がついていないかもしれない。しかしながら、その取組みはソーシャルワークに通じる。

フードバンクにしても、2018グッドデザイン大賞となった「おてらおやつクラブ」にしても同様である。

そうした制度の間にある方々への支援や、これまで福祉の対象とならなかったニーズや社会問題に対峙するさまざまな取組みが注目されている状況だからこそ、今一度、ソーシャルワークの役割を考えてみることに意義があるのではないだろうか。

こども食堂
子どもが1人でも行ける無料または低額の食堂であり、子どもへの食事提供から孤食の解消や食育、さらには地域交流の場などの役割を担う。

フードバンク
food bank
販売や流通に出せない食材・食品を生産者や企業から寄贈してもらい、必要としている施設・団体、困窮世帯へ無償で提供する活動。

おてらおやつクラブ
お寺に預けられるお供物をひとり親家庭等へ「おすそわけ」する活動。

第2章 ソーシャルワーク実習が目指すもの

社会福祉士には、地域共生社会の実現に向けて、包括的な相談支援体制と住民等が主体的に地域課題を把握して解決を試みる体制づくりの構築に関与することが求められている。

本章では、複合化・複雑化した課題への対応に、社会福祉士が求められるスキルや、そのための教育システムなど、どのようなプロセスで地域共生社会を構築するかについて学ぶ。

1

社会福祉士のカリキュラムを改正しなければいけなくなった近年の介護・福祉ニーズの多様化や高度化、人材の確保・資質の向上が求められる社会的背景について理解する。

2

地域共生社会の中で、地域や利用者個人の声にも耳を傾けて支援を行うという立ち位置を明確化した支援が求められる社会福祉士のスキルについて理解する。

3

複合化・複雑化した個人や世帯への対応のほか、地域共生社会の実現に向け、求められるソーシャルワークの機能について理解する。

4

「地域共生社会の実現」「複合化・複雑化した課題」「多職種協働」「包括的な相談支援体制」などを推進するために構築された新カリキュラムについて理解する。

1. 制度の見直しを行う背景と方向性

A. 少子高齢化と社会福祉士

　平均寿命の延伸と少子化の進行という社会的背景から 1987（昭和 62）年に社会福祉士は誕生した。高齢者を中心とした福祉ニーズは年々増加し、国民の生活構造の変化によって、ますます多様化、高度化した。このような状況の中で、認知症や寝たきりの高齢者、また一人暮らしの高齢者に対する介護や生きがい対策など、広範なサービスが求められ、そのために、幅広い知識と高度な技術をもつとともに、適切な判断ができる社会福祉専門職が必要となり、**社会福祉士及び介護福祉士法**が創設された。

B. 介護保険制度と契約

　高齢化が進展し、要介護高齢者の増加、介護期間の長期化など、介護ニーズはますます増大した一方、核家族化の進行、介護する家族の高齢化など、要介護高齢者を支えてきた家族をめぐる状況も変化した。その結果、住み慣れた地域で、自ら福祉サービスを選択、契約をすることで福祉サービスを利用できる制度、かつ、高齢者の介護を社会全体で支え合う制度である**介護保険制度**が、2000（平成 12）年に施行された。

介護保険制度
介護を必要とする人を社会全体で支えるために作られた制度である。在宅で受けることのできるサービスや、施設に入所できるサービスなどがある。全国の市区町村が保険者（保険事業の運営主体）となり、そして地域に住む 40 歳以上の住民が被保険者となる。被保険者が納める介護保険料と税金で運営されている。

C. 定義規定の見直し

　2007（平成 19）年には、社会福祉士及び介護福祉士法の大幅な改正があり、社会福祉士の定義・義務規定の見直しが行われた。**定義規定の見直し**は、社会福祉士が「相談援助」を行う専門職として、福祉課題を抱えた者に対して自ら援助するだけでなく、他の専門職と「連携」して総合的に援助を行うこととされた（**表 2-1**）。

表 2-1　社会福祉士の定義

【定義規定（2 条 1 項）】

旧	新
この法律において「社会福祉士」とは、第二十八条の登録を受け、社会福祉士の名称を用いて、専門的知識及び技術をもつて、身体上若しくは精神上の障害があること又は環境上の理由により日常生活を営むのに支障がある者の福祉に関する相談に応じ、助言、指導その他の援助を行うこと（第七条において「相談援助」という。）を業とする者をいうものとすること。	この法律において「社会福祉士」とは、第二十八条の登録を受け、社会福祉士の名称を用いて、専門的知識及び技術をもつて、身体上若しくは精神上の障害があること又は環境上の理由により日常生活を営むのに支障がある者の福祉に関する相談に応じ、助言、指導、**福祉サービスを提供する者又は医師その他の保健医療サービスを提供する者その他の関係者（第四十七条において「福祉サービス関係者等」という。）との連絡及び調整**その他の援助を行うこと（第七条及び第四十七条の二において「相談援助」という。）を業とする者をいう。

出典）筆者作成.

D. 義務規定の見直し

　定義規定の見直しと同時に、**義務規定の見直し**が行われ、「**誠実義務**」と「**資質向上の責務**」が加わった。利用者がサービスを選択できる制度を導入したことに伴い、サービスの利用支援、成年後見、権利擁護等の新しい相談援助の業務が拡大してきており、「誠実義務」では、「その担当する者が個人の尊厳を保持し、その有する能力及び適性に応じ自立した日常生活が営むことができるよう、常にその者の立場に立って、誠実にその業務を行わなければならない」とされた。また、「資質向上の責務」では、近年の介護・福祉ニーズの多様化・高度化に対応し、人材の確保・資質の向上を図ることが求められた。

E. 社会福祉士の役割の検討

　2014（平成 26）年 10 月 27 日に、第 1 回社会保障審議会福祉部会福祉人材確保専門委員会が設置された。当初の議題は、「介護人材確保の具体的な方策」についてであった。会議はその後、2018（平成 30）年 3 月 16 日までに 14 回開催された。そのうち、社会福祉士やソーシャルワークについては、**表 2-2** に示した回において議論が重ねられ、2018 年 3 月 27 日に「ソーシャルワーク専門職である社会福祉士に求められる役割等について」報告書（平成 30 年 3 月 27 日社会保障審議会福祉部会福祉人材確保専門委員会報告書）がまとめられた。

表 2-2　社会福祉士やソーシャルワークについて議論された会議

回	日時	議題
第 8 回会議	2016（平成 28）年 12 月 13 日	社会福祉士のあり方について
第 9 回会議	2017（平成 29）年 2 月 7 日	ソーシャルワーク機能について
第 10 回会議	2017（平成 29）年 3 月 28 日	社会福祉士に求められる役割等について
第 12 回会議	2017（平成 29）年 10 月 24 日	社会福祉士に求められる役割等について
第 13 回会議	2018（平成 30）年 2 月 15 日	社会福祉士に求められる役割等について
第 14 回会議	2018（平成 30）年 3 月 16 日	社会福祉士に求められる役割等に係る議論のとりまとめ（案）について

出典）筆者作成.

F. 複合化した地域課題と制度の見直しへの布石

　社会福祉士の活躍する場は、高齢者や障害者を中心とした支援から、対象者は拡大し、また、施設を中心とした支援から地域を中心とした支援に、多職種で連携・協働する支援、複合化した課題に対する支援に変化した。

　具体的には、少子高齢化が進み、一人暮らしの高齢者や老老介護や認認介護、障害者の就労支援、児童や教育の領域ではいじめ、**不登校**、**児童虐待**、**性的マイノリティ**、司法の領域では、刑事施設および少年院における受刑者等について、高齢化の進展や障害を有する者の増加により、**矯正施設**内での日常生活の支援や、出所後に活用できる各種社会福祉制度の紹介や利用手続きの支援などへの対応が必要となっており、社会復帰に向けた支援、80 代の親がひきこもりの 50 代の子どもを支援する **8050 問題**、外国人労働者の生活支援、また、さまざまな課題に適切に対応していくに当たっては、福祉職のみならず、医師、保健師、看護師などとの多職種と連携・協働する必要性が高まった。このような中で、**生活困窮者自立支援制度**の創設を始めとする各種制度改正が行われてきたところであり、「ニッポン一億総活躍プラン」では、「地域共生社会」の実現に向け、複合化・複雑化した課題を受け止める市町村における総合的な相談支援体制づくりや、住民に身近な圏域で、住民が主体的に地域課題を把握して解決を試みる体制づくりなどの対応の方向性が掲げられた。

不登校
文部科学省は、病気や経済的理由以外で、年間に 30 日以上、登校しないあるいはしたくともできない状況にある者と定義している。

児童虐待
保護者などが、子どもの心や身体を傷つけ、発達に悪い影響を与えることで、身体的・精神的・性的虐待、ネグレクトの 4 種類で分類される。

性的マイノリティ
同性に恋愛感情をもつ人や、自分の性に違和感がある人などのことをいう。レズビアン（女性同性愛者）、ゲイ（男性同性愛者）、バイセクシュアル（両性愛者）、トランスジェンダー（体と心の性に違和感）の頭文字を取って LGBT とも呼ばれている。

矯正施設
刑務所・少年刑務所・拘置所・少年院・少年鑑別所などのことで、犯罪や非行をした人たちを収容する施設のことをいう。

8050 問題
80 代の親が 50 代の子どもの生活を支えるという問題で、背景には、子どものひきこもりなど、さまざまな要因がある。

生活困窮者自立支援制度
最低限度の生活を維持することができなくなるおそれがある人へ自立していけるようにしていくための制度で、自立相談支援事業所が窓口となって相談支援を行っている。

G. 社会の変化と社会福祉士の今後

　新しい社会の中で、社会福祉士が担う今後の主な役割は、①地域共生社会の実現に向けて、包括的な相談支援体制の構築や住民主体の地域課題解決体制の構築を進めていく。②包括的な相談支援体制の構築に向けたネットワークの形成や支援チームの編成。③社会的孤立、制度の狭間、サービスにつながらない課題等について、地域全体で支え合うことを目指し、既存の社会資源の活用および資源開発を行う。④住民主体の地域課題解決体制の構築に当たって、住民一人ひとりが、地域社会の構成員であるという意識をもち、自身の身近な圏域に存在する福祉課題や表出されていないニーズに気づき、他人事を我が事として捉え、地域課題の解決に向けてそれぞれの経験や特性等を踏まえて役割を分かち合うことが求められている。

　社会福祉士は生活に密着している専門職であるので、コアな部分は揺るがないものの、しかし、社会の変化に対応する視点やソーシャルワークが求められる。その結果として、このたびのカリキュラムの改正に至った。

　このたびの改正に伴う新カリキュラムは、大学では 2020（令和 2）年から、2 年課程は 2022（令和 4）年から変更され、新カリキュラムに即した国家試験は、2025 年 2 月の第 37 回国家試験より実施される。

2. 地域共生社会に向けたソーシャルワーカーに必要なスキルとは

A. 地域共生社会へ向けた 2 つの体制づくり

　人びとがさまざまな生活課題を抱えながらも住み慣れた地域で自分らしく暮らしていけるよう、地域の住民や多様な主体が支え合い、住民一人ひとりの暮らしと生きがい、そして、地域をともに創っていく「地域共生社会」の実現に向けては、複合化・複雑化した課題を受け止める多機関の協働による「包括的な相談支援体制」と「住民等が主体的に地域課題を把握して解決を試みる体制づくり」の構築が求められている。それらの体制構築を推進していくために、社会福祉士がソーシャルワークの機能を発揮することが期待されており、それらの役割を担っていけるような実践能力を習得することが社会福祉士に求められている（**図 2-1**）。

図2-1 今後、ますます求められるソーシャルワーク機能

○ ソーシャルワークには様々な機能があり、地域共生社会の実現に資する「包括的な相談支援体制の構築」や「住民が主体的に地域課題を把握して解決を試みる体制づくり」を推進するにあたっては、こうした機能の発揮がますます期待される。

地域共生社会の実現

制度が対象としない生活課題への対応や複合的な課題を抱える世帯への対応等、多様化・複雑化するニーズへの対応や、全ての地域住民が地域、暮らし、生きがいを共に創り、高め合うことができる社会

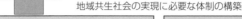

地域共生社会の実現に必要な体制の構築

包括的な相談支援体制の構築	住民が主体的に地域課題を把握して解決を試みる体制づくり

ソーシャルワークの機能を発揮することによる体制づくりの推進

・支援が必要な個人や家族の発見 ・相談者の社会的・心理的・身体的・経済的・文化的側面のアセスメント ・問題解決やニーズの充足、社会資源につなぐための仲介・調整 ・社会資源との関係形成や関係者の組織化 ・地域アセスメント及び評価 ・情報や意識の共有化 ・新たな社会資源の開発や施策の改善に向けた提案 ・団体や組織等の機能や役割等の調整 ・相談者の権利擁護や意思の尊重にかかる支援方法等の整備 ・人材の育成に向けた意識の醸成	・地域特性、社会資源、地域住民の意識等の把握 ・福祉課題に対する関心や問題意識の醸成、理解促進、課題の普遍化 ・地域住民のエンパワメントの実現 ・住民主体の地域課題の解決体制の構築・運営にかかる助言・支援 ・住民主体の地域課題の解決体制を構成する地域住民と団体等との連絡・調整 ・地域住民と社会資源との関係形成 ・新たな社会資源を開発するための提案 ・包括的な相談支援体制と住民主体の地域課題の解決体制との関係性や役割等に関する理解促進

出典）公益社団法人 日本社会福祉士会「ソーシャルワーク専門職である社会福祉士に求められる実践能力」厚生労働省ウェブサイト，第10回社会保障審議会福祉部会福祉人材確保専門委員会　鎌倉委員提出資料，2017，p.1.

B. 地域共生社会の構築に必要な体制

［1］包括的な相談支援体制

　社会福祉士には、ソーシャルワーク専門職として、社会的孤立、制度の狭間、サービスにつながらない課題等について、地域全体で支え合うことを目指して、分野別、年齢別に縦割りだった支援を、利用者中心に据えて支援をし、個人や家族を含めた世帯の地域生活課題を把握し、既存の社会資源の活用および資源開発を行い、多職種連携や住民主体の地域課題解決体制と連動し、必要な支援を包括的に提供する役割を担うことが求められる。

　また、世帯全体の複合化・複雑化した課題に対応するため、多職種連携・多機関協働による支援を行うとともに、**アウトリーチ**によって把握した地域の福祉ニーズを踏まえてサービスの提供や資源開発を行うなど、ソーシャルワークの機能を必要とする取組みが求められていることから、社会福祉士には、専門的知識および技術を有するソーシャルワーク専門職として、その機能を発揮することが期待されている。

アウトリーチ
outreach
積極的に対象者の居る場所に出向いて働きかけること。

［2］ 住民等が主体的に地域課題を把握して解決を試みる体制

　住民主体の地域課題解決体制の構築に当たっては、住民一人ひとりが、地域社会の構成員であるという意識をもち、自身の身近な圏域に存在する福祉課題や表出されていないニーズに気づき、他人事を我が事として捉え、地域課題の解決に向けてそれぞれの経験や特性等を踏まえて役割を分かち合うことが求められている。

［3］ 地域共生社会の構築に向けた社会福祉士に求められる視点とスキル

　複合化・複雑化した課題を受け止め、解決するためには、福祉のみならず、医療、保健、雇用・就労、住まい、司法、防犯・防災、環境、教育、まちおこし、多文化共生などの視点が必要である。

　また、包括的な相談支援体制の構築や住民主体の地域課題解決体制の構築を進めていくためは、ネットワークの形成が必要であり、チームの編成に当たっては、たとえば、地域住民だけではなく、社会福祉法人や医療法人、**特定非営利活動法人（NPO 法人）**、ボランティア、教育機関、行政や地域の商店や企業等の主体も地域社会の構成員であるという意識をもち、連携して取組みを進めることが必要であり、既存のサービスで対応が難しい課題等については、必要に応じて新たな社会資源を創出していく体制も必要である。

　こうした中で社会福祉士は、地域住民に伴走しつつ、「地域住民等と信頼関係を築き、他の専門職や関係者と協働し、地域のアセスメントを行うこと」「地域住民が自分の強みに気づき、前向きな気持ちや、やる気を引き出すためのエンパワメントを支援し、強みを発揮する場面や活動の機会を発見・創出すること」「グループ・組織等の立ち上げや立ち上げ後の支援、拠点となる場づくり、ネットワーキングなどを通じて地域住民の活動支援や関係者との連絡調整を行うこと等の役割を果たすこと」が求められる。

　そのため、社会福祉士に求められる機能として、ソーシャルワークの機能には、権利擁護、代弁、**エンパワメント**、支持・援助、アウトリーチ、仲介・調整・組織化、社会資源開発・社会開発などが挙げられる（**図2-2**）。

特定非営利活動法人
特定非営利活動法人は、NPO 法（特定非営利活動促進法）に基づき、特定非営利活動を行う団体に法人格を付与する法人である。ボランティア活動を始めとする市民の自由な社会貢献活動としての特定非営利活動の健全な発展を促進することを目的として、1998（平成10）年に施行された。法人格をもつことによって、法人の名のもとに取引等を行うことができるようになり、団体に対する信頼性が高まる。

エンパワメント
empowerment
力が発揮できていないのは、力がないことが原因ではなく、力はあるんだけれど、それが阻害されているからだとの人間理解が基本となっており、個人や集団が本来もっている潜在能力を引き出し、湧き出させることを意味している。

図 2-2　社会福祉士が果たすべき役割、求められる知識・技術

【社会福祉士が果たすべき役割】
- 支援が必要な個人や家族の発見
- 相談者の社会的・心理的・身体的・経済的・文化的側面のアセスメント
- 問題解決やニーズの充足、社会資源につなぐための仲介・調整
- 社会資源との関係形成や関係者の組織化
- 地域アセスメント及び評価
- 情報や意識の共有化
- 新たな社会資源の開発や施策の改善に向けた提案
- 団体や組織等の機能や役割等の調整
- 相談者の権利擁護や意思の尊重にかかる支援方法等の整備
- 人材の育成に向けた意識の醸成

【社会福祉士に求められる知識・技術】
- 人に関する多面的知識
- 社会福祉関連法制度に関する知識
- 福祉分野に限らない多岐にわたる社会資源の知識
- 地域アセスメント
- ネットワーキング
- アウトリーチ
- 危機介入
- 面接
- アセスメント
- プランニング
- 記録
- 評価
- コーディネーション
- ケアマネジメント
- チームアプローチ
- ケアカンファレンス
- ファシリテーション
- 調査
- コンサルテーション
- 組織化
- アドボカシー
- 交渉　など

出典）公益社団法人 日本社会福祉士会「ソーシャルワーク専門職である社会福祉士に求められる実践能力」厚生労働省ウェブサイト，第 10 回社会保障審議会福祉部会福祉人材確保専門委員会　鎌倉委員提出資料，2017，p.4.

3. カリキュラム改定の全体像

　社会福祉士は、高齢者、障害児者、子ども・子育て、生活困窮者等の幅広い分野で活躍している。また、社会福祉分野のみならず、広く教育や司法などの分野においても今後、その活用が期待されている。

　地域では少子高齢化の進展など、社会経済状況の変化によるニーズの多様化・複雑化に伴い、既存の制度では対応が難しいさまざまな課題が顕在化してきている。また、高齢者・障害児者・子どもなど、すべての人びとが地域、暮らし、生きがいを共に創り、高め合うことができる「地域共生社会」の実現を目指しており、社会福祉士には、ソーシャルワークの機能を発揮し、制度横断的な課題への対応や必要な社会資源の開発といった役割を担うことができる実践能力を身につけることが求められている。

　地域共生社会の実現に向けた取組みには、社会福祉士が中心となり、地域住民や福祉サービス事業所、行政等と協働して地域のニーズを把握し、

多職種・多機関との連絡調整や連携を図りながら問題解決に取り組む、地域でソーシャルワークの機能が発揮される取組みの推進が、社会福祉士には求められている。よって、このたびのカリキュラムの改定は、複合化・複雑化した個人や世帯への対応のほか、地域共生社会の実現に向け、ソーシャルワークの機能を発揮できる社会福祉士を養成するための改定が行われた。

4. カリキュラム改定のポイント

A. 相談援助からソーシャルワークへ

旧カリキュラムでは、「相談援助」という名称を科目に使用していたが、新カリキュラムでは、「ソーシャルワーク」という名称に変更をしている。その理由としては、これまでは利用者の個別への支援をメインとしていたが、より幅広く社会で活躍できる人材に育成すること、また教育現場等でも広く、「ソーシャルワーク」という表現が使用されているからである（表2-3）。

表2-3 相談援助からソーシャルワークへ科目名称変更の比較

旧カリキュラム		新カリキュラム
相談援助の基盤と専門職	⇒	ソーシャルワークの基盤と専門職
		ソーシャルワークの基盤と専門職（専門）
相談援助の理論と方法	⇒	ソーシャルワークの理論と方法
		ソーシャルワークの理論と方法（専門）
相談援助演習	⇒	ソーシャルワーク演習
		ソーシャルワーク演習（専門）
相談援助実習指導	⇒	ソーシャルワーク実習指導
相談援助実習	⇒	ソーシャルワーク実習

出典）筆者作成.

B. 地域共生社会に求められる人材へ

新カリキュラムではこれまでの「地域福祉の理論と方法」と「福祉行財

政と福祉計画」を基礎として、地域共生社会の実現に向けて、多機関の協働による包括的な相談支援体制の仕組み等の知識を習得するための科目として「地域福祉と包括的支援体制」が創設された。

そのことに伴い、地域福祉の考え方から、多職種連携、地域ネットワークを構築するために必要な知識などを学ぶことになる。

C. 連携の促進

社会福祉士のこれまでのカリキュラムで専門科目としてあった「更生保護」の科目を、新カリキュラムでは、社会福祉士と精神保健福祉士の共通科目として、新たに「刑事司法と福祉」が創設された。

刑務所を出所する人には、非行少年など以外に、高齢者や障害者もおり、社会の中での生きづらさから、再犯を繰り返す人もいる。刑務所を出所した高齢者や障害者を福祉サービスにつなぎ、再犯を防止する対策が昨今、打ち出されており、刑務所や更生保護施設、検察庁などと連携を促進し、その中の福祉へのつなぎ役として、社会福祉士の役割が重要となってきていることから創設された。

D. 科目の必修化

国家試験では「人体の構造と機能および疾病」「心理学理論と心理的支援」「社会理論と社会システム」「権利擁護と成年後見制度」「更生保護制度」「就労支援サービス」の科目については、すべて出題されるが、受験資格を取得するためには、「人体の構造と機能および疾病」「心理学理論と心理的支援」「社会理論と社会システム」のうちの1科目、「権利擁護と成年後見制度」「更生保護制度」「就労支援サービス」のうちの1科目という、一部の科目を選択し、履修すればよかった現行の仕組みを、社会福祉士として求められる知識等を適切に学ぶ観点から新カリキュラムからは、すべての科目を履修することになった。

E. 科目の明確化

社会福祉士と精神保健福祉士はソーシャルワーカーとして共通する部分があるものの、これまでのカリキュラムでは、似通った科目をそれぞれ履修しなければいけなかったものを、共通して学ぶべき内容と、社会福祉士として専門的に学ぶべき内容が明確になるよう、科目を再構築している。

F. 演習科目

　前項Eの「科目の明確化」でも触れたが、新カリキュラムでは、社会福祉士と精神保健福祉士の養成課程において共通して学ぶべき内容と、社会福祉士として専門的に学ぶべき内容が明確になるよう、科目を再構築し、社会福祉士と精神保健福祉士の共通科目「ソーシャルワーク演習」として、精神保健福祉士養成課程との合同授業を可能とし、社会福祉士の専門的な側面は、「ソーシャルワーク演習（専門）」へ再構築している。

G. 実習科目

［1］実習時間数

　科目名は、相談援助実習からソーシャルワーク実習に変更。実習時間数も60時間増加し、180時間から240時間以上になった。

　これまでの実習は、一連の過程を網羅的かつ集中的に学習できるよう、1つの実習施設において120時間以上行うことを基本とすると定めていたことから、多くの場合は1ヵ所180時間以上の実習が行われていた。

　しかし、今回の見直しでは、実習時間数を拡充するだけでなく、地域における多様な福祉ニーズ等の実態を把握するために、複数の実習施設において学ぶことができるように、機能が異なる2以上の実習施設で行うこととなった。また、ソーシャルワークの一連の過程や総合的かつ包括的な支援の実態を十分な期間を確保して学ぶことができるように、1つの実習施設において180時間以上の実習を基本とすることを実習要件とすることとしている。たとえば、高齢者の領域で実習に行くとした場合、地域包括支援センターに180時間、特別養護老人ホームに60時間など、主たる対象が同じであっても、提供するサービス内容や地域の中で果たす機能が異なる施設や事業所に実習に行くこととなった。同一法人が運営する施設や事業所であっても差し支えないものとも規定されている。

　そのほか、福祉の専門職である介護福祉士、精神保健福祉士の資格を有する者（履修中の者を含む）が、社会福祉士の養成課程において実習を行う場合、社会福祉士の資格を取得することを希望する者の負担の軽減を図るため、60時間を上限に実習を免除されることとなった。

［2］実習施設の範囲

　実習時間の増加に伴い、実習施設の範囲の見直しも行われ、相談援助業務の実務経験として認められる施設等と同等にするとともに、新たに基幹

相談支援センターや子ども家庭総合支援拠点、地域若者サポートステーション、都道府県社会福祉協議会、教育機関、地域生活定着支援センター等を加え、地域における多様な福祉ニーズを学べるよう実習施設の範囲が拡充された。

H. 新カリキュラムでの効果

AからGまでのカリキュラムの変更点を外観してきた。

「地域福祉と包括的支援体制」の科目が新設されることについては、昨今の地域における福祉の課題の拡大、多職種連携、地域ネットワークを構築し、地域共生社会構築のための担い手として、地域福祉と包括的支援体制という科目が新設されることになったことは大きな意味がある。

また、科目の必修化については、広範な知識を必要とする社会福祉士にとって、すべての科目を必修化することは、質を高めることにもつながる改善である。

実習科目は、実習施設を2ヵ所経験できることに変更したことで、実習先や利用者、実習指導者とかかわる機会も増え、社会福祉士としての視点やスキルを見る機会も増え、よいことである。

I. 新カリキュラムでの課題

前項Hで新カリキュラムの効果を見てきたが、ここでは反対に、課題について見ていくこととする。まずは、実習における時間数の増加である。

実習時間数が60時間増加になり、180時間から240時間になった。また2ヵ所、実習に行くことになる。先ほど効果のところに記載したが、2ヵ所経験できることは大きな学びになることは言うまでもない。しかし、2ヵ所に実習に行くということは、学生は、自己紹介書、実習計画書などの書類作成、事前訪問や報告書作成、実習当初は、実習先に慣れること、利用者や実習指導者を含めた人間関係形成などの負担も倍になるということである。

通信教育課程で学ぶ社会人の学生にとっては、仕事を休まなくてはいけない期間が増え、職場からの許可が出ないことも想定される。

また180時間の実習ということでは、今までの実習でいう職場実習、職種実習、ソーシャルワーク実習を段階的に学ぶことも可能であるが、60時間の実習であれば、職場実習と職種実習の初期段階で実習が終了してしまうことが想定される。

理解を深めるための参考文献

● 山本美香編『地域福祉と包括的支援体制』新・社会福祉士シリーズ 10，弘文堂，2022.
地域福祉の諸問題、多職種連携における専門職、地方自治体や NPO 法人などの役割、地域共生社会における包括的支援体制のあり方など、地域について幅広く網羅された本。

● 黒田研二編『地域包括支援体制のいま』ミネルヴァ書房，2020.
地域包括ケアシステム・地域包括支援体制・地域共生社会のちがいや、地域包括支援体制と保健・医療・福祉の多職種連携のあり方について、具体的な事例を交え、わかりやすく解説した本。

● 上野谷加代子編『共生社会創造におけるソーシャルワークの役割—地域福祉実践の挑戦』ミネルヴァ書房，2020.
人口減少社会での地域のあり方、ソーシャルワークは地域福祉実践や共生社会づくりに役に立つのか、地域福祉実践事例から社会福祉専門職の役割などをわかりやすく解説した本。

　実習開始の日が近づくと、多くの実習生は不安におそわれる。「遅刻や休まずにいけるかな」「指導者は優しい人かな」「利用者さんに、どのように声かけをしようかな」「日誌は書けるかな」「質問されたら、答えられるかな」などである。そして実習開始当日、施設の入り口付近で足が一歩出ず、やっぱり帰ろうかなと思いつつ、つばをのみ、震えながら施設の玄関に入っていく。

　新しいカリキュラムになることで、実習に行く施設が1ヵ所から2ヵ所になる。実習施設の経験が2ヵ所になることで、多くの学びや経験ができることは言うまでもない。

　しかし、実習に行く前の準備も倍になる。自己紹介書や実習計画書などの書類や事前訪問もそうである。異なる場所に実習に行くとなれば、指導者や利用者との関係形成などへの不安も倍になる。

　しかし実習に行くに当たっては、こころの音が「ドキドキ」という不安ではなく、「わくわく」した楽しみな気持ちで臨んでほしい。

　不安や緊張でドキドキ。注意されることばかり意識していると、かえって行動もぎこちなく、周りも見えなくなるはずだ。実習生がいきなり施設で、利用者や職員などと、うまく対応できるはずもない。もしスムーズにできるなら、指導者の知識やスキル、経験というものに疑問符がつく。実習生は知らない、できない、で良いのだ。だからといって、何も事前学習をしなくて良いというわけではない。指導者からのアドバイスや注意は、実習生にとっては「成長の栄養素」になるのだ。恐れることはない。だからといって、余計に注意をされる必要もない。あなただけが「ドキドキ」しているのではない。同じ学校の仲間も、同じ地域、いや、全国の実習に行こうとしている学生たちも、そして実は指導者も「ドキドキ」している。

　あなたの実習での経験や成長が、学校を卒業した後、将来、社会福祉士になったときに出会う利用者や家族の支援の幅を広げ、質の高い生活支援を提供できることにつながる。また、利用者を支える地域を形成することにつながる。地域社会を変える。制度も変える。利用者やさまざまな社会変化を生む、大きな可能性を秘めている。「ドキドキ」した不安がつのり、下を向いていないで、将来の自分、利用者、地域社会、制度、そう福祉のために、顔を上げて、「わくわく」しながら楽しんで実習にのぞもう。みんなは一人じゃないんだ。

第3章 ソーシャルワーク実習の「ねらい」

新たな社会福祉士養成課程に基づく養成教育が始まった。本章では、その具体的な「ねらい」「教育に含むべき事項」を理解し、現在、社会福祉士に求められる役割からソーシャルワーク実習指導・実習で何を学ぶのかを理解し、ソーシャルワーク実習指導ガイドラインの概要を知る。

1

2021（令和3）年度より新たな社会福祉士養成課程に基づく養成教育が始まったが、「地域共生社会の実現」に向けて求められるソーシャルワーク機能を発揮できる社会福祉士の役割について理解する。

2

ソーシャルワーク実習指導・実習のための教育ガイドラインから、ソーシャルワーク実習指導および実習の意義と目的について理解する。

3

ソーシャルワーク実習指導・実習で求められている「ねらい」について理解し、現在、社会福祉士が求められていることと、実習のあり方の関連について理解する。

4

ソーシャルワーク実習指導・実習の「ねらい」と関連した「教育に含むべき事項」を知り、よりソーシャルワーク実習指導・実習の意義を理解する。

1. ソーシャルワーク実習指導・実習で何を学ぶのか

A. 社会福祉士に求められる役割

　「ソーシャルワーク実習指導・実習で何を学ぶのか」を論ずるためには、ソーシャルワーク専門職である社会福祉士に求められる役割を確認する必要がある。

　近年の日本社会の福祉的な課題の解決のために、2018（平成30）年3月、福祉人材確保専門委員会より「**ソーシャルワーク専門職である社会福祉士に求められる役割等について**」（以下、「報告書」）が出された。その内容は、2019（令和元）年の教育内容等の見直しに直接的な影響を与えているものであり、現在の福祉の理念である「地域共生社会の実現」を踏まえたものである。その報告書の中で、社会福祉士が担う今後の主な役割として以下の文章が記されている。

> 　地域共生社会の実現に向けて求められる複合化・複雑化した課題を受け止める多機関の協働による包括的な相談支援体制及び地域住民等が主体的に地域課題を把握して解決を試みる体制の構築やその後の運営推進において中核的な役割を担うとともに、新たに生じるニーズに対応するため、ソーシャルワーク機能を発揮できる実践能力を身につけておく必要がある。

B.「実習の目的」に見るソーシャルワーク実習指導・実習の学び

　上記の社会福祉士に求められる役割を踏まえて、ソーシャルワーク実習には目的が定められている。

　つまり、「**ソーシャルワーク実習指導・実習のための教育ガイドライン（2021年8月改訂版）**」（以下、「ガイドライン」）によると、実習生がソーシャルワーク実習指導・実習で学ぶべき目的は、下記の5つであって、そのうちの4つは具体的に学ぶ内容になっているが、5つ目の目的はソーシャルワーク実習を終えて、実習生自身が社会福祉士・ソーシャルワーカーとして働くことができるかどうか自己覚知をすることとなっている。

①ソーシャルワークの対象となる当事者・利用者とその家族・世帯の生活・地域の実態や、ソーシャルワーカーが活動する地域の実態を学ぶ。
②ソーシャルワーカーとしての価値や倫理が実践現場でどのように具現化されているか、またソーシャルワーカーがそれらをどのように行動化しているか、ソーシャルワーク専門職である社会福祉士としての態度や姿勢を学ぶ。
③ケースの発見からアセスメント、支援計画策定から実施に至るソーシャルワークの過程について具体的かつ経験的に学ぶ。
④ソーシャルワークの役割としての総合的・包括的な支援や多職種・多機関や地域住民等との連携・協働の実際を具体的かつ経験的に学ぶ。
⑤社会福祉士・ソーシャルワーカーとしての自分を知る（自己覚知）の機会となる。

C. 社会福祉・ソーシャルワークの学びにおける実習の意義

　社会福祉・ソーシャルワークの学びにおける実習の意義も学生には考えてほしい内容である。以下、「ガイドライン」に示されている「実習の意義」である。

①「実践の学問」である社会福祉学の学びは、ソーシャルワークの実践及び実践現場との関係を抜きにしては成り立たないこと。
②実習は社会福祉・ソーシャルワークの理論と実践とを統合的に学ぶ機会となること。
③ソーシャルワークの方法や技術も、講義や演習だけで学べるものではなく、現任のソーシャルワーカーの動きから、また自らが現場に身を置くことで実践的経験的に習得できるものであること。

　上記に書かれているように、社会福祉は「実践の学問」である。ソーシャルワークが現場ではどのように実践されているのか、実践現場の関係性はどうなのか、つまり「実際」はどうなのかを理解しなければ社会福祉士・ソーシャルワーカーとして働けない、ということである。養成校で社会福祉の理論、知識を学び、それが実際の現場ではどうなのかを経験し、確認することができるのが実習である。

　現場で指導を行う実習指導者は、「**社会福祉士及び介護福祉士法**」の改正により、ソーシャルワーク実習を行う実習指導者の要件として、実習指導者を養成するための講習会の受講が義務づけられ、2012（平成24）年4月から完全施行された。実習指導者は、日本社会福祉士会主催の実習指導者講習会[1]にて、①実習指導概論（講義2時間）、②実習マネジメント論（講義2時間）、③実習プログラミング論（講義3時間）、④実数スーパービジョン論（講義2時間）、⑤実習スーパービジョン論（演習5時間）の講義と演習を2日間にわたり受ける。この実習指導者講習会の修了証を得て初めて社会福祉士の実習指導者として実習指導を行うことができるようになる。

D. ソーシャルワーク実習指導・実習のための教育ガイドライン

［1］位置づけ

　社会福祉士養成課程については、2018（平成30）年3月、福祉人材確保専門委員会より出された「ソーシャルワーク専門職である社会福祉士に求められる役割等について」（以下、「報告書」）において、「地域共生社会の実現に向けて求められる、複合化・複雑化した課題を受け止める多機関の協働による包括的な相談支援体制や地域住民等が主体的に地域課題を把握して解決を試みる体制の構築に必要なソーシャルワークの機能を社会福祉士が担うために必要な実践能力を明らかにし、その能力を身につけることができるよう、社会福祉士の養成カリキュラム等の見直しを検討すべきである」と指摘された。

　そして、報告書の指摘および2007（平成19）年度のカリキュラム改正以降の社会状況の変化や法制度の創設等を踏まえ、教育内容を充実させるとともに、ソーシャルワーク機能を発揮できる実践能力を習得できる内容となるよう、社会福祉士養成課程の教育内容等の見直しが行われ、2020（令和2）年3月6日に新通知が発出された。

　今回の改正では、実習および演習の充実が要点の1つとされ、実習時間は、地域における多様な福祉ニーズや多職種・多機関協働、社会資源の開発等の実態を学ぶことができるよう、①実習の時間数を180時間から240時間に拡充し、②機能の異なる2ヵ所以上の実習施設で実習を行う、この2点が変更された。

［2］基本的な考え方

　「ソーシャルワーク実習指導・実習のための教育ガイドライン（2021年8月改訂版）」（以下、「ガイドライン」）は、「ソーシャルワーク実習指導」および「ソーシャルワーク実習」の教育内容の見直しを踏まえ、両科目を担当する教員および実習指導者が行うべき教育内容を示すものとなっている。基本的には社会福祉士養成課程のカリキュラムに対応して作成されている。社会福祉士養成課程の他に精神保健福祉士養成課程においても科目を担当している教員および実習指導者も共通している部分が多いので参考となる。

［3］ガイドラインの概要

　ガイドラインは、「Ⅰ　ソーシャルワーク実習指導及び実習の意義と目

的」「Ⅱ　指導体制・指導環境」「Ⅲ　指導方法」の３部構成となっている。

(1) ソーシャルワーク実習指導及び実習の意義と目的

　ソーシャルワーカーの養成において実習が必要とされる意味や目的を示している。また、ソーシャルワーク実習および実習指導の根拠となる厚生労働省の通知と対応させ、教育目標および学習目標を設定するうえで基準となる「科目のねらい」と「教育に含むべき事項」を確認するとともに、演習科目との連携を整理している。

(2) 指導体制・指導環境

　実習の指導体制や実習を支えるための環境について具体例を踏まえ、実習担当教員および実習指導者が認識しておくべき事項や留意点等を示している。

(3) 指導方法

　実習は目標志向的な学習であることを重視し、実習教育における評価の考え方や方法、計画立案と評価のポイントを記載し、実習生の指導に活用可能な実践的な方法を整理し、効果的な指導がなされるよう留意した。

　また、ソーシャルワーク実習の実施に当たっては、実習の計画と評価がいっそう重要になることから、ガイドライン内において、①別表１：「ソーシャルワーク実習指導ガイドライン」、②別表２：「ソーシャルワーク実習教育内容・実習評価ガイドライン」、③別紙様式１：モデル実習計画書、④別紙様式２：モデル評価表、を様式例として掲載している。

　さらに、実習担当教員、実習指導者がお互いに認識しておくべき事項を理解することで、より適切に連携して実習環境を整えることができると考えられる。

2. ソーシャルワーク実習の「ねらい」と「教育に含むべき事項」

A. 「ねらい」と「教育に含むべき事項」

[1] ソーシャルワーク実習における「ねらい」

　新しい社会福祉士養成課程のカリキュラムでは、「ソーシャルワーク実習のねらい」として、下記の５点が示されている。

> （1）ソーシャルワークの実践に必要な各科目の知識と技術を統合し、社会福祉士としての価値と倫理に基づく支援を行うための実践能力を養う。
> （2）支援を必要とする人や地域の状況を理解し、その生活上の課題（ニーズ）について把握する。
> （3）生活上の課題（ニーズ）に対応するため、支援を必要とする人の内的資源やフォーマル・インフォーマルな社会資源を活用した支援計画の作成、実施及びその評価を行う。
> （4）施設・機関等が地域社会の中で果たす役割を実践的に理解する。
> （5）総合的かつ包括的な支援における多職種・多機関、地域住民等との連携のあり方及びその具体的内容を実践的に理解する。

　「ねらい」の（1）は、「ソーシャルワークの実践に必要な各科目の知識と技術を統合し、**社会福祉士としての価値と倫理に基づく支援**を行うための実践能力を養う。」とされ、まさに社会福祉士としてのあるべき姿とは何か、そしてこの実習は社会福祉士として支援現場で働くために必要な能力を得るための実習であると明言している。つまりこの「ねらい」（1）は実習のゴールであることを示している。「ねらい」の（2）～（5）は、社会福祉士としての価値と倫理に基づく支援を行うための具体的な方法について述べている。

［2］ソーシャルワーク実習における「教育に含むべき事項」

　5点の「ねらい」に対して、「教育に含むべき事項」として、より詳細に下記の10点が示されている。

> ①利用者やその関係者（家族・親族、友人等）、施設・事業者・機関・団体、住民やボランティア等との基本的なコミュニケーションや円滑な人間関係の形成
> ②利用者やその関係者（家族・親族、友人等）との援助関係の形成
> ③利用者や地域の状況を理解し、その生活上の課題（ニーズ）の把握、支援計画の作成と実施及び評価
> ④利用者やその関係者（家族・親族、友人等）への権利擁護活動とその評価
> ⑤多職種連携及びチームアプローチの実践的理解
> ⑥当該実習先が地域社会の中で果たす役割の理解及び具体的な地域社会への働きかけ
> ⑦地域における分野横断的・業種横断的な関係形成と社会資源の活用・調整・開発に関する理解
> ⑧施設・事業者・機関・団体等の経営やサービスの管理運営の実際（チームマネジメントや人材管理の理解を含む）
> ⑨社会福祉士としての職業倫理と組織の一員としての役割と責任の理解
> ⑩ソーシャルワーク実践に求められる以下の技術の実践的理解
> 　アウトリーチ、ネットワーキング、コーディネーション、ネゴシエーション、ファシリテーション、プレゼンテーション、ソーシャルアクション

社会福祉士としての価値と倫理に基づく支援
社会福祉士には「社会福祉士の倫理綱領」がある。「社会福祉士の倫理綱領」とは、専門職としての社会福祉士の倫理観や価値観を社会的に示した指標であり行動指針でもある。この倫理綱領に基づいた支援が、社会福祉士としての価値と倫理に基づく支援といえる。

「ねらい」の（1）を実習のゴールとして、そのほかの（2）から（5）に、「教育に含むべき事項」と関連づけてみると、（2）には①・②、（3）には③・④、（4）には⑥・⑦・⑧・⑨、（5）には⑤・⑩が関連づけられる。

よりイメージしやすいように、実習ではどのような内容を学び、できるようになるべきなのかを以下に整理してみた。

（2）支援を必要とする人や地域の状況を理解し、その生活上の課題（ニーズ）について把握する。

- 利用者や家族、地域住民や職員、会議などを含め、人間関係を形成するための挨拶やコミュニケーションの大切さを理解し活用することができるようになる。
- 指導者などに対し、実習中の出来事について、報告・連絡・相談を行うことができるようになる。
- 利用者や家族などと、言語的・非言語的コミュニケーション、傾聴や受容など、対話を通して専門的援助関係を形成することができるようになる。

（3）生活上の課題（ニーズ）に対応するため、支援を必要とする人の内的資源やフォーマル・インフォーマルな社会資源を活用した支援計画の作成、実施及びその評価を行う。

- 利用者のバイオ・サイコ・ソーシャルの側面から、ニーズや困りごと、ストレングスなどの情報を明らかにすることができるようになる。
- 地域の住民や特性、顕在的・潜在的な課題などを明らかにし、地域課題に対して多角的に取り組むことができるようになる。
- 利用者や地域のアセスメントを行い、ミクロ・メゾ・マクロレベルにおける計画を作成することができるようになる。
- 作成した支援計画について、モニタリングおよび評価の方法について説明したり、実際に評価することができるようになる。
- 利用者の価値観や信条、人権を踏まえた支援のあり方、施設内外における苦情対応、権利擁護をはかる制度について理解し、また権利擁護の視点も含めた支援計画を作成することができるようになる。

（4）施設・機関等が地域社会の中で果たす役割を実践的に理解する。

- 地域課題を把握し、問題解決に向けた地域への働きかけなど、実習先が行うべきことについて理解できるようになる。
- 地域の会議やカンファレンスに参加することで、保健−医療−福祉、高齢者−児童−障害などの分野・業種横断的な視点や支援のあり方の違いについて理解できるようになる。

- 現状の地域における社会資源について理解し、地域における課題や新たに開発すべき資源について理解できるようになる。
- 実習施設・機関等の法的根拠、経営理念、組織体系、財務状況を理解することで、人・モノ・金のなどの施設管理ができるようになる。
- 実習施設での規則や文書の保管や破棄、記録の開示などについて理解できるようになる。
- ソーシャルワーク実践の中で生じる、倫理的なジレンマについて理解できるようになる。

(5) 総合的かつ包括的な支援における多職種・多機関、地域住民等との連携のあり方及びその具体的内容を実践的に理解する。

- 実習施設・機関等の各職種の機能と役割、他職種でのアプローチについて理解できるようになる。
- フォーマル・インフォーマルな社会資源を活用して支援ができるようになる。
- 効果的なカンファレンスの運営などができるようになる。
- 地域包括支援体制構築のための、多職種協働のアプローチができるようになる。
- 実習施設での指導者の実践への同行等を通して、アウトリーチの目的や方法、留意点・効果について理解できるようになる。
- カンファレンスや地域の会議などを通して、ネットワーキング、コーディネーション、ネゴシエーション、ファシリテーション、プレゼンテーション、ソーシャルアクションの目的や方法、留意点・効果について理解できるようになる。

　以上ここでは、「ソーシャルワーク実習指導・実習のための教育ガイドライン」やソーシャルワーク実習指導・実習で求められている「ねらい」などから、「地域共生社会の実現」に向けて求められるソーシャルワーク機能を発揮できる社会福祉士の養成における実習のあり方について見てきた。

　今後、実習指導や実習、その他の関連科目を遂行していく中で、社会の情勢も見ながら、変更を加えていくことも必要だろう。

注)
　　　ネット検索によるデータ取得日は，すべて 2023 年 5 月 7 日.
(1)　公益社団法人日本社会福祉士会生涯研修センターウェブサイト「2023 年度の社会福祉士実習指導者講習会の開催について」.

▌理解を深めるための参考文献

● 公益社団法人日本社会福祉士会編『新版　社会福祉士実習指導者テキスト』中央法規
出版，2022.
　実習施設や機関で、社会福祉士の実習指導者になるためには社会福祉士実習指導者講
習会の受講が必要である。本書は社会福祉士会が主催する研修会で使用されるテキス
トである。
● 特定非営利活動法人日本ソーシャルワーカー協会編『よくわかるソーシャルワーカー
の倫理綱領』学文社，2023.
　倫理綱領の内容を具体的に説明した本である。特にキーワードを設けているので、読
者の理解を促すのに役立つ本である。
● 上山崎悦代ほか編『新版　社会人のための社会福祉士―ソーシャルワーカーを目指す
あなたへ』学文社，2022.
　表題は「社会人のための」となっているが社会人でなくても社会福祉士の活動内容を
理解するのに役立つ本である。

初めての実習が近づくにつれ、学生の皆さんは「実習を上手くやっていけるだろうか」「実習指導者や職員さんはどんな人だろう」「クライエントさんは……」「施設は……」と「不安」が頭を過ぎることだろう。実習の講義を受け、どんどん実習というものの全容がわかってきても実習についての「不安」はなかなか打ち消せず、実習から逃げ出したい、という心境になる学生は少なからずいる。

しかし、福祉を学ぶと決めて養成校に入学し、卒業後は困っている人たちのお役に立ちたい、と考えているならば、現場のことを知らずに働き始めることのリスクを考えて欲しい。現場を知らずに働き始めて、「こんな仕事なのか」とショックを受けることもある。そのショックのために職場を早期退職するのは、その人の人生にとって全く有益なことではない。その点、実習というシステムは、現場でどのように働いていくのか具体的に体験できる効率のよいシステムである。

実は筆者も約30年近く前に社会福祉士の実習に行った。実習先は障害者施設であった。事前学習で学んでいたけれど重度の知的障害と言語障害のある人たちとのコミュニケーションは、ビギナーの実習生には無理であった。利用者が何を訴えているのか理解できず、四苦八苦する私を尻目に施設長さんはまるで楽しそうに相手の訴えている内容を理解していた。「重度知的障害と言語障害の勉強が必要だ」と自己覚知した筆者は、実習終了後、もう一度知的障害と言語障害について学び直した。

実習では、現場の内容について学ぶだけではない。実習生自身がどのような人間であるのか、知識は、人とのコミュニケーションは、といったことを振り返るよい機会となる。至らなさを実感して、悔しい思いもする。総じて心身をすり減らすものである。しかし、頑張っている実習生には、実習指導者や職員は手を差し伸べてくださる。筆者の実習指導者であった施設長さんとは、実は今でも年賀状のやりとりをさせていただき、つながっている。そして実習先であった施設名を耳にすると「知らないことが多くていろいろ恥ずかしい思いもしたが、良くご指導いただいた」と感謝の気持ちが湧いてきて心が温かくなる。

実習は、筆者の福祉のネットワークづくりの始まりであり、よき思い出そして宝物である。

第4章 事前学習の進め方

ソーシャルワーク実習は、将来の専門職として活躍することを意識した現場の実習指導者による指導が行われる。このような実習に向けてどのような準備としての事前学習が必要であることを理解する。

1

学生が個性を生かしながら主体的に取り組むことを促すソーシャルワーク実習には、「調べる」「問題意識を持つ」「挑戦する」「振り返る」といったプロセスがあることを学ぶ。

2

事前学習は、それぞれの社会福祉機関・施設、そしてソーシャルワーク専門職がどのような役割を果たし、どのように機能しているかを、理解するための基盤となることを理解する。

3

ソーシャルワークの現場は、フィールド・ソーシャルワークとレジデンシャル・ソーシャルワークの2つに大別される。特に、レジデンシャル・ソーシャルワークは直接的なケアを提供する社会福祉施設において用いられることを理解する。

4

実習に臨む前には、基本的態度や実習先について確認すべき事項、そして事前訪問について確認する。この土台づくりは実習の目的を達成するうえで役立つことを理解する。

5

事前学習には、実習前の不安を解消するだけでなく、「実習中の学習時間を短縮して有効活用できる」ことや、「実習の意義を理解したうえで実習に臨める」ことなどの効果があることを理解する。

1. 実習のプロセス

　ソーシャルワーク実習は、単なる施設見学ではなく、社会福祉士を養成するための重要なプログラムであり、将来的に社会福祉士として活躍する人材を育成することを想定した実習である。そのため、現場の実習指導者も将来の専門職として活躍することを意識した指導を行う。そのことを学生も認識しておかなければならない。**事前学習**とは、与えられた日数をこなすための消極的なものではなく、また実習という体験を単なる感動や驚きにとどめるのではなく、本質的な考察に結びつけるために、実習前にソーシャルワークの理念と方法を再確認し、「支援の実践」を通じてさらに学びを深めることが求められる。

　専門職教育においては、理解のレベルから実行できるレベルへ移行していくことが求められており、「批評する者（I see）」ではなく、「実践者・実行者（I do）」であることが必要である。

　ここで、事前実習について述べる前に、**実習のプロセス**について確認したい。前述のようにソーシャルワーク実習は、単なる施設見学ではなく、将来的に社会福祉士として活躍する人材を育成することを想定した重要なプログラムである。学生が個性を生かしながら主体的に取り組む実習は、「調べる」「問題意識を持つ」「挑戦する」「振り返る」のプロセスで展開することを学ぶものである。以下の**図4-1**の通り展開するであろう。また、実習は施設・機関における実習期間のみを指すものではなく、事前学習や事後学習を含めた流れの総体を含んでいる。

　社会福祉士として求められる役割を理解し、価値と倫理に基づく専門職としての姿勢やソーシャルワークにかかわる知識と技術について基礎的な知識と理解を得ておくことは前提となる。この中には、面接技法や専門職としてのコミュニケーションについても含まれる。また、「ソーシャルワーカーの倫理綱領」を熟読することが求められる。しかし、それだけでは不十分である。さらに、「問題意識を持つ」「挑戦する」「振り返る」の段階では、次の3つの姿勢が求められる。これは自動的に形成され、展開されるものではなく、各自が意図的に取り組む必要がある。

　第1に、**批判的**に考えを深めることである。これは、批判することが目的ではなく、福祉現場の前線の職員に対してリスペクトを失わないことが前提となる。そして、実習で得た知見をさまざまな角度から吟味する、利

ソーシャルワーカーの倫理綱領
2014年7月に国際ソーシャルワーカー連盟（IFSW）が採択した「ソーシャルワーク専門職のグローバル定義」を受けて日本ソーシャルワーカー連盟代表者会議にて承認された（2020〔令和2〕年6月）。同倫理綱領は日本社会福祉士会においても承認されている。
➡ pp.67-78　第6章参照。

批判的
「批判的に」考えると は、実習先で説明された ことについて、鵜呑みにしたり、頭から否定したりせず、立ちどまってよく検討する、ということを指す。「批判的」という言葉は、否定的に捉える、非難する、といった意味合いで使われることもあるが、ここでは、そのような意味で用いているわけではない。

図4-1　実習のプロセス

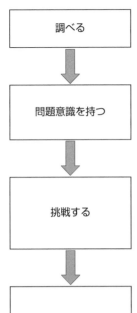

調べる	実習分野と機関・施設および利用者についての基本的な知識・技術の理解（後で詳細に述べる）。
問題意識を持つ	自分が実習先においてどのようなことに注目して取り組みたいのか、学生が自分なりの実習課題の明確化を事前に行う。
挑戦する	問題意識に則り、実習先において、利用者・実習先や関連機関職員へのかかわり、専門職の取組み・機関・施設の機能・役割についての理解などについて主体的に取り組む。個々ではかかわりを作り上げるエネルギーも求められる。
振り返る	実習を振り返り、実習で得た具体的な体験や援助活動を、専門的援助技術として概念化し理論化し、ミクロ・メゾ・マクロの視点から体系立てていく。併せて自己覚知として、対人援助における自分自身の行動や考え方について振り返る。自己覚知とは、施設や機関の実習先で自分が利用者や実習指導者等職員との関係を通して、自分の得意な点と不得意な点に気づくとともに、事後学習として、今後の自分における課題は何かについて考えることである。

出典）筆者作成.

用者の人権について考える、自分自身を吟味する、福祉制度と配置された施設・機関の関係を考えることが必要である。第2に、利用者、職員、関連機関のスタッフを対象に関係を積極的に作り上げること。第3に、自分の思いを自分の言葉で相手にわかりやすく表現することである。これは、問題意識を育て、自分の考えや意見を表現できるようにすることであり、他者に対して説得力のある表現をすることも含むのである。ソーシャルワーク実習においては、しばしば第2、第3の点が弱くなることがある。実習後の学生が実習先で実習指導者から適切な指導を受けられなかった場合や利用者との接触がなかった場合には、自分たちが実習指導者や利用者とどのような関係を築くために取り組んでいたのかを自問する必要がある。また、事実のみを報告し、それ以上のコメントができない場合には、自分ならどのような支援を行うかをニーズアセスメントに基づいて考える必要がある。実習先での経験を受け身にならず、実践や得られた知見を整理し、自分の言葉で支援の向上について感想や意見を表現できるようにすることが重要である。このことを事前学習においても、実習に臨む学生は理解し

ておく必要がある。

　ソーシャルワーク実習に臨む学生は不安を抱くことが多い。利用者や現場のイメージがわかず、自分の実習姿勢が想像できないことや、体調管理ができるか、利用者や職員との関係をどう構築していくか、実習プログラムについて理解できるか、実習指導者から叱責されることがないかなど、不安や恐れの要素は数多く存在する。

　実習を行ううえで、学んだ知識と実践のギャップに苦しみ、肉体的・精神的な苦労をすることがあるかもしれない。しかし、実習で得た知識や技能、諸問題に対する乗り越えようとする努力は、将来に役立つことになるだろう。実習によって人間的にも社会福祉を学ぶ者として成長することは確かである。このようなプロセスを前提とした事前学習が求められる。

2. 事前学習の意味

　ソーシャルワーク実習について、ソーシャルワーク教育学校連盟[1]は次のように示している（**表4-1**）。

表4-1　ソーシャルワーク実習の目的

①ソーシャルワークの対象となる当事者・利用者とその家族・世帯の生活・地域の実態や、ソーシャルワーカーが活動する地域の実態を学ぶ。
②ソーシャルワーカーとしての価値や倫理が実践現場でどのように具現化されているか、またソーシャルワーカーがそれらをどのように行動化しているか、ソーシャルワーク専門職である社会福祉士としての態度や姿勢を学ぶ。
③ケースの発見からアセスメント、支援計画策定から実施に至るソーシャルワークの過程について具体的かつ経験的に学ぶ。
④ソーシャルワークの役割としての総合的・包括的な支援や多職種・多機関や地域住民等との連携・協働の実際を具体的かつ経験的に学ぶ。
⑤社会福祉士・ソーシャルワーカーとしての自分を知る（自己覚知）の機会となる。

出典）一般社団法人 日本ソーシャルワーク教育学校連盟ウェブサイト「ソーシャルワーク実習指導・実習のための教育ガイドライン（2021年8月改訂版）」2021, p.3.

　上記の多角的な目的を達成するために、事前学習は、前掲図4-1で示された「調べる」「問題意識を持つ」の段階であり、それぞれの社会福祉機関・施設、そしてソーシャルワーク専門職がどのような使命をもち、どのような役割を担い、どのような機能を果たしているのかを**ミクロ・メゾ・**

ミクロ・メゾ・マクロ
➡ p.118
第7章8節D. 側注参照。

マクロの視点から理解する基盤となる。また、現場の社会福祉機関・施設の中で、ソーシャルワークに関連する知識や技術について具体的かつ実践的に理解し、実践的な技術を習得するために不可欠な準備である。そこで求められることの中には、実習に必要な知識や態度の習得、実習計画書の作成、実習施設への事前訪問、多様な施設や事業所における現場体験学習が含まれる。配属される実習先に直接関係しない多様な施設や事業所での現場体験学習をすることは、社会福祉士がどのような場所で、どのような気持ちで働いているかを体感できる。通常の講義では学べない利用者や現場の雰囲気を想像する手助けにもなる。特に、前述のようなイメージがもてない学生にとっては、具体的な支援を示すものになる。

3.レジデンシャル・ソーシャルワークとフィールド・ソーシャルワーク

　ソーシャルワークの事前学習において、日本ではソーシャルワーカーが**ケアワーク**をしていることも理解しておく必要がある。その意味で、ソーシャルワークにはレジデンシャル・ソーシャルワークがあり、多くの社会福祉士がそのような現場で従事していることは重要である。

　ソーシャルワークの実践の現場は、フィールド・ソーシャルワークとレジデンシャル・ソーシャルワークの2つに大きく分けられる。**フィールド・ソーシャルワーク**は、相談機関や地域機関において用いられる方法であり、相談支援にとどまらず、多様な技術を含んでいる[2]。これらが実践現場において有機的に活用され、その結果として利用者やその家族に、支援の効果をもたらしている。それに対して、**レジデンシャル・ソーシャルワーク**は、社会福祉施設において提供される生活支援のあり方であり、入所者の自立支援を目指し、日常生活の援助、人間関係の調整、社会参加の促進など幅広い援助を行うことを意味する。相談援助に限らず、実際の主たる業務は介護や介助など直接的な支援になる。社会福祉士の実践や実習はこのようなレジデンシャルな現場で多く行われている。

　高齢者、障害者、児童の入所施設は、トータルな生活の場として位置づけられ、利用者中心の支援を日常的に行う必要がある。入所施設や通所施設では、「生活の安全を保障すること」だけが目的ではない。そのうえで、「利用者の生活のリズムを作る」「利用者を育てる・機能を高める」「利用者を社会につなげる」といったことが求められる。特に、「社会につなげ

フィールド・ソーシャルワーク
field social work

相談援助に留まらない技術
①アウトリーチ、
②ネットワーキング、
③コーディネーション、
④ネゴシエーション、
⑤ファシリテーション、
⑥プレゼンテーション、
⑦ソーシャルアクションの7つである。

レジデンシャル・ソーシャルワーク
residential social work

る」では、利用者の生活はその施設で完結するものではなく、地域の社会資源やさまざまな施設や機関との連携によって支えられていることを認識し、それに取り組むことが必要である。また、ソーシャルワークには「ソーシャル」という言葉が示されていることにも着目すべきである。障害者施設での実習において、歯磨きや排泄介助などの日常的なケアはもちろん丁寧かつ適切に行う必要があるが、それだけにとどまらず、身辺の介助にとどまらない社会的な側面を含んだ支援がされることを認識しておく必要がある。

4. 事前学習で学ぶべきこと

A. 事前に学んでおくべきこと

エントリーシート（個人票・実習生調書）などの提出書類の書き方は後の章で述べるが、それ以前に事前学習として行っておくべきこととして基本的態度の確認と実習に臨むために必要な課題の学習を挙げておきたい。

［1］基本的態度の確認

実習に臨む前に、以下の5点を確認する必要がある。

第1に、実習生として自覚をもち、全力を尽くすことである。第2に、利用者の生活の場に足を踏み入れたうえで、実習生としての立場や責任を踏まえ、節度ある真剣な態度で臨むことである。レジデンシャル・ソーシャルワークにおいては、利用者のプライバシーを尊重する必要がある。第3に、利用者や職員と明るく積極的に接することである。また、実習生は実習指導者や職員に質問し、助言を得ることができるように心がける必要がある。ただし、実習先は利用者の生活の場であるため、自分の意図や都合だけで立ち入ることを慎み、利用者の意思とプライバシーを尊重することが求められる。利用者の個別性に十分配慮することが必要である。第4に、「現場に学ぶ」という謙虚な姿勢をもち続けることである。第5に、実習で知り得た利用者に関する情報をもち出したり、口外したりしてはならない。特に、実習期間中のSNSの利用には十分配慮する必要がある。実習先や利用者、職員等に関する情報を「匂わせる」言動等の発信は厳禁である。

［2］実習に臨むために必要な課題の学習

　実習の現場で必要となる知識・技術を事前にできる限り習得することが求められる。利用者の特性（社会との相互作用を含む）に配慮し、施設や機関が提供するサービス、組織運営、駆使される知識・技術、施設・機関が地域社会で果たす役割、そして総合的かつ包括的な支援において、多職種・多機関、地域住民との連携のあり方について、事前に学習する必要がある。また、その具体的な実践内容を理解することも求められる。これらの学習と理解をする方法として、以下の方法が挙げられる（表4-2）。

　実習における意義、目的、目標、そして実習課題を明確にするためには、

表4-2　実習分野と機関・施設および利用者に関して学習する方法

①関連科目の授業で使用しているテキストや参考書を復習する
②各自の実習配属領域について、参考文献を自ら調べ、熟読する
③実習先関係のウェブサイトや広報紙等を検索し、予習する
④過去の実習報告書を通して、配属機関の実習の流れや学びを参考にする
⑤先輩たちの話を聞き、学生目線で捉えた実習のプロセスと実態について理解する
⑥新聞などのメディアから関連する時事に精通する

出典）筆者作成.

実習の分野や機関・施設、利用者について事前にしっかりと理解する必要がある。実習の意義や目標を具体的かつ実践的に設定するために、配属先についての事前学習が不可欠となる。自分がどのような施設や機関に配属されるのかを理解しておかなければ、現場での指導を受けても理解度が低くなってしまう。

（1）法的な位置づけ

　法的な位置づけとして、以下の点を事前に学習する必要がある。第1に、施設や機関が法的にどのような目的を設定されているかを理解することである。たとえば、老人福祉法に限定される特別養護老人ホームが介護保険法では介護老人福祉施設と指定される。なぜ2つの法律で使われているのかを知る必要がある。第2に、法的にどのような内容が展開されているかを理解することである。たとえば、児童養護施設に入所している児童の入所理由や実際にどのようなサービスが展開されているのかを理解する必要がある。その際には虐待に対する児童相談所の緊急対応という側面からも、近年の児童をめぐる課題を踏まえて理解する必要がある。第3に、日本には他に何ヵ所くらい施設や機関があるかを理解することである。障害者更生相談所のように、都道府県や政令指定都市に1ヵ所以上法的に義務づけられているものもある。また、数が限定されずに設定されている施設・機

関もある。地域包括支援センターのように、中学校区に1つ設定が期待されているものもある。

(2) 実習先の特性

法的な位置づけに関連して、個々の実習先について理解することが重要である。各機関・施設には設置目的がある。たとえば、実習先が急性期、回復期、療養型の病院であるか、救命救急センターの機能をもっているか、がんの相談支援センターを有しているか、周産期医療センターの役割が地域の中核病院かどうか、病院の機能や役割によっても異なり、**医療ソーシャルワーカー（MSW）**に求められる役割も変わってくる。また、実習先によって組織構成や運営機構などの人的環境が異なる。たとえば、福祉事務所でも、総合相談部を設けたり、異なる名称を用いたりする。そして、個々の施設の歴史的環境（沿革、起源、創設の精神や背景など）についても留意すべきである。実習先の地理的位置や地域的特色（地域環境）などによっても、利用者や施設に対する期待が変わってくる。

(3) 利用者について

上記と重複するが、それぞれの施設・機関にどのような利用者が存在し、彼らの特性はどのようなものであり、対応方法の留意点を確認することが望ましい。そのため、認知症や障害特性に配慮したコミュニケーション方法を学ぶことが必要な場合もある。また、児童養護施設においては、発達障害をもつ児童がいる場合があり、それに備えて発達障害について学ぶ必要がある。

(4) 施設機関における専門職の役割

複数の職種が1つの施設で活動している場合、ソーシャルワーク専門職が施設内でどのような役割を果たしているかを理解することが必要である。たとえば、病院においては多くの職種が活動している中で、ソーシャルワーカーがどのような役割を担当しているかを考慮する必要がある。職種の施設内での目的、活動内容、技術などを理解することが必要である。

(5) 実習の問題意識の設定

前述の内容を踏まえ、実習において自分自身が取り上げたい問題意識を整理する。ソーシャルワーカーの定義を具体的かつ実践的に理解することは難しいが、実習先の目的や役割、活動内容などによって、ソーシャルワーカーが期待される内容は異なることが理解されるであろう。自分自身が実習で何を学びたいのか、また施設実習を行う目的は何なのかを明確にすることが重要である。事前学習段階での問題意識の例としては、以下のようなものが挙げられる。

①利用者とのコミュニケーション方法の工夫

医療ソーシャルワーカー
MSW: medical social worker

48

②ニーズをしっかりとアセスメントしたうえで現実的な支援計画の作成
③施設や機関がどのような関連機関と連携しているのかの理解

　これらの問題意識をオリエンテーションで共有し、各学生が自分自身の言葉で表現できるようにすることが、円滑に実習を進めるために必要である。

B. 事前訪問

　より効果的な実習を実施するために、以下の点を踏まえて実習前に実習施設を訪問する。

（1）訪問日の検討

　適切な時期を考え、実習施設の都合を伺いながら、訪問日を検討する。訪問時期は、その後の準備や事前学習を考慮すると、実習の約１ヵ月前から実習先の実習指導者に連絡して、実習受入れのお礼や挨拶とともに、事前訪問の要・不要および日時を確認する。少なくとも１週間前までに実習施設に訪問してオリエンテーションを受けるのが望ましい。場合によっては、実習前日あるいは実習当日にオリエンテーションを受けるということもあるが、その場合は、服装・持ち物・注意事項など、あらかじめ電話で実習先に確認しておくよう指導する。

　事前訪問は、実習施設の実習指導者がどのような実習プログラムを設定して、実習生に何を期待しているのかをすり合わせる大切な場である。他方で、実習生が自分自身の不安や心配事を実習指導者に伝え、実習先の配慮を求めることもある。実習先によっても対応が異なるため、実習指導教員からの助言を踏まえて連絡する。

（2）電話による事前訪問のアポイント

　実習前に実習施設を訪問するために、事前訪問に関する交渉・依頼を電話で行う。相手先の都合をよく考えて、実習施設に自身で電話をかけることになるが、以下の点を要点として指導する。

①実習施設に比較的余裕がある時間帯を選んで電話をかける。午前 10 時〜 11 時、午後 13 時〜 15 時が目安となる。

②実習先に複数の実習生がいる場合、代表者が電話をかける。

③携帯電話を用いる場合は、電波状態がよく、静かな場所でかける。

④手帳を用意し、メモを取りながら電話をかける（日時、持ち物、電話で対応していただいた職員の氏名、職名などを記入する）。

⑤ビジネスマナーに準じて電話のかけ方を学生に実際的に指導する。

　実習先の沿革、概要、最寄り駅からのルートなどについて、事前訪問前

にまずは各自で調べる。しかし、調べてもわからない場合には、事前訪問連絡時に確認する。

(3) 事前訪問時に確認すること

実習先の規模・設備の状況、特色等（物的環境）、利用状況（年齢・性別等による組織とそれに対応する職員の状況）、実習先で定められている勤務上、職務上の規則、心得などについても確認しておく必要がある。また、実習内容、実習時間、実習中の服装、持ち物、食事の有無および食費の支払い方法、宿泊を伴う場合は宿泊費および支払い方法など、実習を迎えるに当たって必要と考えられる注意事項について確認する。

(4) 実習指導者への挨拶

実習配属前に、可能であれば実習指導者に対面で挨拶することが望ましい。実習でどのようなことを行うかを事前に実習指導者と相談し、スケジュールをまとめておくことで、1日に行われる業務の内容を理解し、目標を設定しやすくなる。また、実習先で定められている勤務上、職務上の規則や心得についても確認しておく必要がある。

5. 事前学習を行うことの効果

改めて**事前学習の効果**について考えてみたい。

実習に行く直前に、自身が目指す社会福祉士像とは、社会福祉士に必要な知識・倫理・価値・技術とは何かを考えるためにも、実習配属前の事前学習は不可欠である。改めて事前学習を行うことの効果として3つの点が挙げられる。「不安が緩和できる」「実習中の学習時間を短縮できて有効活用できる」「実習の意義を理解したうえで実習に臨める」である。「実習中の学習時間を短縮できて有効活用できる」では現場で目の前で起きていることを体系立てて実践的に理解するために、限られた時間で効率的な実習をする一助となる。「実習の意義を理解したうえで実習に臨める」では、実践における自分自身の傾向などに気づき、それらの気づきを次の実践に活かすことも視野に入れた実習をすることが認識できる。

注)

ネット検索によるデータ取得日は，2023 年 4 月 16 日.

(1)　ソーシャルワーク教育学校連盟ウェブサイト「ソーシャルワーク実習指導・実習のための教育ガイドライン（2021 年 8 月改訂版）」2021, p.3.

(2)　社会・援護局福祉基盤課 福祉人材確保対策室「社会福祉士養成課程のカリキュラム（案）」2019, p.64.

■理解を深めるための参考文献

● ミネルヴァ書房編集部編『社会福祉小六法』ミネルヴァ書房.（各年版）

社会福祉士がかかわる福祉制度に関する法令をハンディな 1 冊に収録している。特にこのような法令書の選択に当たっては、直近の法改正を網羅しているかなどを確認する必要がある。

● 社会保険研究所『介護保険制度の解説』社会保険研究所.（各年度版）

介護保険は、高齢者の介護を社会全体で支えあう仕組みである。どのような人が、どのような手続きを経て、どのようなサービスを受けられるのか、そしてその費用はどのようにまかなわれ、どのように制度が運営されるのかについて、全体像を見通しつつ、解説している。

● 社会保険研究所『障害者福祉ガイド─障害者総合支援法の解説（令和 3 年 4 月版）』社会保険研究所, 2021.

障害福祉サービスに関して、その基礎となっている障害者総合支援法と、障害者施策の基本を定める障害者基本法、障害者の福祉・所得保障・雇用促進のための関連法を網羅して解説している。

● 湯汲英史・一松麻実子・小倉尚子監修／社団法人 発達協会制作協力『発達障害へのアプローチ　解説編』第 1 巻, アローウィン, 2011.（DVD）

そもそも発達障害とはどのような障害なのか、発達障害のある子の実際の行動への対応を交えながら、障害の特徴と具体的な指導を解説している。全 2 巻。

● 長谷川和夫監修／服部安子企画・編集／社会福祉法人 浴風会ケアスクール製作・発行『認知症の人といっしょに生きる』中央法規出版, 2008.（DVD）

認知症による行動障害への適切なかかわり方を、居宅、施設、地域のさまざまな生活場面で、事例対比をもとに解説している。

コラム　実習先で感じた疑問の取扱いについて

　障害者の支援施設で実習していた学生が、実習後の報告会で次のような疑問を述べた。

　「職員の人数が限られているために、職員の動きもあわただしく、コミュニケーションを求める利用者に対して素通りするようなことがあり疑問を感じた。」というものであった。

　それに対して、他の学生たちは

　「確かにコミュニケーションをとれていない姿を疑問に思う」

　というリアクションとともに、「職員の人数が限られているのだから仕方がないだろう」というものがあった。

　前線で活動している職員の課題を一方的に批判することは問題があろう。ともすると課題を挙げることで立派な仕事をしたように思えることもある。しかし、前線で活動している職員に対するリスペクトを忘れてはならない。

　改めて事前学習において伝えておきたいことがある。それは第1に一部を切り取って述べるのではなく、なぜこうなったか、どのようにすることが解決につながるのか、という全体をしっかりと捉えてから発言する必要があるということである。第2に実習先で行われていることはとても迫力があり、職員から言われると学生は納得してしまうかもしれない。しかし、実習先で行われていることをすべて是認するのではなく、時として批判的精神をもつことが大切である。利用者の生活に対するとは支援とはどのようにあるべきかという、利用者中心の視点に立つことは必要となることである。第3に**自己覚知**の重要性である。上記のさまざまな学生のリアクションにより、さまざまな捉え方があることがわかる。その中で自分はどう考えたり、行動したりするのかをしっかり振り返ることにより、自己覚知につながるということである。そのような自己覚知が専門職としての支援につながり、また学生の進路選択にもつながっていくものと思われる。この振り返りの作業までをきちんとすることが実習であることを忘れずにいたい。

自己覚知
➡ p.56
第5章1節B.[7]参照。

第5章 実習における目標設定と具体的達成課題

学生がソーシャルワーク実習に臨む際には、学校でのオリエンテーションや実習担当教員の指導を踏まえて、あらかじめ「実習計画書」を作成するのが一般的である。学生にとって、計画書を作成する過程は事前学習の一環であり、完成した計画書は事前学習の到達点の1つである。本章では、「実習計画書」の作成にかかわる基本的事項を述べる。

1

ソーシャルワーク実習に臨むに当たって「実習計画書」を作成する必要性とその意味について理解する。また、配属先の領域が異なっても共通する実習の目標について最大公約数的に理解する。

2

「実習計画書」の様式を知るとともに、各項目に記載すべき内容について理解する。具体的には、配属先の概要、実習のテーマ、私にとっての実習の意義、具体的達成課題等で求められるものをイメージできるようになる。

3

掲載された例文を読むことによって、配属先の概要、実習のテーマ、私にとっての実習の意義、具体的達成課題等の各項目において、どのような書き方が望ましいかを具体的に理解する。

1. ソーシャルワーク実習における目標の設定

A. 実習における目標

　同じ実習施設・事業所に配属されても、①受身の姿勢で指示されたことしかしない学生と、②目的意識をもって主体的に取り組もうとする学生とでは、当然に実習の充実度や満足度は異なるし、評価も分かれる。

　実習という機会をどのように活用するかを学生自身で考え、文章化し、実習指導者や実習担当教員に実習に向けて自らの問題意識と姿勢を明らかにするのが**実習計画書**である。実習指導者は、提出された計画書を見て実習プログラムを編成（修正）する場合もあるし、**巡回指導**を担当する教員は、スーパービジョンの手がかりとする場合もある。いわば、計画書は実習における羅針盤のような意味をもっている。実習中は、観察事実や体験事実に考察を加え実習記録を綴るという忙しい毎日が続くため、ともすれば、実習目標を見失いがちになる場合がある。そのようなときに計画書に立ち返るという用途もある。

　もし、当初の計画通りに進まない場合は、実習プログラムとの整合性を見直したり、達成課題を修正する手がかりにもなる。

　ただし、一口に実習といっても、ソーシャルワーク実習の配属先は、本書の**第7章**でも紹介されている通り多岐にわたっており、対象分野別に見ても高齢者、障害者、児童、生活困窮者等に分かれている。また、機能別に見ても入所施設、通所施設、**相談系事業所**、行政機関等に分かれている。

　したがって、実習の目標は、配属先の機能と学生個々の関心および問題意識によって異なる。それでも、ソーシャルワーク実習において学生が共通してもつべき最大公約数的な目標は、次のように例示できる。

B. 共通してもつべき最大公約数的な目標

[1] クライエントを理解しようとする

　いずれの配属先であっても、どんな基礎疾患や**心身機能障害**等を有するクライエントが利用しているのかについては、関心をもつ必要がある。また、彼らにどんなニーズや生活歴があり、施設・事業所等を利用しているのか、当該施設・事業所等の利用によってニーズは充足されているのかに

巡回指導
教員が実習先を訪問し、学生と面談し、状況を確認したり、記録を手がかりに振り返りを行うこと。実習中は少なくとも週1回以上の頻度で行うことになっている。

相談系事業所
入所施設、通所施設等とは異なり、相談業務を中心に行っている地域包括支援センターや障害者基幹相談支援センター、居宅介護支援事業所や相談支援事業所のこと。

心身機能障害
ICF（国際生活機能分類）の概念で、人体の生理的、心理的機能に支障があること。麻痺や欠損などの手足の動きや視力、聴力、発語などの障害を含む。

も関心をもつ必要がある。

［2］配属先のもつ機能や役割を理解しようとする

　配属先の事業や取組みは、どのような法的根拠に基づいて行われている
のか。各施設・事業所は、クライエントに対してどのような機能や役割を
果たしているのか。そのために配置されている職員数や職種の構成はどう
なっているのか等に関心をもつ必要がある。これらは事前学習の範疇でも
あるが、実習体験を通して具体的な機能等を目の当たりにできるとよい。

［3］配属先で行われている支援内容、支援方法、支援プログラム、日課等を理解しようとする

　配属先では、クライエントのニーズに対してどのような**ソーシャルワーク実践**が行われているのか。現場で用いられているソーシャルワークの技
法等は、学校の授業等で習ったものと同じなのか否か。特に「ソーシャル
ワークの理論と方法」や「ソーシャルワーク演習」等で学んだ内容はどの
ように援用されているのか等は、実習での学びの切り口となる。また、個
別支援（ケースワーク的な支援）と集団支援（グループワーク的な支援）、
地域支援（コミュニティワーク的な支援）の違いや相互の関係性はどのよ
うなものなのか。職員はどんな理念や価値観に依拠して支援しているか等
にも関心をもつ必要がある。

ソーシャルワーク実践
社会福祉やその関連領域
においてソーシャルワー
カーが行っている日々の
取組み。マニュアルに沿っ
ただけのルーチンワー
クではなく、試行錯誤や
創意工夫を繰り返しなが
らクライエントを支援す
ること。

［4］個別支援計画（ケアプラン）の立案にチャレンジする

　今日、ほとんどの施設・事業所で個別支援計画が立案され、クライエン
トに対する日々の実践も、それに基づいて行われている。ソーシャルワー
ク実習でも、学生が特定のクライエントを**アセスメント**し、個別支援計画
を作成するというソーシャルワークの一連のプロセスの一端を体験するこ
とが必須の課題となっている。したがって、配属先では、どのような様式
を用いてアセスメントし、どのように計画が作成されているかについて関
心をもつとともに、自らも立案することが目標となり得る。

個別支援計画（ケアプラン）
アセスメントによって見
出されたクライエント一
人ひとりのニーズに即し
て支援方針や支援内容を
定めた具体的な計画のこ
と。

［5］クライエントと職員の援助関係、クライエントと自分（実習生）の援助関係を理解（吟味）しようとする

　一般にソーシャルワークは、ソーシャルワーカーとクライエントが援助
関係を媒介にして向き合い、面接を含んだ直接的な支援を展開しながらニー
ズの充足を図ろうとする営みである。したがって、配属先でのクライエ
ントと職員の援助関係はどのように形成（維持）されているのかを観察（推

援助関係
面接や直接的なかかわり
を通じて、ソーシャルワー
カーがクライエントと
の間で形成することが望
ましい信頼関係や協働関
係のこと。

察）するとともに、実習生である自分は、援助関係形成に向けてどのような工夫やアプローチを取り得るのか試行錯誤する必要がある。また、クライエントとの関係（心理的距離）の適否についても、吟味する必要がある。

[6] 社会福祉士の倫理綱領等を手がかりに実践現場を理解しようとする

ソーシャルワークでは、ケースワークやインターベンション、**アウトリーチ**といった多様な技法が用いられているが、医療技術や看護技術のような標準化された技術として成熟しているわけではない。そのため現場では、社会福祉士の倫理綱領や行動規範等を手がかりに実践のあり方が模索されている面がある。実習においては、倫理綱領等に記載された内容が現場でどのように具現化されているかを学ぶことも目標となる。

[7] ソーシャルワーカーを目指す自分自身（実習生）を客観視する

ソーシャルワークでは、ソーシャルワーカーのもつ価値観や援助観が日々の実践のみならず、アセスメント、プランニング、**モニタリング**に少なからず影響をもたらすことが知られている。当然にソーシャルワークを学んでいる学生自身にもさまざまな価値観や援助観があるが、これらは実習に際してモチベーションを高める働きをする場合もあれば、逆にクライエントに対する偏見や先入観として表出される場合もある。

自分の価値観や援助観を含め、ソーシャルワーカーを目指す者としての長所・短所、あるいは偏見や先入観をも丸ごと客観視することを**自己覚知**というが、実習体験を通してこの自己覚知にチャレンジすることも目標となり得る。

[8] クライエントを取り巻く「環境」を理解しようとする

一般にソーシャルワークは、医療や看護等、他の対人援助領域に比べてクライエントの環境（因子）を重視する立場に立っている。一口に環境といっても範囲が広く、施設・事業所等の建物構造や設備、クライエントの生活空間や作業空間、利用している自助具や介護機器も環境に含まれる。また、クライエントを取り巻く家族や施設・事業所の職員は人的環境であり、**介護保険法**や**障害者総合支援法**、**児童福祉法**等は制度的環境である。

実習を通して、こうした広義の環境（因子）がクライエントに与えている正負の影響（交互作用）について考察することも実習の目標となり得る。

社会福祉士の倫理綱領
専門職としての社会福祉士の倫理観や価値観を社会的に示した指標であり行動指針でもある。倫理綱領を行動レベルで具体化したものとして「行動規範」と呼ばれるものもある。

アウトリーチ
outreach
ソーシャルワーカーが地域に出向き、潜在的なニーズを見出したり、支援につながっていない人を必要な支援に結びつけることをいう。支援を求めない人や拒否する人に対して積極的にかかわることを含む。

モニタリング
monitoring
ソーシャルワークやケアマネジメントの過程において、クライエントの変化やサービスの実施状況を定期的かつタイムリーに把握すること。

障害者総合支援法
正式名称は「障害者の日常生活及び社会生活を総合的に支援するための法律」。2012（平成24）年の改正により改題される前は、「障害者自立支援法」。

なお、本書の**第3章**で述べられている通り、2020（令和2）年3月に厚生労働省が示した「**社会福祉士養成課程のカリキュラム**」では、「ソーシャルワーク実習」の「ねらい」として次のことが掲げられているが、内容がやや抽象的であるため、実習計画書の作成時には前述 [1]～[8] のような具体化が必要である（**表5-1**）。

表5-1　ソーシャルワーク実習のねらい（厚生労働省）

①ソーシャルワークの実践に必要な各科目の知識と技術を統合し、社会福祉士としての価値と倫理に基づく支援を行うための実践能力を養う。
②支援を必要とする人や地域の状況を理解し、その生活上の課題（ニーズ）について把握する。
③生活上の課題（ニーズ）に対応するため、支援を必要とする人の内的資源やフォーマル・インフォーマルな社会資源を活用した支援計画の作成、実施及びその評価を行う。
④施設・機関等が地域社会の中で果たす役割を実践的に理解する。
⑤総合的かつ包括的な支援における多職種・多機関、地域住民等との連携のあり方及びその具体的内容を実践的に理解する。

出典）「社会福祉士養成課程のカリキュラム（令和元年度改正）」厚生労働省ウェブサイト，令和元年度社会福祉士養成課程における教育内容等の見直しについて，p.57.

2. 実習計画書の様式と書き方のポイント

A. 実習計画書の様式

実習計画書の様式にはさまざまなものがあり、大学や専門学校等によって記載すべき項目もまちまちである。つまり、標準化されているわけではないが、厚生労働省通知（「ソーシャルワーク実習」の教育内容）[1] に即して**学校連盟**が示したモデル実習計画書[2] というものがある。

しかしながら、このモデル実習計画書に沿った実習プログラムが提供できる施設・事業所は、当面限られると思われるため、本節ではこれまで一般的に用いられてきている実習計画書の項目に沿って記載方法を例示する。

そもそも、事前学習と並行して実習計画書を書く行為は、実習生がソーシャルワーク実習とは何かを考えるとともに、実習に臨む姿勢を整え、モチベーションを高めることにつながるものであり、億劫がらずにチャレンジすべきである。

学校連盟
正式名称は「一般社団法人日本ソーシャルワーク教育学校連盟」。全国のソーシャルワーク教育学校（社会福祉士、精神保健福祉士、社会福祉教育を行っている学校）で組織されている団体で、ソーシャルワーク実習についての提言やプログラムの開発等も行っている。

B. 実習計画書の項目に沿った書き方のポイント

[1] 配属先の概要

　配属先の種別について、事前学習で得た情報をもとに大まかな記載をする。記載内容は、根拠法、根拠法に基づく事業目的・事業内容および想定されているクライエント像等である。そのため自分の配属先種別について知り得た情報をコンパクトに整理する必要がある。その際、法律や制度は変化しているため常に新しい文献に当たるべきである。

　なお、学校によっては、この項目に種別ではなく配属先そのものの概要を記載することが求められる場合がある。その場合は、より具体的な配属先の状況を記載することになるが、そのためには、直接、配属先にアポイントを取って資料を得たり、訪問して話を聞く必要もある。

[2] 実習のテーマ

　自分の関心や問題意識に沿って、実習でどのようなことを学びたいのか、何のために実習に行くのかを記載する。より具体的な内容は、後述の「実習での具体的達成課題」に記載するため、この項目は大まかな表現でよい。

[3] 私にとっての実習の意義

　自分にとって、この実習にはどのような意義があるのかを記載する。一般論ではなく、あくまでも自分なりの実習に対する意味づけを行い、文章化することで配属先に対する問題意識、実習に取り組む意欲などを高めるための項目である。

[4] 実習での具体的達成課題

　実習で具体的に学びたいことは何か（「**達成課題**」）。それを達成するためにどのような姿勢や方法で実習に臨むのかを記載する（**表5-2**）。

表5-2　達成課題（例）

例）課題1 …………………………………………………を理解する。
方法1 …………………………………………………
方法2 …………………………………………………
課題2 …………………………………………………を学ぶ。
方法1 …………………………………………………
方法2 …………………………………………………

　たとえば、**表5-2**のように達成課題を箇条書きしたうえで、それぞれの課題項目を達成するための方法を併記する。方法とは、誰（または何）に

対してどのような姿勢や行動を取れば、その課題が達成できるか。どんな資料に当たれば、その課題が達成できるかを具体的に記載することである。

［5］様式の例（表5-3）

表5-3　ソーシャルワーク実習計画書（例）

<table>
<tr><td colspan="3" align="center">ソーシャルワーク実習計画書（様式例）</td></tr>
<tr><td>学籍番号</td><td>フリガナ
氏　名</td><td>男・女
㊞（　　）歳</td></tr>
<tr><td>配属先の種別</td><td colspan="2"></td></tr>
<tr><td>法　人　名</td><td colspan="2"></td></tr>
<tr><td>施設・事業所名</td><td colspan="2"></td></tr>
<tr><td>実習期間
（西暦で表記のこと）</td><td colspan="2">年　月　日（　）～　年　月　日（　）
年　月　日（　）～　年　月　日（　）
合計＿＿＿＿日間</td></tr>
</table>

＜配属先の概要＞
_____
_____
_____
_____
_____
_____
_____
_____
_____

＜実習のテーマ＞
_____
_____
_____
_____
_____
_____
_____
_____

＜私にとっての実習の意義（関連領域への問題意識と関心）＞
_____
_____
_____
_____
_____
_____
_____
_____
_____
_____
_____

＜実習での具体的達成課題（課題達成のための方法も記載すること）＞
_____
_____
_____
_____
_____
_____
_____
_____
_____
_____
_____
_____
_____
_____
_____
_____
_____
_____
_____

＜実習にあたっての事前学習の内容と方法／参考文献＞
_____
_____
_____
_____
_____
_____
_____

出典）筆者作成.

3. 実習計画書の書き方

　ここでは実習計画書の項目に沿って、具体的な書き方を例示する。「配属先の概要」から順に見本を示しながら、修正すべき点等について述べる。

A. 配属先の概要

　まず、「配属先の概要」について例示する。

例1　市町村社会福祉協議会

> 　市町村社会福祉協議会は、**社会福祉法人格をもった民間の福祉団体**で、日常的に地域住民とかかわる活動を行っている。社会福祉法に規定され、地域福祉活動の推進を図ることを目的とする事業の企画・実施、それに関する調査・普及・宣伝・連絡調整・助成、社会福祉に関する援助を行う団体であるとされている。具体的な事業としては**要介護認定調査**や地域包括支援センター等の介護保険事業、ボランティア活動の振興、心配ごと相談のような相談事業を行っている。

　一見、コンパクトにまとめられているようだが、①**社会福祉協議会は、社会福祉法人格をもつことが要件とはなっていない**、②**要介護認定調査は社会福祉協議会の事業ではない**という点で誤認があり、まだ事前学習が十分でないことがわかる。

例2　生活介護事業所

> 　生活介護事業所は、**障害者自立支援法33条**により、厚生労働省令で定める常時介護を要する障害者が、自立した日常生活、社会生活を営むことができるように、通所において入浴、排泄および食事の介護、創作活動、生産活動の機会の提供など必要に応じた援助を行うものとされている。利用対象は、障害支援区分3以上の者（50歳以上の場合は、障害支援区分2以上の者）である。

　法的根拠、法的な位置づけ、利用対象者について簡潔に記載しようとしているが、**障害者自立支援法は2012（平成24）年に障害者総合支援法に改正されている**。参考にした文献等が古いため修正が必要である。

例3　養護老人ホーム

> 　養護老人ホームとは、老人福祉法に規定される老人福祉施設の1つである。65歳以上の高齢者であって身体的・精神的・環境的・経済的な理由によって自宅における生活が困難な者を入所させ養護するとともに、自立した日常生活を営み、社会生活に参加するために必要な指導および訓練、その他の援助を行う。具体的には、日常生活や経済面での相談、食事の提供、健康面のチェック、機能訓練、レクリエーション、社会復帰に向けてのサポート等が行われている。

　簡潔だが、欲をいえば職員配置等について加筆されるとなおよい。

B. 実習のテーマ

　次に「実習のテーマ」について例示する。

例1　特別養護老人ホーム

> 　特別養護老人ホームで生活する人びとが、**人と人とのふれあいによるコミュニケーションを通して、どのような楽しみや生きがいを感じて暮らしているかを学ぶ。また入所者が必要としている支援・ニーズについて深く学ぶ。**

　「**人と人とのふれあい**」とは、入所者同士を想定しているのか、入所者と職員をイメージしているのか、その両方なのか。いずれともとれるので視点を整理しておくとよい。また、通常、アセスメントにおいてニーズを見出したうえで支援するのだから「**支援・ニーズ**」という並列ではなく、ニーズならニーズに絞り「**入所者の身体的・精神的・社会的ニーズについて理解する**」等とするとよい。

例2　障害者支援施設

> 　障害者支援施設（入所）が利用者に対して具体的にどのようなサービスを提供しているのかを実体験を通して理解する。特にサービスを提供するうえで、**職員と利用者がどのようにかかわり合い、支援しているか**を理解する。また入所施設における社会福祉士の役割についても理解する。

　「**かかわり合い**」と「**支援**」は別物と考えられているのかもしれないが、類似の表現である。**職員と利用者の関係性に関心があるのであれば「職員が利用者にどのようにかかわり、援助関係を形成しているかを理解する」**という書き方もある。

例3　就労継続支援 B 型事業所

> 　就労継続支援 B 型事業所での実習に当たり、理解を深めたいと思っていることは「利用者に対する事業所の役割」「地域社会との連携」「社会福祉士としての視点と責任」である。利用者の個性に合わせて事業所がどのような支援を行っているのか。外部機関との連携をどのように実践しているのか。社会福祉士として何をすべきかを習得したい。

　簡潔である。

C. 私にとっての実習の意義

　続いて「私にとっての実習の意義」について例示する。いずれも「私にとっての」という部分が意識された内容である。

例1　病院

> 　私は生活に困難を抱えた人たちを支援するような仕事に就きたく社会福祉士を目指している。調べてみるとさまざまな職種があることわかったが、病院に勤務する父から医療ソーシャルワーカー（MSW）という仕事があることを聞いた。そして MSW が医療チームの一員として患者の社会復帰にかかわっていることも知り、興味をもった。入院患者の中には疾病そのものだけではなく、人間関係や職場環境、経済状況等において複合的な課題を抱えた人もいるが、そのような患者に対して MSW が病院内外の職員と連携しながら、どのような支援をしているかを学び、就職活動に向けてのモチベーションの向上にも役立てたい。

例2　母子生活支援施設

> 　私は、ひとり親の環境で育ち、中学生の頃に病気で母を亡くし、幼少期から自身が支援される立場にあった。親戚や福祉制度にも支えられ、大学進学、一般企業での社会人経験もしたが、自身の経験を活かせる仕事がしたいと思い、福祉分野への転職を決意し現在に至っている。自身の経験からも、母と子を共に支援する母子生活支援施設での実習体験には意義がある。内に葛藤を抱えているであろう子どもたちの感情を自分事のように受け止め、母に対しては子どもを産み育てることへの感謝を伝える支援がしたいと思うので、現場で職員がどのような専門的支援をしているのか。その内容とともに職員の熱意についても学びたいと思っている。

D. 実習での具体的達成課題

　最後に「実習での具体的達成課題」について例示する。

例1　児童発達支援センター

①児童発達支援の現場でどのように乳幼児の療育を行っているのかを学ぶ。
②家族に対してどのような支援がなされ、地域での孤立の防止ができているかを学ぶ。
③障害に応じた施設の構造や設備上の配慮を知り、療育環境のあり方を考える。
④各職種の配置状況と役割を理解し、施設内で適切な連携を図り支援する方法を知る。

　①は当事者への関心、②は家族への関心、③は環境への関心、④は施設運営への関心であり、いずれも実習において必要な視点である。しかしながら課題達成のための方法が全く記載されていない。

例2　就労継続支援B型事業所

課題1.　利用者を理解する。
方法1.　利用者と活動を共に行い、コミュニケーションをとりながら性格や障害を理解する。
方法2.　ケース記録等からニーズ情報を得て理解する。
課題2.　事業所の役割や機能を理解する。
方法1.　事業所としての責務と目標から支援の方法を**学ぶ**。
方法2.　利用者の可能性や楽しみ、喜びを引き出すための工夫を**学ぶ**。
課題3.　事業所における社会福祉士の業務と役割を理解する。
方法1.　利用者との信頼関係の構築方法を**学ぶ**。
方法2.　利用者の状況や能力に合わせた個別支援を**学ぶ**。

　課題2・3において方法とされているものの語尾はすべて「学ぶ」となっている。「学ぶ」は、方法というより課題である。方法は、課題を達成するためのもっと具体的な手段でなければならない。

例3　障害者支援施設

課題1.　年齢や障害特性が異なる利用者の共同生活を支えるための方法や工夫を学ぶ。
方法1.　6つの班活動に**参加**し、班の特徴と支援方法を知る。
方法2.　班活動以外の日課に**かかわり**、職員がどのような支援体制をとっているのかを知る。
課題2.　利用者の意思を尊重した生活のために施設がとっている対応や取組みを学ぶ。
方法1.　職員の声掛けを**観察**したり、部内の資料を**閲覧**して知る。
方法2.　利用者や家族の要望を施設運営に生かすために、どのような情報交換がなされているかを指導者に**尋ねる**。

課題 3. 利用者同士の人間関係において、どのような支え合いが起きているかを理解する。

方法 1. 利用者と積極的にコミュニケーションをとり、利用者同士の会話に参加する。

方法 2. 班活動など小集団で動く際に、利用者同士のかかわり合いに**注目**する。

課題 4. 基本的生活習慣を確立し、社会的自立を育むための具体的な支援方法を学ぶ。

方法 1. 自立に向けた個別支援計画を**閲覧**し、それに基づく援助の一部にかかわる。

方法 2. 入浴・排泄・食事の内容に**着目**し、介助場面に**立ち会う**ことで体験から学ぶ。

　配属先にふさわしい課題設定がなされ、方法も「参加し」「かかわり」「観察」「閲覧」「尋ねる」「注目する」「着目し」「立ち会う」等と具体的である。

注)

　　　ネット検索によるデータ取得日は，2023 年 1 月 10 日.

(1)　厚生労働省ウェブサイト「社会福祉士養成施設及び介護福祉士養成施設の設置及び運営に係る指針について（平成 20 年 3 月 28 日付け社援発第 0328001 号厚生労働省社会・援護局長通知)」.

(2)　一般社団法人　日本ソーシャルワーク教育学校連盟ウェブサイト「モデル計画書（Word)」.

■ 理解を深めるための参考文献

● 八木亜紀子編／菅野直樹・熊田貴史・松田聡一郎『事例で理解する相談援助のキーワード―現場実践への手引き』中央法規出版，2019.
　インテーク、傾聴、自己決定、直面化など援助の現場で必要となる 30 余りの技法等について事例を用いて解説している。やや難解な面のあるソーシャルワークの抽象概念を具体化し、実習でも体験する基本的な技法やクライエントへのかかわり方をイメージするのに大いに役立つ。

● 奥田知志・原田正樹編『伴走型支援―新しい支援と社会のカタチ』有斐閣，2021.
　「伴走型支援」とは、社会的孤立に対する支援のあり方の 1 つとして近年注目されている概念である。本書では、結果を急がずに対話やプロセスを大切にする支援について事例を交えながら論じており、特に地域福祉や生活困窮者支援に興味のある学生にとってはお勧めである。

● 立岩真也『介助の仕事―街で暮らす／を支える』ちくま新書，2021.
　実習でかかわる高齢者や身体障害者の中には介助を必要としている人が多い。ソーシャルワークを狭義に捉えれば、介助はソーシャルワーカーの仕事ではないということになるが、介助は彼らの一義的なニーズである場合も多い。ソーシャルワークはクライエントのニーズを起点とするものであることから、介助の現状と哲学を学んでおくことには大きな意味がある。

● 渡辺哲雄『リスク　反転の構図』中日新聞社，2022.
　援助の現場にはさまざまなリスクがあり、実習でも介護事故を招かないために注意を受けたり、クライエントのプライバシーへの配慮を求められたりする場合が多い。一方、現場には実習では触れることのできない思いがけないリスクが潜んでいる場合もある。本書は現場を題材にした 5 つの物語を通じて支援のあり方とリスクを考えさせる短編小説集である。

文章を書くという手間から逃げない

実習中は毎日「実習記録」を書くことを求められる。「実習記録」には、通常、観察事実や体験事実とともに考察を書くように指導されるが、考察するために必要なのは、知識と感性である。知識は事前学習等でも得られるが、感性は一朝一夕で得られるものではなく日頃から磨いておく必要がある。

いずれにしても実習生は、文章を書くという行為と向き合わなければならず、この手間から逃げてはいけない。能動的であれ受動的であれ、実習生として文章を書く、つまり実習体験や学びを言語化することの意味は、その過程で内省（リフレクション）の機会を得て自分を成長させることにある。内省とは、自分の未熟さに気づくことである。

アラゴン
Aragon, Louis
1897-1982

かつて、フランスの詩人アラゴンは「学ぶとは誠実を胸に刻むこと」と述べたが、ソーシャルワークの学習過程には、この言葉がよく当てはまる。つまり実習ではクライエントと誠実に向き合うことはもちろんのこと、そこで得た考察を、たとえ拙い文章でも試行錯誤して書くことが大切である。アメリカの哲学者ショーンは、ソーシャルワーカーを含んだ専門家を「反省的実践家」と称したが、書く（言語化）という行為は、反省のための重要な機会であり手段なのである。

ショーン
Schön, Donald Alan
1930-1997

これに関して私がこれまでに担当した学生の実習記録の中に、次のような内省的な表現があったので紹介したい。

たとえば、「私は自分でも無自覚なうちに、言語障害がある人に対して知的レベルも発語と同程度だと考えていた」「今まで障害者を差別する気持ちなんて無いと思っていたが、潜在的にはあったのではないだろうか」「その人には、その人の生活やスタイルもあり、自分の思いだけで介入することが正しいとは限らない」等の記述は、自分の認識の甘さ、思考の至らなさに気づき、言語化したものである。

また「アセスメントにおいては、生活歴や既往歴や援助の知識だけに偏るのではなく、その人と関わることによってはじめてわかる肌感覚を大切にしなければならない」との記述は、直接的体験から学ぶことの大切さを示唆している。「毎日、記録を書き、自分の感情や行動を文章化することによって客観的に私自身を振り返ることができた」との記述は、素直な自己覚知でもある。

こうした記述をもとにした指導者等との対話が、実習スーパービジョンであり、そうした営みを通じて学びを深めることを期待したい。

第6章　実習生に求められる姿勢と倫理綱領の遵守

本章では、実習生に求められる姿勢として、2020（令和2）年に改訂された社会福祉士の倫理綱領と行動規範、プライバシーの保護と守秘義務について、ポイントをまとめている。実習生の段階から、倫理綱領と行動規範に基づいた支援のイメージを形成できるように学んでもらいたい。

1

専門職には、職業倫理がある。社会福祉士になるための実習において、まず職業倫理について学ぶ。

2

社会福祉士の倫理綱領を導いたソーシャルワークのグローバル定義の意義とその内容を理解する。

3

倫理綱領を行動レベルに具現化した社会福祉士の倫理綱領を導社会福祉士行動規範を理解することを通じて、実習生とはいえ、クライエントの生活や人生にかかわることの重要性と求められる姿勢について学ぶ。

4

臨床の学びである実習では、専門職と同様に実習生にも、クライエントのプライバシー保護や守秘義務が求められる。その具体的なポイントについて理解する。

1. 社会福祉士に求められる職業倫理について

　実習生は、実習開始前に職業倫理を理解しておくことが求められる。臨床の学びである実習では、専門職の立場でクライエントにかかわる。したがって、厳格に職業倫理を学ぶ必要がある。

　まず**倫理**とは、個人レベルで人として生きるうえで、求められることである。次いで、**職業倫理**とは、専門職に求められる言動や行動の規範となるものであり、専門職としての個人はもちろんのこと、働いている組織としても求められるものである。ここで重要なことは、その職業に携わっている者、そして組織を守ることと同時に、相手を守ることでもある。

　一般的な職業倫理を理解したうえで、特に、社会福祉士という国家資格取得者である専門職として自覚する必要がある。やはり、国家資格取得者としての職業倫理をもった仕事ができるようにならなければいけない。

　同時に職業倫理は、社会福祉現場における相手、すなわちクライエントを守ること、「人権」の尊重という視点での職業倫理である。

2. 社会福祉士の倫理綱領について

国際ソーシャルワーカー
連盟
IFSW: International
Federation of Social
Workers
ソーシャルワーカーの国際組織である。1928 年、パリに設立され、第二次世界大戦勃発まで活発に活動していた「国際ソーシャルワーカー常任事務局」を前身とし、1956年、ミュンヘンで開催された「社会福祉についての国際会議」において設立された。2021（令和3）年度現在、世界 135 ヵ国が加盟している[(1)]。

ソーシャルワークの定義
Definition of Social
Work

A. 倫理綱領策定に至る経緯

　2000 年 7 月の**国際ソーシャルワーカー連盟（IFSW）**国際会議（モントリオール会議）において、「**ソーシャルワークの定義**」が採択されたことに相応じた日本ソーシャルワーカー協会の呼びかけにより、2000（平成12）年 12 月 19 日に日本社会福祉士会との合同作業委員会が組織され、倫理綱領策定に向けた取組みが始まった。完成までには、日本医療社会事業協会（現、日本医療ソーシャルワーカー協会）、日本精神保健福祉士協会が加わり、「社会福祉専門職団体協議会」の倫理綱領委員会（仲村優一委員長）が組織され、そこで検討が重ねられ、2005（平成17）年 1 月 27 日に正式に「**ソーシャルワーカーの倫理綱領**」（以下、倫理綱領）として公表された。

その後、それぞれの職能団体が、年次総会にて「倫理綱領」として承認・施行したのであった。

B. 倫理綱領改訂に至る経緯

2014年7月の国際ソーシャルワーカー連盟（IFSW）国際会議（メルボルン会議）において、モントリオール会議の「ソーシャルワークの定義」を改訂した「**ソーシャルワーク専門職のグローバル定義**」（以下、新グローバル定義）が採択された。

新グローバル定義の採択により、**日本ソーシャルワーカー連盟**では倫理綱領改訂に向けた動きが高まり、2018（平成30）年から検討作業に入った。2020（令和2）年5月15日の日本ソーシャルワーカー連盟代表者会議において、「ソーシャルワーカーの倫理綱領改正案」とすることが承認され、ソーシャルワーカー職能4団体の各団体倫理綱領として施行された。

C. 社会福祉士の倫理綱領（2020年改訂）の意義

2020年に改訂された「**社会福祉士の倫理綱領**」（以下、改訂倫理綱領）は、①「新グローバル定義」への変更、②国際ソーシャルワーカー連盟（IFSW）と国際ソーシャルワーク学校連盟（IASSW）による「倫理原則に関するグローバルソーシャルワークの声明」の改訂、③社会環境の変化に伴うソーシャルワーク専門職の役割の多様性、を踏まえて検討された。

改訂倫理綱領は、「前文」「原理」「倫理基準」で構成されている。

「前文」では、1段落目に「われわれは平和を擁護し、社会正義、人権、集団的責任、多様性尊重および全人的存在の原理に則り、人々がつながりを実感できる社会への変革と社会的包摂の実現をめざす専門職であり、多様な人々や組織と協働することを言明する」とある。

2段落目では、「われわれは、社会システムおよび自然的・地理的環境と人々の生活が相互に関連していることに着目する。社会変動が環境破壊および人間疎外をもたらしている状況にあって、この専門職が社会にとって不可欠であることを自覚するとともに、社会福祉士の職責についての一般社会及び市民の理解を深め、その啓発に努める」と記されている。

そして「新グローバル定義」を「ソーシャルワーク実践の基盤となるものとして認識し、その実践の拠り所とすること」が明記される。**表6-1**は、「新グローバル定義」である。

社会福祉士として、日本で実践する時はもとより世界のどこの地域・国

ソーシャルワーク専門職のグローバル定義
Global Definition of Social Work

日本ソーシャルワーカー連盟
JFSW: Japanese Federation of Social Workers
ソーシャルワーカー職能4団体により構成されている。4団体とは、日本ソーシャルワーカー協会、日本社会福祉士会、日本医療ソーシャルワーカー協会、日本精神保健福祉士協会である。モントリオール会議で採択された「ソーシャルワークの定義」を検討していた当時は、「社会福祉専門職団体協議会」の名称であったが、その後、日本ソーシャルワーカー連盟となり、現在に至る。

表6-1 ソーシャルワーク専門職のグローバル定義（新グローバル定義）

> ソーシャルワークは、社会変革と社会開発、社会的結束、および人々のエンパワメントと解放を促進する、実践に基づいた専門職であり学問である。社会正義、人権、集団的責任、および多様性尊重の諸原理は、ソーシャルワークの中核をなす。ソーシャルワークの理論、社会科学、人文学、および地域・民族固有の知^(※1)を基盤として、ソーシャルワークは、生活課題に取り組みウェルビーイングを高めるよう、人々やさまざまな構造に働きかける^(※2)。
>
> この定義は、各国および世界の各地域で展開してもよい^(※3)。

※1 「地域・民族固有の知（indigenous knowledge）」とは、世界各地に根ざし、人々が集団レベルで長期間受け継いできた知を指している。中でも、本文注釈の「知」の節を見ればわかるように、いわゆる「先住民」の知が特に重視されている。

※2 この文の後半部分は、英語と日本語の言語的構造の違いから、簡潔で適切な訳出が非常に困難である。本文注釈の「実践」の節で、ここは人々の参加や主体性を重視する姿勢を表現していると説明がある。これを加味すると、「ソーシャルワークは、人々が主体的に生活課題に取り組みウェルビーイングを高められるよう人々に関わるとともに、ウェルビーイングを高めるための変革に向けて人々とともにさまざまな構造に働きかける」という意味合いで理解すべきであろう。

※3 今回、各国および世界の各地域（IFSW/IASSWは、世界をアジア太平洋、アフリカ、北アメリカ、南アメリカ、ヨーロッパという5つの地域＝リージョンに分けている）は、このグローバル定義を基に、それに反しない範囲で、それぞれの置かれた社会的・政治的・文化的状況に応じた独自の定義を作ることができることとなった。これによって、ソーシャルワークの定義は、グローバル（世界）・リージョナル（地域）・ナショナル（国）という3つのレベルをもつ重層的なものとなる。

出典）「ソーシャルワーク専門職のグローバル定義」日本ソーシャルワーカー協会ウェブサイト.

であっても、この「新グローバル定義」を十分に理解しておく必要がある。

「地域・民族固有の知」について、地域の歴史、文化、習俗を理解する姿勢が求められる。特に「先住民」が、住宅、教育、言語、宗教に関することで差別や搾取を受けて生きていること、それは地域社会や国が、非先住民の生活様式、宗教、産業、文化、教育によって支配していく中で、引き起こされてきたことである。そうした歴史を知ることにより、「先住民」の伝統文化、土地や資源、言語を始めとした固有の「知」の貢献があってこその、現代社会であることを改めて受けとめる必要があろう。

「先住民」の人権についても尊重される社会を作っていくことこそ、21世紀のソーシャルワーク専門職に求められているため、意識をもつ必要がある。

D. 改訂倫理綱領の「原理」について

「原理」は、価値よりも絶対的でゆるがないものである。その原理とは、①人間の尊厳、②人権、③社会正義、④集団的責任、⑤多様性の尊重、⑥全人的存在、の6つから構成されている。その詳細は、表6-2である。

この表6-2で説明されている「原理」をよく読み理解することから始めてほしい。この「原理」を根拠として、社会福祉士は行動していけば、社

会福祉士としてのあるべき姿になっていくといえる。

表6-2　原理（改訂倫理綱領）

Ⅰ（人間の尊厳）　社会福祉士は、すべての人々を、出自、人種、民族、国籍、性別、性自認、性的指向、年齢、身体的精神的状況、宗教的文化的背景、社会的地位、経済状況などの違いにかかわらず、かけがえのない存在として尊重する。

Ⅱ（人権）　社会福祉士は、すべての人々を生まれながらにして侵すことのできない権利を有する存在であることを認識し、いかなる理由によってもその権利の抑圧・侵害・略奪を容認しない。

Ⅲ（社会正義）　社会福祉士は、差別、貧困、抑圧、排除、無関心、暴力、環境破壊などの無い、自由、平等、共生に基づく社会正義の実現をめざす。

Ⅳ（集団的責任）　社会福祉士は、集団の有する力と責任を認識し、人と環境の双方に働きかけて、互恵的な社会の実現に貢献する。

Ⅴ（多様性の尊重）　社会福祉士は、個人、家族、集団、地域社会に存在する多様性を認識し、それらを尊重する社会の実現をめざす。

Ⅵ（全人的存在）　社会福祉士は、すべての人々を生物的、心理的、社会的、文化的、スピリチュアルな側面からなる全人的な存在として認識する。

出典）「日本社会福祉士会の倫理綱領・行動規範」日本社会福祉士会ウェブサイト，pp.1-2.

E. 改訂倫理綱領の「倫理基準」について

「**倫理基準**」は、①**クライエント**に対する倫理責任、②組織・職場に対する倫理責任、③社会に対する倫理責任、④専門職としての倫理責任、の4つである[2]。

上記4つは、社会福祉士がソーシャルワークを実践する「場」になる。その「場」は、クライエントや組織・職場という「内部」と社会や専門職という「外部」に対して、社会福祉士として倫理責任を果たさなければならない基準を示している。

クライエント
client
改訂倫理綱領では「ソーシャルワーカーに支援を求める人々、ソーシャルワークが必要な人々および変革や開発、結束の必要な社会に含まれるすべての人々」としている。

3. 社会福祉士の行動規範

「**行動規範**」とは「倫理綱領を行動レベルに具体化したもの」である。倫理綱領は社会福祉士が実践をするうえで、もつべき価値観、行動指針であるが、抽象的である。そのため、行動規範は、「倫理綱領の各項目を総体的に具体化したもの」と、「個別の行動として具体化したもの」により構成されている。2021（令和3）年3月20日に改訂が採択され、その内容は、改訂倫理綱領の新規や変更との関連で、以下に取り上げていく。

71

A. クライエントに対する倫理責任について

[1] 説明責任

　「社会福祉士は、自身が行う実践について、クライエントだけでなく第三者からも理解が得られるよう説明できなければならない」が加わった。

　ここで重要なことは、1つ目として「自身が行う実践」とは、たとえば人間としての尊厳を傷つけられたり、貧困で苦しんでいたりする状況のクライエントに対して、社会福祉士は尊厳が守られるように、貧困から脱却できるように、話を聞いたり、制度を活用するといった働きかけをする。その働きかけが、「自身が行う実践」であり、その実践について、説明するのである。その際、クライエントが日本語を十分に理解できない場合には、その理解度に合わせて説明ができなくてはならない。

　2つ目には、その「自身が行う実践」や働きかけについて、クライエントから開示を求められた場合は、開示しなくてはならない。つまり、社会福祉士は、日ごろから情報を開示することが前提であるという意識をもって、「自身が行う実践」や働きかけについては、記録や資料をまとめておいてほしい。

　3つ目は、第三者（地域住民や社会）に対しても、社会福祉士の実践、あるいは社会福祉の専門職集団として、実践あるいは働きかけの内容について、根拠を示し、説明できるようになる必要がある。このことを通じて、社会福祉士あるいは社会福祉の専門職の実践が、社会的に認知されていくことへつながる。

[2] クライエントの自己決定の尊重

　「社会福祉士は、クライエントが自己決定の権利を有する存在であると認識しなければならない」ことと、クライエントが選択する幅を広げることができるように、従来の情報提供だけでなく、「社会資源を活用しなければならない」ことが新たに加わった。

　実習の事前学習において、実習施設や機関のある地域社会に目を向けて、どのような社会資源があるかを調べてみることは重要である。

[3] 参加の促進

　「参加の促進」は、改訂倫理綱領から新たに加わった項目であり、**表6-3**に記しておく。

　クライエントが自らの人生に影響を及ぼす決定や行動について、「参加から排除されがちな現状」とあるが、実習の際に、クライエントや家族と

表6-3　参加の促進

社会福祉士は、クライエントが自らの人生に影響を及ぼす決定や行動のすべての局面において、完全な関与と参加を促進しなければならない。 6-1　社会福祉士は、クライエントが自らの人生に影響を及ぼす決定や行動の局面への関与や参加から排除されがちな現状について認識しなければならない。 6-2　社会福祉士は、クライエントの関与と参加を促進するために、クライエントの自尊心と能力を高めるよう働きかけなければならない。 6-3　社会福祉士は、クライエントの関与と参加に向けて、必要な情報や社会資源を提供したり、機会やプロセスを形成することに貢献しなければならない。

出典）「日本社会福祉士会の倫理綱領・行動規範」日本社会福祉士会ウェブサイト，p.5.

のかかわりの中で、よく見聞きして「参加から排除されがち」になる原因を考察してほしい。

　たとえば、認知症だから本人は意志を表明できないと決めてかかる家族の発言などを聞くことがあるかもしれない。社会福祉士はクライエントが認知症のため、意志をなかなか伝えられないでいることを、どうやって家族や認知症のクライエントに働きかけるかが重要である。

［4］クライエントの意思決定への対応

　社会福祉士は「クライエントの意思決定能力をアセスメントしなければならない」ことや「クライエントの意思決定のためにクライエントの特性や状況を理解し、その特性や状況に応じた最善の方法を用いなければならない」とされる。

　実習において事前学習の中で、クライエントの特性を調べることが求められていることは、意思決定に向けて、最善の方法を考えるために必要なことである。

［5］差別や虐待の禁止

　社会福祉士は「クライエントが差別や虐待の状況を認識できるように働きかけなければならない」が今回の改訂により、加わった。従来は、社会福祉士が差別や虐待の防止や発見、差別や虐待の知識を得るようにすることであった。しかし、クライエントが差別や虐待を受けていることを自らが理解できるように、社会福祉士が働きかけることが明確となった。そのため、クライエント自らが人権侵害に気づく能力を身につけていくこととなり、クライエントの主体性の確立のために働きかけることである。

［6］権利擁護

　「クライエントが自身の権利を自覚し、適切に行使できるように支援しなければならない」というように、クライエント自らが、権利を行使できるようにすることが求められる。クライエントの主体性確立と、クライエントが主体性を確立するために社会福祉士による働きかけが求められる。

［7］情報処理技術の適切な使用

　クライエントの権利を擁護する視点に立って、情報処理技術を適切に使用するためには、「情報リテラシーを高める」「情報処理に関する原則やリスクなどの最新情報」を学ぶことが重要である。そして、さまざまな情報媒体を適切に利用しながら「必要な情報を収集・整理し、活用」する、「クライエントの権利を侵害することがないよう、細心の注意」をすること、クライエントの情報を電子媒体などで取り扱う場合は、「厳重な管理体制と最新のセキュリティに配慮」すること、クライエントの個人情報の乱用や紛失などの危険に対して、「安全保護」に努めること、クライエントがSNSの利用によって権利侵害にあった場合は、「情報処理技術や法律などの専門職と連携して、その回復に」努めることとされる。

B. 組織・職場に対する倫理責任について

　社会福祉士は、①最良の実践を行う責務、②同僚などへの敬意、③倫理綱領の理解の促進、④倫理的実践の促進、⑤組織内アドボカシーの促進、⑥組織改革にかかわる倫理責任がある。

　上記6つの倫理責任について、社会福祉士が所属する組織・職場において、使命と職責を果たすことにより、社会福祉士の倫理綱領が組織・職場にて理解されていくことにつながっていく。

　また所属する組織・職場において、チームで実践することや多職種連携が求められる現状にあって、同僚や上司、部下に対して、それぞれの「職責を理解」し、「意思疎通が円滑に行われるよう働きかけ」、チームによる実践、多職種連携の実現となっていくことをしっかりと理解し、取り組むことが重要である。

　他方、社会福祉士が所属する組織・職場が、必ずしも社会福祉士の倫理綱領に沿って適切とは限らない場合がある。倫理綱領に適切でない場合は、「適切・妥当な方法・手段」によって、倫理綱領に近いように改善を図っていく責務が社会福祉士にあることを忘れてはならない。

　さらに「組織・職場の機能」が、「人々や地域社会のニーズ、社会状況

の変化に対応していない場合には、必要な組織改革」に努めることも責務である。

C. 社会に対する倫理責任

社会福祉士は、「人権と社会正義の状況」に関心をもち、「人権と社会正義の増進において変革と開発が必要」な場合、「人々が主体的に社会の政策・制度の形成に参加し、互恵的な社会が実現」できるように働きかけることに取り組む。そして人権と社会正義の実現のためには、「人と環境の双方に働きかけなければならない」のである。

さらに、「グローバル社会の情勢に関心」をもち、「グローバル社会における文化的社会的差異を認識し、多様性を尊重」すること、つまり、出自、人種、民族、その他さまざまな状況から生じる差別、抑圧、支配などをなくすため、「ソーシャルワーカーの国際的な活動に連帯」することが求められる。

たとえば、実習生が居住している地域社会を手がかりとして、地域住民の外国人人口の割合やその推移を調べてみることを通して、グローバル社会の情勢に関心をもつことができるかもしれない。そしてここ10年ほどで、外国人の住民が増えてきたとする。町内会活動や教育現場で、孤立や差別などが生じていないか見聞きしながら、その現状を把握しようと努める。そうした事前学習を通じて、関心が高まる。その次に、日本社会、アジア、世界へと視野を広げながら、グローバル社会の情勢へ目を向け、差別、抑圧、支配などをなくしていくためにどうしたらよいか、考える力が育っていくのである。

D. 専門職としての倫理責任

社会福祉士の信用失墜行為の禁止として、「倫理綱領及び行動規範を逸脱する行為をしてはならない」ことと、「倫理綱領及び行動規範を遵守」して社会的な信用を高める行動をすることが求められる。つまり社会福祉士の行為や社会的な信用を損なうおそれを判断するものが、倫理綱領及び行動規範である。

また、「自己管理」として、自身の心身の状態が専門的な判断や業務遂行にどのように影響しているかについて、認識すること、そのことによって、自身に直面する困難が専門的な判断や業務遂行に影響を及ぼす可能性がある場合は、クライエントに対する支援が適切に継続されるようにしな

ければならない。心身の自己管理に責任をもつことが求められるのである。

実習生に対して、実習期間中のアルバイトや課外活動に制限を設けているのは、実習生が実習中に適切な言動や行動を実践できるようにするためである。つまり「自己管理」に努める意識をもたせるためである。

4. 実習における個人のプライバシーの保護と守秘義務について

A. 個人のプライバシー保護について

現代社会において、氏名や性別、生年月日、住所などの情報は、個人のプライバシーにかかわる重要な情報である。その一方で、こうした個人情報は、行政、医療、ビジネスなどさまざまな分野において、活用することによって、サービスの向上や業務の効率化を図ることができる。

そうしたことから、個人情報の有用性に配慮しつつ、個人の権利や利益を守ることを目的とした「個人情報保護法」がある。この法律では、「個人情報」とは、生存する個人に関する情報であって、①氏名、生年月日、住所、顔写真などにより特定の個人を識別できる情報もしくは②**個人識別符号**が含まれる情報、と定義している。

さらに個人情報の中には、「**要配慮個人情報**」があり、他人に公開されることによって、不当な差別や偏見その他の不利益が生じないように、その取扱いに特に配慮を必要とする情報として定められている。

個人情報は、社会福祉士として業務を行っていくうえで、欠かせない情報であり、かつ、活用することによって、サービス向上や業務の効率化を図ることが可能となる。したがって、個人情報保護法を十分に理解することと併せて、要配慮個人情報についても、社会福祉士の業務において把握することがある点を認識しておく必要がある。

そうしたことから、実習生が実習においてクライエントの個人情報を知ることとなった場合は、細心の注意を払わなければならない。

B. 実習における守秘義務について

実習生は、まず、「個人情報保護法」により、どのような情報が個人情報になるのか、個人情報の取扱いの基本を理解することが必要になる。

個人情報保護法
正式名称は「個人情報の保護に関する法律」。2003（平成15）年5月に制定、2005（平成17）年4月全面施行。その後、デジタル技術の進展、グローバル化などによる経済・社会情勢の変化、世の中の個人情報に対する意識の向上などに対応するため、3回（2015〔平成27〕年、2020〔令和2〕年、2021〔令和3〕年）大きな改正が行われている。

個人識別符号
DNA情報や容貌など身体的特徴を変換した符号、指紋、旅券番号、基礎年金番号、運転免許証番号、住民票コード、個人番号（マイナンバー）、健康保険証の被保険者証の記号など。

要配慮個人情報
個人情報保護法および同法施行令、同法ガイドライン（通則編）により定められた要配慮個人情報に該当する内容である。この要配慮個人情報は、あらかじめ本人の同意を得ないで取得することは、禁止されている。①人種、②信条、③社会的身分、④病歴、⑤犯罪の経歴、⑥犯罪により害を被った事実等のほか、⑦身体障害・知的障害・精神障害等があること、⑧健康診断の結果、⑨保健指導・診療・調剤に関する情報、⑩逮捕・差押えなどの刑事事件に関する手続きが行われたこと、⑪少年の保護事件に関する手続きが行われたこと、⑫ゲノム情報。

さらに、「社会福祉士及び介護福祉士法」46条に秘密保持義務があり、かつ、社会福祉士の倫理綱領や行動規範にも明記されていることから、実習における守秘義務は、実習生の義務として負わせるものとなっている。このことは、ソーシャルワーク実習委託契約（協定）書の「実習生の義務」として記されているので、実習生としてしっかり心得なくてはならない。

したがって、実習生は事前学習において、実習先のクライエントや組織に関するプライバシー情報を取得する際のルール、記録のルール、開示のルールについて学び、守秘義務についての理解を深めるようにする。

実習生は、実習オリエンテーションにおいて、実習指導者から、実習期間中に知り得た事実について、実習期間中はもとより、実習終了後においても、個人情報保護法、社会福祉士及び介護福祉士法ならびに社会福祉士の倫理綱領・行動規範の趣旨に則り、守秘義務があることの指導を受ける。

事後学習においても、実習を通して得られたクライエントのプライバシーに関して、守秘義務が課せられているものと理解しなくてはならない。

注）

ネット検索によるデータ取得日は，2023年3月27日.

(1) 「国際組織（IFSW）への参加」日本精神保健福祉士協会ウェブサイトおよび『福祉新聞』2022年6月27日付記事.

(2) 「日本社会福祉士会の倫理綱領・行動規範」日本社会福祉士会ウェブサイト，pp.2–3.

▌理解を深めるための参考文献

● 特定非営利活動法人日本ソーシャルワーカー協会編『よくわかるソーシャルワーカーの倫理綱領』学文社，2023.

2020（令和2）年に改訂された「ソーシャルワーカーの倫理綱領」について、わかりやすくまとめられているため、手元に置いて欲しい1冊である。

● 公益社団法人日本社会福祉士会編『三訂　社会福祉士の倫理─倫理綱領実践ガイドブック』中央法規出版，2022.

日本社会福祉士会が編集した2020年改訂の「社会福祉士の倫理綱領」について、まとめられている。また資料編には、社団法人日本社会福祉士会の情報についても掲載されている。

コラム 社会福祉士の倫理綱領を身につけるために

　歴史的に見ると、専門職は医師・弁護士・宗教家に限定されてきた呼称であり、その業務は、「人」にかかわり、勝手気ままは許されず倫理性が求められるという特殊性があった。

　社会の発展により、そうした業務が増えていく中で、専門職集団の倫理が確立され、遵守、実行が求められるようになった。

　社会福祉領域における業務も、専門性のあることが社会的に認められ、1987（昭和62）年に国家資格となった。早くから専門職に位置づけられた先達の国家資格、海外のソーシャルワーカー専門職団体などから影響を受け、2005（平成17）年に社会福祉士の倫理綱領が採択された。

　他方、1990年代に入り、日本社会では企業の不祥事が立て続いたことから、法令遵守といった社会的な規範を守り、公正・公平に業務を行うことが求められるようになった。

　国家資格である専門職に就くことだけでなく、日本社会全体が法令を遵守する傾向が強まっていることもあり、近年、特に学生の時から、社会福祉士の倫理綱領を学ぶ機会が多く作られるようになってきた。

　しかし、社会福祉士の倫理綱領は、学生にとって抽象的であるため理解しづらいことであろう。そのため、教室だけでなく、実習時に、学生自身がクライエントとのかかわりの中で、倫理綱領を身につけるために行動指針に則って実践できるかどうか、あるいは、実習先に所属する社会福祉士がどのように行動規範に則って、実践しているのか、実習生が目で見て、肌で感じながら、実習生自身の中で、倫理綱領を理解していこうとする姿勢が大切である。

　特に、多職種連携が求められる時代である。他の専門職と一緒に仕事をするからこそ、社会福祉士の信用にかけて倫理綱領を遵守しなければならない。

　そのためには、具体的である行動規範をよく読み、行動規範を拠り所にして、実践することを忘れないようにしてほしい。もちろん、倫理綱領を守ろうとするが、その難しさや矛盾にぶち当たることもあるに違いない。その時には、日本社会福祉士会の研修、職場におけるスーパービジョン、あるいは母校における学びの機会を活用しながら、決して一人で燃え尽きてしまうことのないように心がけてほしい。

第7章 ソーシャルワーク実習施設・機関について

実習生は、漠然とソーシャルワーク実習に臨むのではなく、実習施設や機関等で適用される根拠法や役割、近年の諸課題、社会福祉士が行う広範な業務やソーシャルワークを理解し、実習に臨むことが大切である。

実習では、実習指導者の実践を目の当たりにしながら、自分が培った理論が実践でどのように活用されているのか、理論と実践の融合をさせることが大切である。実践力のある社会福祉士になるためにも、実習に必要な知識やソーシャルワークの実際、実習生に臨む姿勢について学ぶ。

1

実習分野の施設・機関などで活用される根拠法や関連制度、社会的役割、近年の課題について理解する。

2

利用者や家族等、地域の施設や機関等との円滑な援助関係の形成、課題把握、アウトリーチなどの具体的なソーシャルワークについて理解する。

3

総合的かつ包括的な支援における多職種・多機関連携、地域住民等との連携等に必要なネットワーキング、コーディネーションを活用したチームアプローチについて理解する。

4

実習施設が地域社会の中で果たす役割の理解およびネゴシエーション、ファシリテーション、プレゼンテーション、ソーシャルアクション等の具体的な地域社会への働きかけについて理解する。

5

実習生に求められる姿勢等について理解する。

1. 地域包括支援センターでの実習

A. 地域包括支援センターとは

地域包括支援センターとは、**介護保険法**に基づき、包括的支援事業等を実施し、地域住民の心身の健康の保持および生活の安定のために必要な援助を行うことにより、その保健医療の向上および福祉の増進を包括的に支援することを目的とする施設である。市町村が設置主体となり、人口2万人〜3万人に1ヵ所を目安に設置することになっている。市町村は社会福祉法人、社会福祉協議会、医療法人等に業務を委託することができる。

地域包括支援センターの設置者は、包括的支援事業の効果的な実施のために、介護サービス事業者、医療機関、民生委員法に定める民生委員、被保険者の地域における自立した日常生活の支援または要介護状態等となることの予防もしくは要介護状態等の軽減もしくは悪化の防止のための事業を行う者その他の関係者との連携に努めなければならないとされている。

厚生労働省においては、団塊の世代が75歳以上となる2025年を目途に、高齢者の尊厳の保持と自立生活の支援を目的に、可能な限り住み慣れた地域で、自分らしい暮らしを人生の最期まで続けられることができるよう、地域の包括的な支援・サービス提供体制（**地域包括ケアシステム**）の構築を推進しており、地域包括支援センターには、相談業務やサービスのコーディネートを通してその中心的役割を果たすことが求められている。

1つの地域包括支援センターが担当する区域における第1号被保険者の数がおおむね3,000人以上6,000人未満ごとに、保健師、社会福祉士、主任介護支援専門員の3種の専門職およびその他これに準ずる者が配置される。

その他これに準ずる者
たとえば、保健師では「経験のある看護師」が該当する。なお、「経験のある」とは、「高齢者に関する公衆衛生業務経験を1年以上有する者」を指す。

B. 支援・活動の具体例

地域包括支援センターは、地域支援事業の1つである**包括的支援事業**および**指定介護予防支援事業**を行う。

[1] 包括的支援事業

総合相談支援業務、権利擁護業務、包括的・継続的ケアマネジメント支

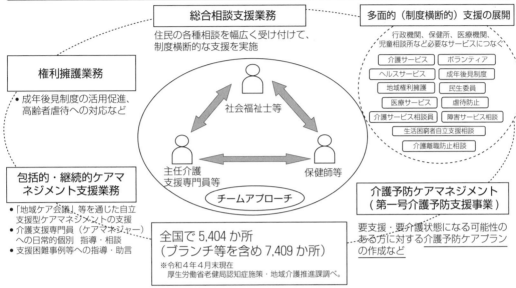

図7-1 地域包括支援センターについて

地域包括支援センターは、市町村が設置主体となり、保健師・社会福祉士・主任介護支援専門員等を配置して、住民の健康の保持及び生活の安定のために必要な援助を行うことにより、地域の住民を包括的に支援することを目的とする施設。(介護保険法第115条の46第1項)

総合相談支援業務
住民の各種相談を幅広く受け付けて、制度横断的な支援を実施

多面的(制度横断的)支援の展開
行政機関、保健所、医療機関、児童相談所など必要なサービスにつなぐ

介護サービス　ボランティア
ヘルスサービス　成年後見制度
地域権利擁護　民生委員
医療サービス　虐待防止
介護サービス相談員　障害サービス相談
生活困窮者自立支援相談
介護離職防止相談

権利擁護業務
● 成年後見制度の活用促進、高齢者虐待への対応など

社会福祉士等

主任介護支援専門員等　保健師等

チームアプローチ

包括的・継続的ケアマネジメント支援業務
● 「地域ケア会議」等を通じた自立支援型ケアマネジメントの支援
● 介護支援専門員(ケアマネジャー)への日常的個別 指導・相談
● 支援困難事例等への指導・助言

全国で5,404か所
(ブランチ等を含め7,409か所)
※令和4年4月末現在
厚生労働省老健局認知症施策・地域介護推進課調べ。

介護予防ケアマネジメント
(第一号介護予防支援事業)

要支援・要介護状態になる可能性のある方に対する介護予防ケアプランの作成など

出典)「地域包括支援センターの概要」厚生労働省ウェブサイト，地域包括ケアシステム，p.1を一部変更．

援業務、介護予防ケアマネジメント(第1号介護予防支援事業)等を行う。包括的支援事業の効果的な実施のために、多職種協働による地域包括支援ネットワークの構築をすることが必要である。介護サービス事業者、医療機関、民生委員等の関係者との連携のために、地域ケア会議を実施していく(**図7-1**)。

[2] 指定介護予防支援事業

　介護保険における予防給付として、要支援者の利用する介護予防サービスの計画作成を行う。

　このほか、在宅医療・介護連携推進事業、生活支援体制整備事業、認知症総合支援事業等を委託等により行う場合もある。それぞれの事業は支援を必要とする対象者に、相互に関連していることが多く、包括的な支援が求められている。

C. チームアプローチと地域社会との関係

[1] チームアプローチ

　地域包括支援センターには、**保健師、社会福祉士、主任介護支援専門員**の3種の専門職（その他これに準ずる者）が配置される（**表7-1**）。

　各職種にはそれぞれの専門性を発揮することが期待されているが、自分の専門分野だけでなく、情報の共有、相互の協力体制によって、**チームアプローチ**を実践していくことが重要である。

表7-1　地域包括支援センターに配置される専門職と期待される専門性

専門職	各職種に期待される専門性
保健師	介護予防ケアマネジメント・保健医療分野での相談
社会福祉士	高齢者の虐待防止や成年後見人など権利擁護に関する相談・ネットワークの構築等のソーシャルワーク
主任介護支援専門員	ケアマネジメント・介護支援専門員への個別相談や助言

出典）筆者作成.

[2] 地域社会との関係

（1）地域ケア会議とは

　地域包括ケアシステムを構築するために、地域の専門職や関係者と地域課題を共有、検討を行う地域ケア会議を実施する。

　地域ケア会議は、介護保険法により、介護支援専門員、保健医療および福祉に関する専門的知識を有する者、民生委員その他の関係者、関係機関および関係団体により構成される会議とされている。関係者、関係機関および関係団体には、近隣住民や地域のボランティア団体、当事者団体等が含まれることも少なくない。会議の参加者や規模は、検討内容によって異なる。本人や家族も含めたチームアプローチによって、地域でその人らしい生活が送ることができるよう支援の検討をしていく。

（2）地域ケア会議の5つの機能

　地域ケア会議には5つの機能（①個別課題解決機能、②ネットワーク構築機能、③地域課題発見機能、④地域づくり・資源開発機能、⑤政策形成機能）がある。それぞれの機能を連動させて、地域ケア会議の特徴を最大限活かすことが重要である。

（3）地域ケア個別会議と地域ケア推進会議の連動

　地域ケア会議には、個別事例の課題を検討する**地域ケア個別会議**と、地域に必要な取組みを明らかにして施策を立案・提言する**地域ケア推進会議**がある。

地域ケア個別会議で個別の事例を検討することによって明らかになった地域課題に対し、問題を共有し検討して政策に繋げていく地域ケア推進会議との連動が重要となる。たとえば、路線バスの廃止によって、買い物にいくことが困難になった住民に対して、地域への移動販売車の誘致や地域住民による買い物送迎ボランティアの組織化等がある。

(4) 地域包括支援センター運営協議会

運営協議会は地域の実情に応じて、市町村長が選定した福祉関係者、職能団体、学識経験者等で構成される。地域包括支援センターの運営を協議し、適切・公正かつ中立な運営を確保できるよう運営への意見や評価を行う。両者は、地域包括ケア等の推進に協働していく。

D. 実習生に求めること

地域包括支援センターは市町村が設置していることから、根拠法、その他関係法令のほか、その自治体における福祉領域の各制度、独自の取組みを理解しておきたい。加えて、自治体、地域の概況、その圏域内の高齢者人口、高齢化率等を把握しておくことが必要である。

そして、地域包括支援センターの地域における役割と基本業務の理解をしたい。職員の訪問に同行し、業務見学や体験することで、理解を深めることができる。

また、地域包括支援センターには3職種が配属されている。チームアプローチの実践の中で、社会福祉士として専門性とは何かを学びたい。

権利擁護の場面でのエンパワメントの視点、他職種とのチームアプローチや関係機関、団体等のネットワークの構築の実践場面では、より専門性を学ぶことができる。

ただし、地域包括支援センターでは、利用者の個人情報に接する機会が多い。相談、同行訪問、ケース会議等の実践は貴重な経験であるが、同時に利用者の権利侵害になることがないよう、**個人情報保護**に留意したい。

地域包括支援センターの実習では、個別ケースの支援、地域ケア会議の連動を通じて、ソーシャルワークの展開過程、ミクロ・メゾ・マクロの視点での支援を学ぶことができる。事前学習として、地域包括ケアシステムが必要となる背景・制度を理解するとともに、自治体、その圏域のフォーマル・インフォーマルの社会資源、地区社会福祉協議会および民生委員児童委員協議会、地域住民等の活動状況もフィールドワークを通して調べておきたい。

コラム 実習での学びを深めるヒント―先輩からの一言

地域包括支援センターでの実習では、さまざまな出会いがあった。

ある日は地域で元気に活躍されている高齢者と一緒に地域活動に参加しながら話を聞かせていただいたり、別の日には課題を抱えている高齢者のお宅へ職員と同行訪問をしたり、その他、居宅介護支援事業所、デイサービスといった介護保険事業所や、分野を超えて障がい者の相談事業所にも訪問をする機会をいただいた。このように地域包括支援センターではさまざまな人とかかわり、連携をしながら活動をしているため、業務の全体像を把握することが難しい。そのため、自分が何を学びたいのかをしっかりと決めておくとよいだろう。今日一日で、何か一つ学ぼうと考え、それを目標に設定することで、実習で何をすればよいかわからないといったことはなくなると思う。

私は実習を通じて、多様な視点をもつことが大切なのだと感じた。多様な視点をもつポイントとして、利用者、家族、支援者、地域住民などさまざまな立場だったらどう思うのか、感じるかを考えることがある。支援をする中で本人、家族、支援者の意向が違う場合も多くあり、さらには支援者間でも意向が異なる場合もある。自分だけではなく、相手の立場にもなって物事を考えることがソーシャルワーカーにとって必要な視点の一つである。当然だが大学や専門学校で学んできたことも実習で着目する視点として重要となる。たとえば面接技法について学んだと思うが、面接場面で面接者がどのように傾聴しているのか、言語・非言語のコミュニケーションをどのように活用しているか、エンパワメントやストレングスの視点でかかわっているのかを観察し、実際に自分で試してみるといったことができる。

また、介護保険法や障害者総合支援法、生活保護法といった制度の知識や、社会福祉士の倫理綱領や権利擁護といった専門職としての価値観についてさらに学び、ミクロ・メゾ・マクロといった視点をもてば地域包括支援センターの業務についてより深く捉えることもできる。大学や専門学校で学んだことはソーシャルワーカーとして大切な視点であり、実習においても着目するポイントである。実習では今まで学んだ理論などが実践でどのように活用されているのかを見ることのできる貴重な機会であるので、ぜひ実習を通じて専門性を学び、自分なりのソーシャルワーカー像を確立してもらいたい。

（工藤健一）

2. デイサービスでの実習

A. デイサービスとは

日本の**通所介護**（以下、デイサービス）は 1979（昭和 54）年から事業が開始された。このデイサービスは、1989（平成元）年に策定された**高齢者保健福祉推進十か年戦略**（以下、ゴールドプラン）の中で訪問介護（ホームヘルプサービス）、短期入所生活介護（ショートステイ）とともに在宅福祉施策の中心となる在宅三本柱として位置づけられ、ゴールドプラン策定以降急速に整備されてきた。

デイサービスは、利用者が可能な限り住み慣れた地域、自宅で自立した日常生活を送ることができるように、自宅にこもりがちな利用者の孤立感の解消、心身機能の維持向上、家族の介護負担軽減などを目的として実施されている。近年は、独居生活をする高齢者が増加しているのが現状で、子どもの住んでいる地域へ引っ越すこともよくあるが、利用者本人はできるだけ住み慣れた地域で生活をしたいと望んでいる。デイサービスは、利用者個々のニーズに応え、地域に根ざしたサービスを展開する重要な役割を担っている。2000（平成 12）年には、介護保険制度が施行され、その中で通所型サービスは、「通所介護」と「**通所リハビリテーション**」の 2つに分けられた。「通所介護」は、要介護と認められた人を対象に、入浴や食事の介助、機能回復訓練、レクリエーションを提供する。自宅にこもりがちな高齢者には地域、他者との交流にもつながり、社会参加としての意図も含まれている。「通所リハビリテーション」は、医師が必要と認めた要介護者を対象にリハビリテーションを中心にサービスを提供する。理学療法士、作業療法士、言語聴覚士などの専門的なリハビリを受けることができることから医療的なかかわりを必要とする人に適している。また、通所介護と同様に入浴介助、食事介助も行われ、心身機能の維持向上を目的としている。介護保険制度においては、要支援者を対象として「介護予防通所介護（デイサービス）」「介護予防通所リハビリテーション（デイケア）」があったが、前者のサービスは、2015（平成 27）年 4 月より**介護予防・日常生活支援総合事業**に移行している。

通所介護
居宅で生活する要介護者（要支援者）が利用する、老人デイサービスセンターなどで提供される入浴、排泄、食事などの介護、そのほかの日常生活を送るうえで必要となるサービスおよび機能訓練を指す（ただし、利用定員が 19 名以上のものに限り、認知症対応型通所介護に当たるものを除く）。利用者は老人デイサービスセンターなどを訪れてこれらのサービスを受ける。通所介護を利用できるのは、居宅（ここでいう「居宅」には、自宅のほか軽費老人ホームや有料老人ホーム、サービス付き高齢者向け住宅などの居室も含む）で生活を送る、「要介護」と認定された人である。

通所リハビリテーション
介護老人保健施設、病院や診療所で提供される、利用者の心身機能の維持回復、日常生活の自立を助けることを目的とする、リハビリテーションのこと。利用者は介護老人保健施設などを訪れてこれらのサービスを受ける。通所リハビリテーションを利用できるのは、居宅（ここでいう「居宅」には、自宅のほか軽費老人ホームや有料老人ホーム、サービス付き高齢者向け住宅などの居室も含む）で生活を送る、「要介護」と認定された人である。ただし、主治医が、利用者の病状が安定しており、サービスの利用が必要だと認めた場合に限る。

B. 支援・活動の具体例

[1] 生活相談員の業務

生活相談員の業務に共通していることは、利用者一人ひとりに対して真摯に向きあうことである。先入観をもたず利用者と向き合う。認知症状のある人、症状のない人に関係なく、その利用者について少しでも理解できるように意識して向き合う姿勢が大事である。

[2] 通所介護における相談員の主な業務

1つ目は、「相談業務」であり、主な内容は、相談受付・見学対応・インテーク・アセスメント・モニタリング・エバリュエーションなどである。2つ目は、「契約」であり、主な内容は、重要事項説明書・利用契約書の説明、利用契約・解約である。3つ目は、「計画書等の作成」であり、通所介護計画書等の作成である。4つ目は、「介護業務」であり、相談業務のほかに介護業務や送迎に携わる機会もあり、利用者の心身・生活状態を理解するよい機会となる。5つ目は、コーディネーションであり、事業所・施設内の介護、医療、リハビリ、事務スタッフとの連携・調整、介護支援専門員（ケアマネジャー）との連絡・調整、サービス担当者会議の参加・調整、他機関・行政との連絡・調整などにより、何が課題であるかを客観的に総合的に把握する。6つ目は、ネットワーキングであり、本人、家族、地域に暮らす人びと、地域を構成するさまざまな組織体制と連携し、必要に応じて適切な社会資源（医療・福祉・保健）につなぐことも視野に入れることである。7つ目は、「その他の業務」であり、実習生・ボランティアの受入れとその対応、苦情受付・対応、介護報酬請求業務などがある。

これらの業務を通して、生活相談員は利用者・家族を支援していくのであるが、一番大切なことは利用者・家族との信頼関係である。信頼関係の構築には時間がかかる。しかしながら、通所介護は利用開始まで急がれることが多いサービスでもあり、短い期間でどのように信頼関係を構築するかも生活相談員の課題となる。対人援助における技法としてバイステックの7原則がある。これらの原則を理解し利用者とかかわることが重要である。利用者・家族にリラックスできる雰囲気を提供し、方向性を共有することが、今後の信頼関係に結びつくのである。通所介護における生活相談員の役割は、利用者の意思を尊重し、住み慣れた地域で生活し続けたいという利用者の考えを受容し、総合的に支援していくことである。

生活相談員
「特別養護老人ホーム、指定介護老人福祉施設、通所介護事業所などに配置され、利用者の相談、援助等を行う者をいう。社会福祉主事任用資格と同等以上の能力があり、適切な相談、援助等を行う能力を有すると認められる者とされている」[1]。

アセスメント
assessment
援助活動を行う前に行われる評価。利用者の問題の分析から援助活動の決定までの事を指し、援助活動に先立って行われる一連の手続き。

エバリュエーション
evaluation
事後評価。福祉的援助の終了時または一段落したときに、今までの援助過程について、効果の判定、欠点、将来予測および今後の改善点を当事者とともに検討すること。

コーディネーション
coordination
ある目的達成のために、その目的に適合しそうな社会資源を調整すること。社会福祉・ソーシャルワークの領域においては、「協働」「連携」「連絡調整」などの意味である。

ネットワーキング
networking
社会支援を相互に提供していくことを可能にする地域社会の構造を作り出していくこと。

バイステックの7原則
アメリカの社会福祉学者バイステック（Biestek, Felix P.）が提唱した対人援助の行動規範。①個別化、②意図的な感情の表出、③統制された情緒的関与、④受容、⑤非審判的態度、⑥クライエントの自己決定、⑦秘密保持、の7つの原則がある。

C. チームアプローチと地域社会との関係

チームアプローチの目的は、利用者が自分らしく地域で生活するための課題を多職種が共有し、ケアプランの方向性をチームとして認識することである。多職種とは、医師、薬剤師、看護師、介護福祉士、社会福祉士、理学療法士、作業療法士、言語聴覚士、介護支援専門員、福祉用具専門相談員、民生委員等のさまざまな職種を指す。

相談員以外の各専門職が利用者対応をした際に、利用者の状態を速やかに報告し、適宜、質問や提案を多職種に伝えることで、利用者の症状変化を捉えることができる。結果として症状変化への迅速な対応が可能になり、切れ目のない介護や医療の提供、質の向上、効率化にもつながるのである。

通所介護は、介護支援専門員からの利用相談から始まることが多く、サービスが開始される場合は、多職種が参加する「**サービス担当者会議**」が開催される。利用者の心身状態、本人の希望、家族背景と家族の意向を介護支援専門員がケアプランとして作成する。生活相談員は、サービス担当者会議に出席し、チームアプローチとして通所介護に求められている役割を把握し、通所介護スタッフへ共有する。チームアプローチを実践していくうえで大事な技術がある。それは**ファシリテーション**である。サービス担当者会議の**ファシリテーター**は介護支援専門員である。多職種が意見交換しやすい場を作り、集団で問題可決ができるように会議を進める。通所介護では生活相談員がファシリテーターである。スタッフが発言しやすいケア会議ができるように気を配る必要がある。会議の中で多職種に伝えるべき内容がある場合は、介護支援専門員に伝え、多職種が情報共有できるように進めてもらう。通所介護は利用回数が多く、利用時間も長いことから、利用者の希望、心身状態、家族の気持ちなどを把握することに優れているサービスである。

次に利用者・家族は地域で暮らし、日常の中で地域の人びととかかわりをもつ社会人、生活者でもある。しかし、高齢になり、要介護状態になると地域との関係性は徐々に希薄化し、施設入居やサービスを利用するとかかわる人も限定的になり、徐々に社会性の喪失が起こる。生活相談員は、このような人間関係にも注目し、利用者が家族、事業所スタッフ、地域住民からその存在を認められ、誰かに必要とされているということを意識できるような相互関係を築いていく必要もある。

サービス担当者会議
居宅サービス計画の策定に当たって介護支援専門員が開催する会議。要介護者・要支援者とその家族、介護支援専門員、利用者のサービス提供に関連する指定居宅サービス事業所の担当者から構成される。介護支援専門員によって課題分析された結果をもとに、要介護者と家族に提供されるサービス計画を協議し、本人の了承を経てサービス提供につなげる。また、認定期間中であってもサービス担当者が介護サービス計画の見直しが必要と考えた場合には、担当者会議が要請され、適宜開かれる。

ファシリテーション
facilitation
「人々の活動が容易にできるよう支援し、うまくことが運ぶよう舵取りすること」[2]。「促進する」「容易にする」「円滑にする」という意味をもつ。

ファシリテーター
facilitator
ファシリテーションを活用し、会議などを柔軟に進める役割をもつ人。

D. 実習生に求めること

　生活相談員の業務は多種多様である。業務範囲が広く、どこまでが生活相談員の業務なのか、生活相談員業務について考えてしまうことが度々あると思う。しかし、短期間のソーシャルワーク実習なので、学校で学んだことを現場で体験してほしい。

　実習中は、利用者とのコミュニケーションの場が多く提供される。生活相談員の業務は、利用者と話すことを通じ、利用者を理解することである。反対に利用者に自分を理解してもらう場でもある。生活相談員と利用者の関係ではあるが、地域住民としてのかかわりでもある。実習生は、利用者からどのように見られているのかも意識する必要がある。スタッフと思ってかかわってくる利用者もいる。実習生ではあるが利用者から見れば、一社会人である。礼節をもってかかわる心構えが必要である。基本ではあるが、身だしなみ、話し方は大事である。実習生である前に社会人として実習に臨んでいただきたい。生活相談員以外の事業所スタッフからも社会人として見られている。スタッフとのコミュニケーションも実習である。チームアプローチで大事なことはお互いの信頼関係であり、信頼関係はコミュニケーションに通じるところがある。利用者にとってよいサービスは、チームアプローチができているから継続できるのであって、チームとしてコミュニケーションができていない事業所は、利用者の課題共有ができていないことが多い。スタッフとの良好な関係はコミュニケーションから始まる。実習中は緊張してスタッフとうまく話せないこともある。そこで実習生に1つアドバイスをする。「朝の挨拶」は心がけるべきである。コミュニケーションの始まりであり、チームの一員としての一歩につながる。

　最後に実習は貴重な経験である。短い時間ではあるが、疑問に思ったことは実習指導者に確認してほしい。実習指導者も質問を待っている。実習生には、実習の中でたくさんのことを感じてほしい。

注)

　　ネット検索によるデータ取得日は，2022年12月29日．

(1)　中央法規出版編集部編『三訂　介護福祉用語辞典（増補版）』中央法規出版，2006．

(2)　日本ファシリテーション協会ウェブサイト「ファシリテーションとは」．

⬤ コラム　人や生活をみる大切さ─先輩からの一言

　私は高齢者を対象とする**デイサービス**で実習を行い、そこで得た学びから実習するうえで必要な心構えを述べたい。

　まずデイサービス利用者を見て思ったことは、みんなとても楽しそうな表情で会話をしながら通所されていたことだ。利用者たちはすでに交遊の輪ができていて、私はその中に入れずにいた。しかし、一人の利用者から、「学生さんですか？」という問いかけをきっかけに、輪に入ることができた。その出来事を実習指導者との振り返りで話したところ、「深く考え込まないことだ」と、とても印象的な言葉をいただいた。なぜ利用者の輪の中に入っていくことができなかったのか。それは、何を話せば良いのだろうと考えすぎてしまったからだ。初めての相手とコミュニケーションを取るとき、自分が実習生であることや、名前を名乗った後に、相手の名前を伺うなどを行うと、スムーズにコミュニケーションが行える。自己開示が大切だと気づいた。相手と話をする際、先に自分の情報を伝えることにより、私がどんな人間なのかがわかり、受け入れて貰えることを理解した。

　具体的な支援場面での出来事であるが、入浴を拒否する利用者がいた。どのようなアプローチをすれば入浴をしてもらえるのか。「お風呂に入りましょう」と声かけするだけでは拒否される。そんなときは職員と情報交換を行うと情報をくれる。「若い頃、近所の銭湯に一番で行くのが日課だったらしいよ」と聞いたので、問題解決の足がかりとして、入浴の順番を一番にしてもらえるように調整し、スムーズに入ってもらうことができた。実習ではわからないことも多いので、職員に聞くことも大切だと感じた。しかし、忙しそうにしていると聞きづらいときもあるので、タイミングをはかることも大切である。また、実習に行くと、緊張や失敗を恐れで、行動に移せないこともあるので、不明点があれば自ら質問をし、積極的に取り組むことが大切である。

　そして、デイサービスは1日の流れが同じで、ルーチン的な実習になりがちなので、毎日しっかりと、どんな視点で、何を学ぶことを意識し、取り組むことが大切である。

（菅野裕一）

3. 特別養護老人ホームでの実習

A. 特別養護老人ホームとは

特別養護老人ホーム（以下、特養）は、老人福祉法では「特別養護老人ホーム」、介護保険法では「介護老人福祉施設」といい、現在は老人福祉法よりも介護保険法が優先され、利用は**契約制度**である。老人福祉法による利用は虐待や認知症があり意思能力が乏しくかつ本人を代理する家族等が不在の場合等に自治体が決定する**措置制度**での利用となる。一方、介護保険法では「入所する要介護者に対し、施設サービス計画に基づいて入浴、排せつ、食事等の介護その他の日常生活上の世話、機能訓練、健康管理及び療養上の世話を行うことを目的とする施設」と定義される。居住地に関係なく入所できる「広域型」、施設のある市町村に住民登録のある人のみ入所可能な「地域密着型（単独型・サテライト型）」がある。さらに居室区分で従来型（個室・多床室型）とユニット型（ユニット型・ユニット型個室的多床室）がある。

B. 支援・活動の具体例

相談員の業務内容は、実習施設によりさまざまである。相談援助というと「面接」を想像するが「面接という言葉から想起されるのはカウンセリングだが、カウンセリングは心理的・人格的治療・改善を目的としクライエントの内面へ介入を図るものであり、ソーシャルワーカー（以下、SWer）はカウンセラーではない。SWer が行う面接は、ソーシャルワーク（以下、SW）のための手段ないしはパーツ（部品）の技術として位置づけられる」[1]とされている。実習生は、実習施設における多様な相談員業務を経験し、**スーパービジョン**（以下、SV）を通して SW 実践を学んでいく作業が不可欠となる。

特養での実習で参考になるのがレジデンシャル・ソーシャルワーク 9 機能（以下、RSW9 機能）である。筆者はこの RSW9 機能を活用したこのモデル実習[2]でスーパーバイザー（以下、SVer）を体験し、自身の実践に自信がもてた経験がある。内容の詳細は割愛するが、RSW9 機能は**表7-2**の通りである。

スーパービジョン
supervision
ソーシャルワーカーがソーシャルワーク実践における責任主体として技術・知識・態度・倫理的基準の発展を促進していくことを目的とするスーパーバイザーとスーパーバイジーで取り結ばれる関係性。支持的、教育的、管理的機能をもつ。実習においては担当者・教員がスーパーバイザー、実習生がスーパーバイジーとなる。

表7-2　レジデンシャル・ソーシャルワークの9機能

機能1	利用者の（心‐身‐社会連関・生活・環境）に関する情報の集約点
機能2	利用者の個別支援計画の作成・実施・モニタリング・評価の機能
機能3	利用者の個別相談援助の機能（狭義のSW実践）
機能4	調整機能
機能5	施設評価機能と改革機能
機能6	資源開発機能
機能7	研究機能
機能8	教育機能
機能9	リスクマネジメント機能

出典）筆者作成.

　たとえば、SVerが「電話をしている」場面を考えてみる。その電話は、地域住民や家族等からの困りごと相談（機能3）の場合もあれば、入居者の入退院の調整（機能4）かもしれない。さらにはイベント開催に向けたボランティア依頼（機能6）や事故・クレーム対応（機能9）かもしれない。またクレームは施設に対する評価でもあり業務改善（機能5）にも通じる。これをSVで確認する作業は（機能8）である。1つの実践に複数の機能が絡み合いながらSW実践は展開されている。実習生にはSVerの行動観察とSVが重要となる。実習生は、現場に「SW実践がある」と実感できた時に、学びと専門職へのモチベーションを高められる。「臨床への知（実習のための学び）」と「臨床からの知（実習からの学び）」が双方向にあることが専門職養成に不可欠である。

　特養入居者の多くが認知症を生きる人であり、**構造化面接**を行うことが困難な場合が少なくない。むしろ**非構造化面接**としての**生活場面面接**に重きが置かれる。その時に不可解な言動に「認知症だから…」は禁物である。「本人が語った」という事実をまず受け止め（**受容**）、誠実に耳を傾ける（**傾聴**）姿勢が求められる。入居者の中には、困りごとを認識できずに訴えることや、どこに、だれに相談してよいかわからない場合も少なくない。さらに何とか自分で解決しようと取り繕ったりすることでBPSDとして表出される場合もある。この症状は認知症を生きる人の何らかのメッセージとして捉えることが重要となる。特養の相談員は、入居者の直接の生活に入り込み、居室へ出向き（**アウトリーチ**）、話を繰り返し聞きながら信頼関係を構築していく。施設であれ在宅であれ、人の生活は環境に左右され、その環境との関係が負の機能の場合に「困りごと＝生活課題」として表出される。この負の機能を正の機能としていくことがSW実践である。

構造化面接
援助の効果を狙って、目的を明確化し、何らかの筋道に沿って面接手順等をある程度設定して行う面接。

非構造化面接
面接の枠はある程度ありながら、その時々の課題に対処するような形で行われる。生活施設等でクライエントの必要や求めに応じて行う面接。両方の面接を組み合わせて援助することが望ましい。

生活場面面接
クライエントの生活場面で行われる面接。クライエントの居宅、生活施設の居室、病院のベッドサイド等で行われる。

受容
クライエントをありのままに受け止めること。

傾聴
相手の話を、相手の立場に立って、相手の気持ちに共感しながら理解しようとすること。

認知症の行動心理症状
BPSD: Behavioral and psychological symptoms dementia
BPSDとは、記憶障害や見当識障害といわれる中核症状とは別に、周辺症状ともいわれ、徘徊や暴言・暴力、幻視・幻覚などの中核症状に付随して見られる症状のことをいう。

学校で学ぶジェネリック SW を高齢者領域というスペシフィック SW で
体験し、再びジェネリック SW に変換していくのである。

C. チームアプローチと地域社会との関係

　特養への入居は原則「要介護3」以上、要介護1、2の場合は特例入所
が認められた場合である。入居者が重度化傾向にある中で「看取りケア」
も積極的に行われるようになった。そのため本人、家族を交えた多職種連
携は必須であり相談員には**ファシリテーション能力やプレゼンテーション**
能力が求められる。さらにコロナ禍においては家族との面会、外出、行事
等の開催が自粛される等、入居者の人権にかかわるような事項に対しても
オンライン面会、行事等の開催方法の見直し、さらにクラスターが発生し
た際の保健所、自治体、関係機関、家族等への連絡、調整、交渉（**ネゴシ
エーション**）の中心を担っているのも相談員である。

　特養への入居が、かつて否定的に捉えられていた理由の1つは、入居す
るまであった本人を取り巻く地域や家族との関係が遮断されることであっ
た。自宅でなくても「施設に住んで住み慣れた地域で暮らす」という視点
でこれまでの社会資源との関係を遮断せず、また、新たな社会資源開発
（**ソーシャルアクション**）に取り組みながら施設内で生活が完結しないよ
うなネットワーキングも重要な活動となる。

　さらに社会福祉法1条および4条において「**地域福祉の推進**」が謳われ、
2016（平成）年の同法一部改正で社会福祉法人は社会福祉事業に係る福祉
サービスの供給確保の中心的役割と、地域におけるさまざまな福祉ニーズ
を充足するために積極的に取り組んでいく存在として「**地域における公益
的な取組**」を義務づけられた[3]。入居者だけでなく、施設のある地域住民、
行政、法人が三位一体となり住みやすい地域づくり（地域包括ケアシステ
ム）を進めるうえでも相談員の役割は重要となる。

D. 実習生に求めること

[1] 疑問をもち質問すること

　実習場面で見聞きしたこと等を「施設だから」「実習だから」で終わら
せてしまわないことが大切である。「生活の場」といわれる特養が本当に
生活の場になっているのか、自分が同様の生活を送るとしたら、受け入れ
られないことがあるとすれば質問してみることが必要である。

[2]「現実を受け止め」自分なりの解決方法を考える

現場も理想を求めて日々、試行錯誤の連続である。「理想と現実は違う」という現実を受け止め、そのギャップを埋めていくことが専門職としての価値、倫理において求められるところであり、その実践のための知識、技術も求められている。

[3] 迷うこと・悩むことを否定しない

迷う、悩むのは考えているからであり、答えを探そうという思考の途中である。人を支える方法に明快な答えがあるわけでもなく、何が正しく間違いなのかを悩むそのプロセスに新たな援助のヒントが隠されている。

専門家としてのプライドを振りかざし「できるふり、わかったふり」をすることは不適切な支援につながりかねない。専門職は自分のできないこと、わからないことを知っているから多様な社会資源を利用するのである。尾崎は「相談援助実践という仕事は、迷いやゆらぎに直面することから出発する実践である。迷い、ゆらぎを避けて通ることができない実践である。仮に全くゆらがない実践があるとすればそれは偏った援助観に固着した不健全な実践である」[4] という。

[4] 1人の人間としての自分を大切にする

専門職である前に喜びや悲しみ、不安、怒り、恐怖を自然に感じられる1人の人間としての自分を大切にしてほしい。相手の言動に抱く負の感情で「こんな気持ちになる私はこの仕事に向いていない」のではない。正直な感情は健康な証であり、その感情に働きかけていくのが専門職である。相談援助が**感情労働**と言われるゆえんでもある。

感情労働
emotional labor
①対面あるいは声により人びととの接触が不可欠であること、②他人の中に何らかの感情変化を起こさなければならないこと、③雇用者は研修や管理体制を通じて労働者の感情活動をある程度支配することが特徴である。感情労働とわざわざ呼ぶのは労働者と顧客（クライエント）とのあいだでやり取りされる感情に商品価値があるため。

注）
　ネット検索によるデータ取得日は，2023年1月10日．
(1)　公益財団法人日本社会福祉士会「2019年度社会福祉士実習指導者講習会」配付資料，2019年5月．
(2)　社団法人日本社会福祉士養成校協会「介護保険分野における社会福祉士養成実習のモデル構築に関する研究」一般社団法人日本ソーシャルワーク教育学校連盟ウェブサイト，2009，pp.21-27．
(3)　厚生労働省ウェブサイト「地域における公益的な取組」．
(4)　尾崎新編『ゆらぐことのできる力―ゆらぎと社会福祉実践』誠信書房，1999．

　私の実習先は**特別養護老人ホーム**で、実習に臨むに当たり、3つほど大切なことを話したい。

　体験談としては、事前学習が疎かになってしまった結果、約4週間の実習での学びが少なくなってしまい、達成感や充実感が満たされなかったことだ。事前に、特別養護老人ホームとはどのような施設で、どのような人が利用して、介護老人保健施設などの他機関との違いなどを明確にしておいたほうが、学びが深いものになる。指導者から「特別養護老人ホームの役割を知っている?」と質問され、戸惑ったことを今でも思い出す。役割がはっきりしていなければ、実習先で学ぶべき内容も薄くなり、実りのない実習となってしまう。後悔をしないためにも事前学習はしっかりと取り組む必要がある。

　利用者とのコミュニケーションについて悩むことがあるだろう。

　70代や80代の高齢者を前に、「好きな芸能人は誰」「どんなテレビをみているのかな」など、会話を合わせようと色々と考えを巡らせるものの、年齢も異なるので共通の話題も見つからない。そんなことがあるはずだ。会話も無理に合わせようとしなくてよくて、利用者も十人十色なので、会話が好きな人、苦手な人、発語ができない人、手話などのツールを利用してやり取りをする人など、さまざまなので、職員のやり取りを見ながら、まずは隣に寄り添うことから始めるとよいと感じた。特に利用者とかかわる際には、非言語のコミュニケーションを意識し、利用者の言葉の裏に隠された感情や思いなどを汲み取ることもコミュニケーションを行ううえでは大切であり、アセスメントなどの面接場面にも活かされてくる。

　特別養護老人ホームは長く生活している人が多いことから、「どんなことをこれからしたいのか」などの聞き取りなども行うと面白い。

　またデイサービスやショートステイ、訪問介護や訪問看護、地域包括支援センターなどのサービスが施設内に併設をされていることも多いので、施設内の他職種、施設内ではあるけど、他のサービス機関など役割や機能、連携についても関心をもって見ると視野が広がると感じた。実習も日にちが経つにつれて緊張も低下していくので、体調や怪我に注意して臨んでほしい。

（兼平悠希）

4. 相談支援事業所での実習

A. 相談支援事業所とは

相談支援事業所とは、障がいのある人からの相談等に応じ、複雑な福祉サービスをうまく利用することができるように、支援を行う事業所である。

相談支援の充実を目的とした障害者自立支援法（現、**障害者総合支援法**）の改正により、2012（平成24）年4月からは、基本相談支援、地域相談支援および計画相談支援に分けられそれぞれ指定を受けて事業を運営されている（**図7-2**）。

図7-2　相談支援体制図

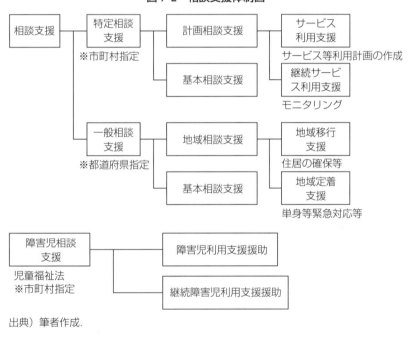

出典）筆者作成.

B. 支援・活動の具体例

［1］身近な相談窓口としての相談支援事業所

障害福祉サービスと一口にいっても、多様なサービスがある。病気や障がいにより、「選択」や「判断」することが難しい状況の中、多様なサービスを調整することはかなりの労力や時間が必要である。地域の身近な相談できる窓口として、**相談支援専門員**を配置している「相談支援事業所」

障害者総合支援法
正式名称は「障害者の日常生活及び社会生活を総合的に支援するための法律」。2005（平成17）年に障害者自立支援法として成立。同法の改正に伴い現在の名称に変更されている。

基本相談支援
障害福祉サービスのさまざまな問題について、障がい者等からの相談に応じ、必要な情報提供と助言を行う。

地域移行支援
障害者支援施設および精神科に入所・入院している障がい者に対して、住居確保や障害福祉サービスの体験利用、宿泊等のサポートを行い地域生活に移行するための相談、同行支援などを行う。

地域定着支援
居宅において単身または家族の支援を受けられない障がい者に対して、常時の連絡体制を確保し、障がいの特性に起因して生じた緊急事態等に、相談・緊急訪問・緊急対応等を行う。

障害児相談支援
児童福祉法に基づく福祉サービスの1つ。障害児通所支援の利用を申請し、障害児の抱える課題解決や適切なサービス利用に向けた支援を行う。

相談支援専門員
障がいのある人が安心した暮らしを営むことができるように、障害福祉サービス等利用計画の作成や地域生活への移行・定着に向けた支援を担う。

を活用する方法がある。相談があった際には、丁寧にアセスメントを行い、ニーズ把握を行う。その結果、本人の強み（エンパワメント）を最大限に発揮することができ、積極的に人生を送ることができる。本人も、その周りの人びとも、幸せに生きていく（ウェルビーイング）ことができるように支援することが大切である。

［2］相談支援事業所の主な支援内容

　1つ目としては、利用者が新規や継続をしてサービスを受けるには、相談、アセスメント、**サービス等利用計画書**[(1)] の作成、サービスの調整、情報提供、**継続サービス利用支援（モニタリング）**[(2)]、サービス担当者会議などといった一連の流れが必要である。よって「**福祉サービス等の利用援助**」を行っている（**図7-3**）。2つ目は、各種支援施策に関する助言・指導などを行う「**社会資源を活用するための支援**」である。3つ目は、社会生活上における助言や支援などを行う「**社会生活力を高めるための支援**」である。4つ目は、ピアカウンセラーによる相談対応やピアカウンセラーの教育機関・学習会への派遣等を行う「**ピアカウンセリングに関する業務**」である。5つ目は、成年後見制度活用支援、虐待防止のための取組み等を行う「**権利擁護のための必要な支援**」である。6つ目として、各市町村に応じて**基幹相談支援センター**等機能強化事業の委託事業、住居等支援事業（居住サポート事業）などを行う「**その他の事業**」がある。

サービス等利用計画書
障害児・者が希望する生活、安心した暮らしを送るため、障害福祉サービスを利用するに当たり、サービスの内容や目標、利用頻度を総合的に盛り込んだ計画を作成する。

継続サービス利用支援
障害福祉サービス利用開始後、支給決定期間内の一定期間ごとに、作成したサービス等利用計画が適切かどうかモニタリングを行い、必要があればサービス等利用計画の見直し等の支援を行う。

ピアカウンセリング
peer counseling
1970年代初め、アメリカの自立生活運動の中で始まった。同じ立場の人による、カウンセリングを指す。

基幹相談支援センター
地域の障害者相談支援業務の中核的な役割を担う機関として、総合相談・専門相談、地域移行・地域定着、権利擁護・虐待防止、地域の関係機関のネットワーク化に努める業務を行う。

図7-3　障害福祉サービス利用までの流れ

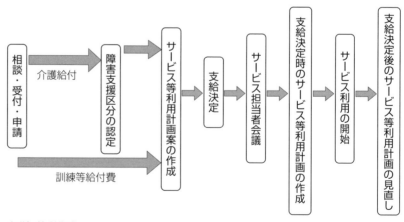

出典）筆者作成.

C. チームアプローチと地域社会との関係

[1] 事例

> 知的障害のある 20 歳男性。療育手帳所持。ADL は一部支援が必要。金銭管理はできない。母と二人暮らし。母には持病がある。将来を考え、支援を受けながら生活できる場所を本人、家族が希望したため、グループホームの利用を開始するが「寂しい」と話し、心身ともに落ち着かない。毎日本人の意向が変わるため、その都度本人の気持ちに寄り添いながら、関係機関で継続した支援を行っている。

[2] 主な支援内容

①訪問実施・本人、家族と支援開始の合意形成、相談支援の契約。

②相談支援サービス等利用計画案の作成。

③障害福祉サービス利用のためのサービス事業所の見学・利用調整。

④安定した経済基盤の確立：生活保護、障害年金の申請、就労（一般・福祉的）の検討。

⑤医療サービスの利用調整：**自立支援医療**の申請、精神科デイケア・訪問看護、**訪問薬剤管理指導**等の利用の調整。

⑥成年後見制度活用に向けての調整：成年後見センターへの相談、成年後見制度申し立ての手続き支援。

⑦その他：引っ越し業者手配、傾聴ボランティアの調整等。

このように福祉サービスを利用するプロセスは、さまざまな申請手続きを経たうえで、実際に支援を行う機関とつながっていき、支援のネットワークが広がっていくのである（**ネットワーキング**）。

本人の思いを出発点として、社会福祉士である相談支援専門員を中心として、各々のサービスを**コーディネーション**していく。また**ケアマネジメント**[3]の手法を発揮し、チームとしての支援体制（チームアプローチ）を構築していく。そのプロセスの実際は「連絡」「調整」を地道に繰り返し、一つひとつ積み重ねていくことである。

相談支援専門員が1人で支援できることには限界がある。そのため、地域のさまざまな社会資源とつながり、情報を得ることで、相談員の知識が増え、支援の選択肢の幅を広げることにもつながっていく。その結果、利用者にとっては生活の質の向上につながり、支援者にとっては支援の質の向上やモラルダウンの防止にもなる。「つながる」ことで利用者やその家族、支援者をも「孤独」にさせない。チームアプローチの本質とはそういった部分にあるのではないかと考える。

ADL
activities of daily living
「日常生活動作」と訳す。

自立支援医療
心身の障害を除去・軽減するための医療について、医療費の自己負担額を軽減する公費負担医療制度。

訪問薬剤管理指導
主治医の指示や薬学的な管理計画に基づいて服薬指導から薬歴管理等を行う。

ネットワーキング
networking
福祉課題等の問題を解決する時に、さまざまな機関、職種、地域住民等が連携・協働しアプローチすること。

コーディネーション
coordination
「連携」「協働」「繋がり」を主とした援助技術。

ケアマネジメント
利用者が地域社会による見守りや支援を受けながら、地域での望ましい生活の維持継続を阻害するさまざまな複合的な生活課題（ニーズ）に対して、生活の目標を明らかにし、課題解決に至る道筋と方向を明らかにして、地域社会にある資源の活用・改善・開発を通して、総合的かつ効率的に継続して利用者のニーズに基づく課題解決を図っていくプロセスと、それを支えるシステムのこと。

D. 実習生に求めること

①障害福祉の法制度の理解：障害福祉施策の法制度の歴史的変遷を理解することが、現在の障害福祉の現状理解につながる。

②障害福祉サービスおよびそれに関係するサービスの理解：障害福祉サービスの種類、内容等の理解。障害福祉分野に限らず、医療・保健・介護・年金・雇用・インフォーマルサービス等幅広く学習して欲しい。

③他職種理解：相談支援専門員はさまざまな機関や職種と連携して支援を行う。社会福祉士以外の職種の役割等についても理解に努めて欲しい。まずは相手のことを理解したいという姿勢を自ら示すことが、お互いの信頼関係を築いていくきっかけの一歩となる。

④地域の社会資源の理解：実習地域の福祉の現状と特徴を理解する。

⑤相談援助職の基本姿勢の理解：「相談支援」に関する必要な価値・知識・技術の理解を深める。

⑥疾病・障がいの理解：疾病や障がいに対する知識は、障害福祉の援助に携わる者として必須。正しい知識をもつことは、「先入観」を減らし、正しく利用者理解をすることにつながる。

　最後に「相談支援」は日頃の自分自身の人生観が反映されるものだと考える。自分を大切にして、豊かな人生を実習生自身も日頃から送っていてほしい。さまざまな人と出会い、自分以外の考えや多様な生き方を知り、その中から沢山学んでほしい。「ごくごく普通の当たり前の生活」という視点は、「相談支援」を行ううえでは、とても大切な感覚である。勉強は大変だと思うが、積極的に前向きに、地道に一生懸命に、一つひとつ学習に取り組んでほしい。「相談支援」がそうであるように。あなたの「誠実」な生き方や気持ち、姿勢は必ず利用者やその家族、支援者に伝わるものだと思う。その「誠意」が実りある実習につながっていくのではないかと考える。

注）
　　　ネット検索によるデータ取得日は，2023 年 1 月 6 日.
(1)　WAM NET「サービス利用支援」.
(2)　WAM NET「継続サービス利用支援」.
(3)　「相談支援の手引き」厚生労働省ウェブサイト『障害保健福祉種間課長会議資料（平成 17 年 12 月 26 日）』資料 4-2.

コラム　相談支援事業所で学べることは―先輩からの一言

　私は、**相談支援事業所**での実習を行ったのだが、配属された事業所は「特定相談」「一般相談」「基幹相談」の３つの機能を併せもっていることを実習に行ってから知った。実習では、相談支援事業所の機能や役割を学んだあと、相談員に同行して相談場面を見学したり、さまざまな関係機関を見学し、講義を受けたりすることができた。配属先には８名の相談員がいたので、すべての相談員に同行させていただき、相談にはそれぞれの相談員の個性が生きることや、利用者との関係の築き方や相談支援のあり方についての考え方の違いにも触れることができ、大変勉強になった。配属先では、サービス利用にかかわる相談だけでなくあらゆる相談に対応していることや、地域の支援体制の強化の機能ももっていることから、多くの情報が集まっていて、自分の知識を広げることができた。また、自立支援協議会の事務局でもあったので、多くの会議にも同席し、地域の抱える課題やその解決に向けての取組みがどのように進められているのかを知ることができ、ミクロなソーシャルワークとメゾ、マクロなソーシャルワークのイメージをつかむことができた。実習の後半はケース研究を計画していたのだが、23日間の実習期間内では、同じ利用者と複数回会うことは難しく、しっかりとしたケース研究はできなかった。今までの経過記録を見せていただいたうえで、今の状況や希望を聞き取らせてもらい、サービス等利用計画書を試作する実習となった。

　指導者に「実習で何がやりたいのか」と、何度か聞かれたが、漠然としたイメージで臨んでしまったので、相談支援事業所ではどんな実習ができるのか把握することや自分が学びたいことが何なのかをはっきりさせるのに時間がかかってしまった。事前に、その事業所について調べてイメージしておくことが大切だったと反省した。また、その地域の福祉の制度については、市町村等のホームページや冊子などで知る方法があるので、事前に入手しておくのがよいと思う。そうすることで、実習中に疑問に思ったことを調べやすくなると思う。

　実習でさまざまなケースに触れ、きれいごとではない当事者の現実を知り、紙面でしか知らなかった関係機関が現実のものとなった。実習は、知識と現実を結びつけられる貴重な機会である。自らも「自己決定」を大切にして、意欲的に実習に臨んでほしい。

（山川昌子）

5. 障害者就業・生活支援センターでの実習

A. 障害者就業・生活支援センターとは

障害者雇用促進法
正式名称は「障害者の雇用の促進等に関する法律」。障害者の職業安定を図ることを目的とする法律。障害者に対し職業生活における自立を実現するための職業リハビリテーション推進、また事業主が障害者を雇用する義務を始め、差別の禁止や合理的配慮の提供義務等を定めている。

　障害者就業・生活支援センター（以下、センター）は2002（平成14）年の**障害者雇用促進法**改正によって創設され、障害者の職業生活における自立を図るため、雇用、保健、福祉、教育等の関係機関との連携のもと、障害者の身近な地域において就業面および生活面における一体的な支援を行い、障害者の雇用の促進および安定を図ることを目的として開始された事業である。就業およびそれに伴う日常生活上の支援を必要とする障害者や事業主に対し、センター窓口での相談や職場・家庭訪問等を通して、就業や日常生活、地域生活に関する相談や支援、雇用管理についての助言のほか、地域の関係機関との連絡調整等、多岐にわたる業務を展開している。

　運営主体は国と都道府県から事業委託をされた公益法人や社会福祉法人、特定非営利活動法人等であり、2022（令和4）年4月現在で全国338ヵ所に設置され、「なかぽつ」「就ぽつ」とも呼ばれている。

　近年は障害者雇用の進展に伴い、設置数、相談登録者数（2022年3月現在21万199人で、前年度比2.8％増）いずれも増加を続けており、障害者本人や雇用する事業主にとって、住み慣れた地域で働き続けたいという望みに応えるための相談窓口として重要な役割を担っている。また、地域における関係機関の連携拠点として、就労支援機関等に対するスーパーバイズや困難事例の対応といった基幹型としての機能も期待されている。

　一方、事業の実態として、設置されているセンターごとに地域実情の違いが大きいこと（例：都市部と地方では人口動態を始め社会資源や企業数等に開きがあること、担当するエリアの面積規模等）、また、相談者の障害種別や相談ニーズの幅が広く、課題も多岐にわたることから、それぞれの地域の実態に合わせた事業運営の工夫が求められている。

　事業運営に際しては社会福祉士の設置基準としての規定はないが、広範な障害に対応できる知識やノウハウとともに、「福祉」と「雇用」の両面に通じて、その間の橋渡しやコーディネートスキルを併せもつことができる人材が必要であり、社会福祉士としての知識や技術が支援のうえではますます重要となっていくことが考えられる。

B. 支援・活動の具体例

　先述の通り、センターでの活動は障害者への窓口等での相談や職場訪問等による指導、相談が主たる業務である。また、就業のみではなく日常生活等に関する相談、支援が実施されているところが事業の特色といえる。

　具体的業務については、①就業に関する相談支援、②職業準備訓練や職場実習のあっせん等の就職に向けた準備支援、③ハローワーク同行や応募書類の作成、採用面接に関する助言等の求職活動支援である。また、④就職後の労働環境への順応や安定を図るための職場定着支援や休職者の職場復帰に関する支援、⑤企業や事業主に対しては障害者それぞれの障害特性を踏まえた雇用管理に関する助言等、障害者と企業双方にとってよりよい環境を整えるためのサポートや連絡調整等を行っている。

　生活に関する支援としては、①生活習慣の形成、健康管理、金銭管理等の日常生活の自己管理に関する助言、②住居、年金、余暇活動等の地域生活、生活設計に関する助言等、職業生活全般において必要な知識やスキルを身につけるための助言を主とした支援を行っている。また、職場定着および就労促進に関する支援として、在職者やセンター登録者を対象に職場での悩み等を当事者同士で話し合うグループワークや交流会といった在職者交流活動やピアサポート活動も事業の一環として実施している。

　各項目の業務を円滑かつ有効に実施するためには、ハローワークや**地域障害者職業センター**、福祉施設等の関係機関と連携した支援が肝要になってくるため、各機関を参集した連絡会議の開催や**（自立支援）協議会**等への参画を通し、ネットワーク形成や地域課題の共有を図っている。昨今では地域の支援機関の連携を図るハブ機関として上記ネットワーク形成のほか、地域全体の就労支援水準の底上げを図ることを目的に、センターがもつ支援ノウハウを支援機関および企業担当者等へ移転するといった役目も期待されている。また、個別の相談ニーズ対しては個々の状況を見極め、適切な資源や福祉サービス等につなげるためのコーディネート機能やアセスメントスキルも求められる等、1つのセンターにおいても幅広い業務を担っているのが実情である。

C. チームアプローチと地域社会との関係

[1] センターに求められる役割

　センターの役割は地域社会の中で障害者の職業的自立を図ることを目的としているため、関係機関との連携やネットワーク形成は重要なキーワー

地域障害者職業センター
障害者雇用促進法の規定により高齢・障害・求職者雇用支援機構が設置した障害者の職業リハビリテーションの拠点となる施設。全国47都道府県に設置されており、職業評価、職業指導、職業準備支援等の各種の職業リハビリテーションを実施している。

協議会（自立支援協議会）
障害者自立支援法等の一部改正により、2012（平成24）年4月から法定化された。地域の関係者が集まり、個別の事例を通じて明らかになった地域課題を共有し、地域のサービス基盤の整備を進めていく役割を担っている。

ドである。たとえば、障害者の就業や雇用促進を図るうえではセンター単独での支援には限界があるため、ハローワークを始めとした労働行政のほか、福祉、医療、企業団体等、個々の課題やニーズに応じて多岐にわたる機関とのチームアプローチが不可欠となってくる。対象となる障害者の障害特性や各機関の役割等を十分に把握し、連絡調整を図りながら必要な資源やサービスの架け橋になることが支援担当者には求められる。

［2］ 事例による解説

(1) ケース内容

> 統合失調症により、入院していた人の社会復帰や就職について精神科医療機関から支援要請があった。当該者はこれまでにも退院後の服薬管理の不十分さからコンディションが安定せず、また、一般求人で職に就くが体調や職業能力に見合った職種の選択ができず、直ぐに退職や入退院を繰り返す状態が続いていた。そこで当センターが主体となり関係機関を招集し支援会議を開催、それぞれの機関が役割分担をしながら生活面での安定を図り、福祉サービスを活用した後、**障害者雇用枠**での就職を実現した事例である。

(2) 主な支援内容と連携機関

- 服薬管理を安定させるために訪問看護による家庭訪問（医療機関）
- 社会復帰のリハビリテーションとしてデイケアの活用（医療機関）
- 経済面での保障として障害年金の申請（市役所）
- 精神障害の状態にあることを認定するために障害者手帳の申請（市役所）
- 就職準備として福祉サービスの利用（相談支援事業所、就労移行支援）
- 職業能力を把握するための職業評価の活用（職業センター）
- 模擬的な就業体験として職場実習の実施（当センター、企業）
- 障害者求人の紹介、応募、**トライアル雇用**の活用（ハローワーク）
- 職場定着を図るための支援（当センター）

※（ ）内は連携機関

本事例では障害者の職業的自立を実現するために複数機関が連携し、それぞれの専門性を活かしながら社会復帰を果たしたチームアプローチである。この場合に重要であるのは、支援機関同士の連携や専門性はもとより、そこに至るまでのネットワーク形成である。常日頃から地域社会の中で他機関、多職種等との連携や協働を意識した活動が円滑な意思疎通につながり、各機関互いの役割を理解した中で障害者の自己実現に向け協力することができた好事例である。

障害者雇用枠
国や自治体、企業に対して「一定の人数障害者を雇わなければならない」というルールが定められている。このルールに則り設けられている障害者専用の求人。

トライアル雇用
ハローワークが紹介する就職が困難な求職者等に原則3ヵ月間試行雇用することにより、適性や能力を見極め、期間の定めのない雇用へ移行する雇用制度。

D. 実習生に求めること

センターは障害者雇用促進法に基づいて設置されている事業であることから、まずこの法律の目的や理念、**職業リハビリテーション**について把握しておくことがポイントである。また、**障害者総合支援法**適応の就労支援施設とは制度上の違いがあることは理解しておきたい。

センターの主たる業務は相談援助や企業、地域を対象としたサポートであることから、対人援助の基本であるバイステックの7原則を始め、センターが担当するエリアの地域特性や社会資源、近年の経済活動の変化等は事前に把握しておくことが望ましい。

実習では実際のソーシャルワークに携わることも想定されるが、困難や葛藤の中にある相談者と接するということを念頭に置いた対応が当然ながら求められると同時に、就業の実現や職業的自立という観点においては未来志向の視点をもったかかわりも忘れてはならない。支援者の質問の根拠や意図等はしっかりと把握し、どのような障害特性の人がどのような希望をもち、言葉の背後にある感情や真意を限られた時間の中で汲み取るスキルや洞察力も必要とされる。相談者の表情や視線、心の動きを観察する等の非言語的な情報を把握することもソーシャルワークの中では大切なポイントといえる。一方、相談者側も支援者を観察している場面であることから、上からの目線での言動等を示していれば、当然ながら相談者も反応してしまう。そのため、双方向でのコミュニケーションは不可欠である。その意味では日頃から支援者（実習生）自身も自分の性格特徴や自己洞察を行っておくことが大切である。

また、センター事業として企業や事業主支援といった役割もある中、特に障害者雇用を進めるに当たっては、視点が障害者側に偏ってしまわないよう事業主側の視点をもつことも大切であり、双方の立場を理解しながら俯瞰的に見ることが非常に重要といえる。

現場実習は障害者の苦労や可能性等、現実に直面する場であり、実践場面でなければ体感することができない社会福祉士としての知識や支援ノウハウ、感性を磨き、より多くの学びを肌で感じとってほしい。

職業リハビリテーション
障害のある人が職業指導、職業訓練、職業紹介等、さまざまな支援を通じて、職業生活における自立を図ること。障害者雇用促進法では就業・生活支援センターは職業リハビリテーションの実施機能として位置づけられている。

障害者総合支援法
正式名称は「障害者の日常生活及び社会生活を総合的に支援するための法律」。

コラム 実習を行うためにやっておくこと—先輩からの一言

　私は、**障害者就業・生活支援センター**で実習を経験した。

　障がい者の通所や入所、就職などの支援をそれぞれで見る機会はあるかもしれないが、なかなか就職面の支援と生活面の支援を一体的に行う機関は少ないので、両側面から見ることの大切さを学んだ。指導者から「就職先ではしっかりしているものの、家に行くと、ごみの問題や金銭管理など、生活が乱れている事実を目の当たりにすることがある。生活の乱れが、仕事に影響を及ぼすので、双方の支援が必要だ」という話を聞いたときには、その双方の視点の大切さを理解した。

　広く実習の話をすると、実習前に行うこととして、自分が行う実習先の分野の知識を集めることが大切だと理解した。理解していなければ、せっかく質問をするチャンスがあっても、知識が足りずにあまりよい質問などが思い浮かばずに実習中に悩むことが多かった。そのために、実習前に、その分野の教員や実習に行った先輩のアドバイスなどを聞くこと、ボランティアなどに行くことも大切だと思う。

　次に、成功というものをあまり考えないことが大切と考える。自分は実習中に失敗を恐れて、利用者とのやりとりが消極的になってしまっていた。そのときに実習担当の教員から、何が成功かを聞かれ、自分でも何が成功なのかよくわからなかったが、同時に実習に明確な成功というものは存在しないのではと思った。そう思いだした翌日には、積極的に利用者とのやりとりができるようになり、とても有意義な実習を行うことができた。その後、就職先でも利用者とのやりとりを積極的に行うことができた。最初は、慣れることに精一杯で、戸惑うことが多々あるだろうが、明確な成功などはなく、1つ失敗することで1つ成長をしていくことができるだろう。失敗を恐れずに利用者とやりとりを行い、1つずつ成長をしてほしいと思う。

　就職面の支援と生活面の支援を一体的に行うために、公共職業安定所、地域障害者職業センター、社会福祉施設、医療機関、特別支援学校等の関係機関と連携しながら、障害のある人の就業および生活に関する指導や助言、職業準備訓練のあっせんなどを行っているため、実習中は外部に行くことも多く、服装やマナーの知識も必要だと感じた。

（広木威大）

6. 就労継続支援 B 型事業所での実習

A. 就労継続支援 B 型事業所とは

　就労継続支援 B 型事業所（以下、就労継続支援 B 型）は、古くは障害者授産施設として訓練や職業を与え自活させることを目的として運営されていた。しかし身体障害・知的障害・精神障害といった障害種別ごとに根拠法が異なり、また生産活動ではなく日々の生活訓練や創作活動を活動の中心に置く所もあった。障害者自立支援法・障害者総合支援法に至る中で障害の区別なく受け入れが可能になるとともに一般企業で就業が難しくなった人や就労継続支援 B 型に通うことが適切と判断された人などに対して、就労・生産活動の機会の提供やその他就労に必要な訓練等を行うことに再定義された。また、**第一種社会福祉事業**から外れたため、設置主体は社会福祉法人が約 4 割のほか、営利法人や NPO 法人など多岐にわたっている。

　近年は、地域住民やその他の関係者と協働して地域づくりを行う所がある一方、一般就労への移行に積極的な所があるなど多様な働き方や社会参加を支援している。

第一種社会福祉事業
利用者保護の観点により高い公益性と安定性が求められることから国・地方公共団体・社会福祉法人が運営する。

B. 支援・活動の具体例

　就労継続支援 B 型において社会福祉士が行う業務には主に生産活動支援、就労支援、余暇支援、生活支援などがある。社会福祉士の設置基準としての規定はないが、単に働く場所を提供するという狭義なものではなく、障害者の人生をどう支えるかという観点（縦断的・横断的観点）では、企業、医療、教育、介護などさまざまな社会環境と本人をうまく調整、連携すると共に必要に応じて社会環境自体を変化させることが望まれている。

[1] 生産活動支援

　事業の根幹であり、部品の組み立てや食品の製造、清掃、リサイクルなどさまざまな生産活動を行い、自立の一助になる工賃を支給すると共に社会参加の機会を提供している。就労継続支援 A 型と異なり、雇用契約を結ばないため、最低賃金による制約は受けない。しかし近年は工賃向上の

ために上記に挙げた以外に機械化の推進、農業やアプリの制作などより幅広い作業内容への進出や在宅利用する人も始めている。社会福祉士としては、生産活動の発注元や自主製品の開発、販売先の開拓などの工賃向上へ向けた動きや企業や地域とタイアップした社会参加の機会の提供を行う。

［2］就労支援

社会人としての基本的なマナーである挨拶、報告連絡相談などを身につける訓練を実施し、一般就労を望む障害者に対しては就労移行支援の紹介や一般企業への就職支援を提供する。また就職した後も一定期間就労の定着支援を実施しているところもある。社会福祉士としては、作業能力や社会人としてのマナーの向上を図るとともに支援を実施する中で地域や社会で生きていく力を育んでいくことや一般企業と本人を結びつけ、企業人としての人生を創造していく。

［3］余暇支援

生産活動では身につかない社会経験や精神的な活力を生み出すために外出や趣味活動などを提供する。社会福祉士としては、事業所内の支援により本人の創造力の向上を目指すとともに地域社会や家庭でもその力が発揮されるように相談支援や移動支援事業所などと連携する。

［4］生活支援

整容
洗顔、整髪、歯磨きなどの身だしなみを整える。

規律的な生活リズムや食生活、**整容**など生活するための基本的習慣が行えるように支援する。社会福祉士としては、生活リズムの構築、整容や生活技能の習得などを目指すとともに家庭や地域社会などのインフォーマルな支援、相談支援や居宅介護などのフォーマルな支援に働きかけていく。

［5］地域支援

町内会への参加やバザー、場所貸し、実習、ボランティア受け入れなどを通し地域社会と触れあい、障害の理解を促進する。また地域に埋もれている障害者に対し、身近な相談や社会参加の場を提供する。こうした形から一歩進み、障害の枠にとどまらない地域課題を解決することに目を向けた事業（地域協働）も始まっている。

C. チームアプローチと地域社会との関係

就労継続支援Ｂ型事業の職種としては、管理者、サービス管理責任者、

生活支援員、職業指導員、目標工賃達成指導員、事務員などがある。法人や事業所の理念や経営方針、利用者個々の個別支援計画に基づいて、すべての職種が連携しながら支援を行っている。

［1］ 利用開始

　相談支援事業所や家族などと事業所を見学する中で本人に合った作業・支援内容や工賃、立地条件などを見極め、市区町村の障害福祉担当窓口に利用申請を行う。就労の場であるため、利用に当たっての障害支援区分認定は必要ない。ただ特別支援学校の高等部生など働いた経験がない人に関しては、就労アセスメントにより本人にとって適当であるかの判断が必要である。本人の力やニーズにより働く場所はさまざまであるため、利用開始時の**インテーク面接**を行う際には、利用前情報について本人や家族、必要があれば退職した会社や福祉事業所などから聞き取ることもある。また退職した会社や福祉事業所などからうまく移行できず長期間在宅で過ごしていることもある。その場合相談支援など共に利用に向けて根気強く働きかけていくことが大切である。

インテーク面接
利用者が抱える課題や主訴を明らかにする目的で行う初回面接。

［2］ 就労生活

　本人・家族のニーズに支援者の専門的見地を加味した個別支援計画に基づき、就労支援、生活支援などを行っていく。

　就労支援は、職業指導員や**目標工賃達成指導員**を中心に行われる。工賃を拠出するため、発注先企業や自主製品の顧客や販売先、材料の仕入れ先などと連絡を取るとともに障害者自身の訓練も併行していく。高年齢になっても働きたいと考える障害者も増えてきており、それに応えていくことも大切になってきている。また本人や家族と話し合う中で一般就労を望まれた場合、必要に応じ専門性を補填するために障害者就業・生活支援センターや職業センター、ジョブコーチなどと協働する。

目標工賃達成指導員
工賃向上計画の目標工賃を達成するために作業の受注や作業工程の効率化を図る。

　生活支援は、生活支援員を中心に行われる。本人、家族、本人の主治医や事業所の嘱託医といった医療や心理関係者と連携を取り、健康管理について確認していく。次に規則正しい生活が送れるよう、たとえば洗濯や掃除、早寝早起きができるように家族や共同生活援助・居宅介護などの事業所と協力し支援を行う。余暇活動では移動支援以外に地域のサークルなどの集まりや教室、ボランティアなどの力を借りていく。

　また昨今はニーズに応じて複数の事業を使い分ける方も増えてきたため、介護保険事業所や他障害福祉事業所などとの調整・連携し、本人の生活を支えていく必要がある。

［3］利用終了

主な理由としては、就職、他事業所への異動、居宅生活、死去などが挙げられる。就職後に就労定着の部分を就労定着支援事業所や障害者就業・生活支援センターに委ねる場合等は、支援が縦断的につながっていくように本人の同意のうえ、これまでの支援変遷や本人の意向などを伝えていく必要がある。

D. 実習生に求めること

就労継続支援B型は、「障害者の働く」を中心に支援する。それは単に生産活動を指すものではなく、「人生の一部」と捉えるアプローチが必要になる。そのために事前学習として同様の「障害者の働く」を担っている一般就労、就労移行支援や就労継続支援A型との違いを知識として認識する必要がある。同時に自分自身の「働く」という意味や「障害者の働く」という意味について考えていくことで法律上の存在を自分の中に取り込むことができる。次に対象者の障害についての理解を行う。障害はどういった状態で判断されるのか、それに伴う心身機能・身体構造、活動、参加へ与える影響を理解する。同時に環境因子や個人因子が異なる場合はどうなるかを想像する。最後に実習先の法人・事業所の理念、経営方針、立地条件や社会資源などの調査・学習を行い、フォーマル・インフォーマル含めた環境因子について理解する。

実習中は、障害者を各々の労働者として尊厳をもってかかわっていく。また、実習生が入ることで新しい風が吹くというよい部分があると同時に各個人のコンフォートゾーンを犯す可能性があるということを認識していく必要がある。そのため、法人・事業所の理念、経営方針や各利用者の特性や個性に応じて運営されていることを理解して、順応していく必要がある。その中で生まれてきた疑問点は、TPOに配慮しながら実習指導者に質問し、背景の理解を深めていく。また実習期間での学習効果を高めるために事前学習で学んだ働くことの意義の検証、ICFに基づいた障害理解、人間全体を見ることを積極的に行う必要がある。そのために障害者や支援者の負担にならない範囲で積極的にかかわり、理解していく必要がある。

実習後は実習の中で学んだものを自己消化し、事例として一般化すると共に事前学習や実習中に感じた不足していた知識の吸収、環境因子の整理や再構築、「働く」についての自分なりの見解を導き出せるように努める必要がある。

コンフォートゾーン
comfort zone
慣れ親しんだストレスがなく居心地のいい場所。

ICF
International Classification of Functioning, Disability and Health
日本では「国際生活機能分類」と訳される。

コラム　働く幸せ、支える幸せ──先輩からの一言

　事前学習で読んだ文献から、**就労継続支援B型事業所**は利用者一人ひとりが黙々と作業をする場所で、いつもと違うことが起これば利用者はパニックになってしまうと考えていた。しかし実際に施設に伺うと全く想像と異なっており、初めは大層驚いた。

　まず、基本的には一般的な職場と大差ない作業所といった雰囲気であった。そして、一人ひとりが別々の作業を任されているものの、施設全体を通してチームプレーで仕事をしている印象を受けた。職員から違う仕事を任されれば即座に取り組み、注意を引こうとしたり、和を乱そうとする利用者がいると他の利用者が注意をしたりしていた。この時点でも十分な驚きだったが、最も私が感動したのは、利用者の視野の広さや勘の鋭さである。補充しなければならないものがそのまま放置されていると、別の仕事を任されていた利用者が何も言わずとも自ら補充したり、職員や実習生が探し物をしていると、いち早く何を探しているのか察し、手渡してくれたりした。彼らはただ受動的に働きに来ているのではなく、「自分たちの働く場」という意識をもって、自らの力で居心地のよい環境にしていこうという思い、つまり主体性があるという事実が垣間見えた。彼らの前向きな姿勢は見習わねばならないと切に感じた。

　B型事業所は、利用者一人ひとりとかかわりながら一緒に作業をする福祉施設としての役割を担っているのはもちろんのこと、高工賃を維持するため経営の見直しを図る一般企業的なニュアンスも含んでいた。事業所が加入する組織でデータを抽出しながら工賃の動向や施設ごとのランキングを出したり、無駄な経費は見直してコストカットを図ったりもしていた。事業を始めたばかりの時や新型コロナウイルスの影響で仕事が少なくなった時は、飛び込みで営業に行ったりもしていたという。B型事業所で働く職員には、利用者の言動や感情の機微を漏れなく汲み取る繊細さも必要だが、「利用者の工賃を維持・向上させていく、私が利用者の暮らしを守っていく」という思いのもと努力できる強いエネルギーも必要不可欠であるということを学んだ。

　十人十色の個性をもつ利用者に対する福祉的支援、そして彼らが不自由なく暮らせるような金銭的・社会的支援。他の福祉施設にはない支援のあり方には、難しさとそれに勝るやりがいがあるのだということを学ぶことができた。

　　　　　　　　　　　　　　　　　　　　　　　　　　　（中島　麗）

7. 生活介護事業所での実習

生活介護事業
障害者総合支援法（障害者の日常生活及び社会生活を総合的に支援するための法律）の5条7項を根拠としている。

全国の生活介護事業所数
この調査の件数には障害者支援施設の昼間実施サービスとして提供されている生活介護事業は含まれていない。

障害支援区分
市町村が障害福祉サービスの種類や量などを決定するための判断材料の1つとして、障害の多様な特性その他の心身の状態に応じて必要とされる標準的な支援の度合を総合的に示す区分。区分1（軽度）から区分6（重度）までの6段階で示される。

特定相談支援事業所
市町村が指定する相談支援事業所のうち、障害福祉サービスを利用するためのサービス等利用計画を作成したり、作成したサービス等利用計画が最適かどうかをモニタリングし、必要な場合であれば見直しや修正を行いよりよい生活を送れるよう支援する事業所。サービス等利用計画やモニタリング報告書は相談支援専門員が作成する。

サービス等利用計画案
障害福祉サービスを利用するために市町村に提出する計画書案のこと。これを基に市町村の支給決定がされる。利用する障害サービス事業所が決定した後は案の字を取ってサービス等利用計画書として市町村に提出する。

A. 生活介護事業所とは

　生活介護事業所とは、常に介護を必要とする人に対して、主に昼間において、入浴・排せつ・食事等の介護、調理・洗濯・掃除等の家事、生活等に関する相談・助言その他の必要な日常生活上の支援、創作的活動・生産活動の向上のために必要な援助を行う事業所である[1]。

　生活介護事業は、障害者支援施設で施設入所支援と併せてサービス提供される場合と、在宅生活を送る障害者が通所利用する場合がある。

　厚生労働省発表の「令和3年社会福祉施設等調査の概況」[2]によると、2021（令和3）年10月1日時点の全国の生活介護事業所数は9,056事業所である。生活介護事業は、障害者自立支援法が完全施行された2006（平成18）年10月以降、1度も減ることなく増え続けている障害福祉サービスである。

　生活介護事業を利用するためには、**障害支援区分**の判定が必要である。その判定の結果で**表7-3**のように整理されている。

表7-3　生活介護事業を利用できる対象者

①障害支援区分が区分3（障害者支援施設等に入所する場合は区分4）以上である者
②年齢が50歳以上の場合は、障害支援区分が区分2（障害者支援施設等に入所する場合は区分3）以上である者
③生活介護と施設入所支援との利用の組合わせを希望するものであって、障害支援区分が区分4（50歳以上の者は区分3）より低い者で、**特定相談支援事業所**による**サービス等利用計画案**を作成する手続きを経た上で、市町村により利用の組合わせの必要性が認められた者

出典）筆者作成.

　また③のうち、2012（平成24）年4月以前よりその施設を利用していた利用者は、2012年4月以降の支給決定の更新時にサービス等利用計画案の作成を行ったうえで、引き続き生活介護を利用することができる特例が原則として認められている。

B. 支援・活動の具体例

　生活介護事業で行われる支援内容は幅広く、障害者総合支援法5条7項では「主として昼間において、障害者支援施設その他の厚生労働省令で定める施設において行われる入浴、排せつ又は食事の介護、創作的活動又は生産活動の機会の提供その他の厚生労働省令で定める便宜を供与すること」と明記されている。平易に表現すると、利用する障害者の主に昼間の生活行為全般の支援と言い換えることができる。なお、**WAM NET** では、以下のように6つに分けてわかりやすくまとめている。

①入浴、排せつ、食事等の介助

②調理、洗濯、掃除等の家事

③生活等に関する相談、助言

④その他日常生活の支援

⑤創作的活動、生産活動の機会の提供

⑥身体機能や生活能力の向上のために必要な援助

[1] 障害の状態や特性に応じて支援内容が異なる

　前項解説の通り、生活介護の利用対象者の判断は障害支援区分が基準となるため、障害の状態や特性が違っても障害支援区分の基準が合えば利用できる。実際、就労支援施設のように作業提供をしている生活介護事業所もあれば、全介助が必要な重度障害者が送迎サービスを利用して通うデイサービス型の生活介護事業所もある。

　作業提供をしている生活介護事業所では、利用者の作業補助や完成品の検品や納品、販売など、就労支援に類似した支援内容も含まれる。他方、全介助が必要な重度障害者が通う事業所では、イベントやレクリエーション、音楽鑑賞などのプログラムを提供する傍ら、食事や排せつ・入浴など身体介護支援が主たる支援になる。近年は、利用者の高齢化・障害の重度化などで**医療的ケア**が必要な利用者が増え、看護職員等を常勤配置する生活介護事業所も増えてきている。

　実習生の視座からすれば、事業所リストで「生活介護事業所」を検索するだけでは提供するサービスの内容はわからないことが想定される。生活介護事業所を実習先にしたい時は、希望する事業所のウェブサイトを探したり、事前訪問の際に支援内容をよく確認するとよい。

[2] 生活支援員が期待されていること

　生活介護事業所では**個別支援計画**に沿って支援が実践されている。計画

WAM NET
独立行政法人福祉医療機構が運営する福祉・保険・医療の総合情報サイト。

個別支援計画
サービス管理責任者が事業所を利用する利用者等の意向、利用者等の適性、障害特性等をアセスメントし、提供するサービスの適切な支援内容等について検討して作成するもの。生活介護に限らず、障害福祉サービスは個別支援計画に基づいてサービスを提供することが義務づけられている。

作成はサービス管理責任者の仕事だが、利用者の生活の様子を最も把握している現場の生活支援員の情報がないと有効な計画は立案できない。生活支援員は、直接支援だけでなくその利用者の家庭環境や生活状況などを把握し、利用者の支援計画に反映できるようサービス管理責任者と情報を共有することが大切である。

C. チームアプローチと地域社会との関係

生活介護事業は、支援内容の広さからかかわる機関や専門職や団体も多岐にわたる。また、事業所が地域社会と良好な関係であることは、その事業所の利用者の利益につながることを支援者は常に意識しなければならない。

そのうえで地域との関係で確実に押さえたいポイントは、生活介護事業所関係者全員がその地域の構成員（住民）だという意識である。平易な表現でいえば、「近所付き合い」「顔が見える関係づくり」である。近所付き合いが良好であれば、その事業所への肯定的な興味や関心につながり、さらにそのことが障害理解につながっていくのである。

障害分野で課題とされる偏見や差別は、障害者とのかかわりの薄さに比例するといってよい。生活介護事業所のほうから**アウトリーチ**するぐらいのかかわりがあってこそ、理解者が増えるのである。多くの生活介護事業所が地域との関係づくりにいろいろな工夫や努力を重ねている。実習生は実習先の事業所が取り組んでいる工夫や努力をしっかりと実感してほしい。

D. 実習生に求めること

生活介護事業所という看板は同じでも、その事業所で行われる支援や活動内容は千差万別である。一方、利用者の日常生活に伴走して支援する生活支援員に求められるスキルは共通するものも多い。

実習期間中に体験する生活支援員業務に臨むに当たり、実習生に意識してほしいポイントをまとめてみる。

[1] 権利擁護の意識をもつ

障害者権利条約を日本が批准したのは 2014（平成 26）年の 1 月である。同条約が国連で採択されたのが 2006 年の 12 月であったので、日本は採択から批准まで約 7 年を要したことになる。それは、この条約の批准のために障害者基本法の改正や**障害者差別解消法**等の国内法の整備が必要であったためである。これを機に障害者の権利擁護の機運は高まり、生活のあら

支援や活動内容
➡ p.111
本節 B. 参照。

障害者権利条約
Convention on the Rights of Persons with Disabilities
日本政府の公定訳では「障害者の権利に関する条約」とされている。2022 年 4 月現在、185 ヵ国が批准している。"Nothing About us without us！（私たち抜きに私たちのことを決めるな！）" というスローガンも有名である。なお、スローガンの和訳は多数存在している。

障害者差別解消法
正式名称は「障害を理由とする差別の解消の推進に関する法律」。

ゆる場面で権利擁護を意識した取組みが実践されている。

実習生は、自分自身の権利擁護の意識確認に加え、その事業所がどのように権利擁護を具体化して取り組んでいるかをしっかりと学んでほしい。

［2］自己決定支援は"待つ"こと

「利用者本位」あるいは「利用者主体」という言葉で表現されることが多い自己決定支援は、日常生活のさまざまな場面で最も大切で必要な支援である。障害の状態や特性により、自分の意思をはっきりと表現できない利用者や、発語ではなくジェスチャーやサインなどで表現する利用者もいて、理解できるまでに相当な時間を要する時もある。そんな時「○○さんはこれが好きだから…」「以前の○○さんはこれを選んだ」など、支援者の経験値で自己決定の機会を奪うことはあってはならない行為である。

実習生はその利用者の自己決定の手段をあらかじめ理解したうえで、自己決定の瞬間を"待つ"ことを実践してほしい。

［3］五感を意識する

実習生は、実習期間中は毎日の実習記録が課せられる。多くの学生が実習期間中最も負担を感じる作業である。生活介護事業の場合、その事業所の取組みが週単位や月単位でプログラムされていることが多いため、20日以上の実習となると、実習期間中に同じ取組み内容の日が何度もあり、記録に苦労する実習生は少なくない。取組み内容が同じ日の場合、実習生は観察の視点や角度を変えることが必要である。

観察の視点や角度を変える1つの手段として、視覚・聴覚・嗅覚・触覚・味覚の「五感」を意識することをお勧めしたい。

「味覚」を例にしてみよう。実習先で給食を食べるときに「味付けや献立にどんな工夫があるのか」と考えるのである。きっと、その事業所の利用者主体の工夫があるはずである。五感の角度からアプローチすれば、観察する視点が変わるだけでなく、類似する日課でも学びのポイントが変わるため、結果的に多角的に事象を検証することができるはずである。

注）
　　ネット検索によるデータ取得日は，2023年1月9日.
(1)　障害者福祉・支援制度研究会編『Q&A 障害者福祉・支援の手引』新日本法規出版，2004，p.468.
(2)　厚生労働省ウェブサイト「令和3年社会福祉施設等調査の概況」.

⬤コラム　みんな同じ人間─先輩からの一言

　私の実習先は脳性麻痺などの重度の身体障害者が通所する**生活介護事業所**であった。食事や排泄等の日常生活面での介助や創作活動・レクリエーション等を行っている事業所である。利用者の中には、言語障害のため言葉を発することができない人がおり、私が話しかけても無反応、無表情であった。当初はそのような利用者に対して、言語障害がある人＝意思疎通ができない人という見方をしてしまった。授業で障害者を障害者としてでなく、一人の人間として見ることが大事だと言われ、そんなことは当たり前だと思っていた自分が、いざ実習で利用者と接すると障害者として見ていることに気づいた。

　それ以降は心を一新して、職員と接する時と同じような感じで利用者と接するように心がけた。たとえ返事がなくても「今日も暑いですね」「お腹すきましたか？」などと声をかけた。朝の挨拶や介助の時など、できるだけ声をかけて利用者と多くかかわるようにした。すると、無反応だった利用者が次第に「うん」と返事をしてくれたり、笑顔を返してくれたりするようになった。少しずつではあったが、利用者に受け入れてもらえたような感じがした。意思の伝え方が言葉以外の方法であるだけで、支援者がその合図に気づいて、何を伝えようとしているのかを汲み取っていくことが大事なのだと学んだ。

　実習中にAさんの個別支援計画の作成を試みた。Aさんが「体を動かすことが好きだ。ストレッチくらいはできる」と言っていたため、どんなストレッチがよいか考えて計画を立てた。しかし、職員から「それは本当にAさん本人がやりたいことなのか？」と言われた。私が作成した個別支援計画は全体的に見て私自身がどんな支援をしたいかに偏っており、利用者目線になっていなかった。アセスメントのための聞き取りが十分でなかったのである。個別支援計画は支援を行ううえでの第一歩であり、利用者と共同して、利用者に合った最適な計画を立てることが大事なのだと学んだ。

　実習中は、色々なことに気づき、学び、充実した日々であった。自分にはないだろうと思っていた偏見や差別が無意識にあったことにも気づくことができた。それを通して自己覚知の大切さも学んだ。クライエント一人ひとりと向き合い、かけがえのない個人として尊重して支援していく。難しい場合もあるかもしれないが、このことを肝に銘じておきたいと思った実習体験であった。

（村瀬千晶）

8. 児童発達支援・放課後等デイサービスでの実習

A. 児童発達支援・放課後等デイサービスとは

児童発達支援および**放課後等デイサービス**は、**児童福祉法**の中の障害児通所支援として、2012（平成24）年に一元化され、それまでは障害種別で分かれていた体系が、利用形態をもとに「児童発達支援」「医療型児童発達支援」「放課後等デイサービス」「居宅訪問型児童発達支援」「保育所等訪問支援」となった。このうち「児童発達支援」と「放課後等デイサービス」は、併設している事業所も多い。

児童発達支援は「主に未就学の日常生活における基本的な動作の指導、知識技能の付与、集団生活への適応訓練などの支援」を行う通所施設として、利用障害児への療育やその家族に対する支援を行う。

放課後等デイサービス（以下、放課後等デイ）は「学校通学中の障害児に対して、放課後や夏休み等の長期休暇中において、生活能力向上のための訓練等を継続的に提供することにより、学校教育と相まって障害児の自立を促進するとともに、放課後等における支援を推進」という目的をもっている。提供するサービスとしては、①自立した日常生活を営むために必要な訓練、②創作的活動、作業活動、③地域交流の機会の提供、④余暇の提供であり、学校との連携・協働による支援の一貫性が求められている。

B. 支援・活動の具体例

児童の通所給付決定に際しては、医学的診断名または障害者手帳を有することは必須要件ではなく、療育を受けなければ福祉を損なうおそれのある児童を含み、児童の発達支援の必要については、市町村保健センター、児童相談所、保健所等の意見で可能となっている。また、児童発達支援においては、高等学校や高等特別支援学校などに在籍していない中学校卒業後の児童も通所可能であり、放課後等デイでは、サービスを受けなければその福祉を損なうおそれがあると認められるときには満20歳に達するまで利用することが可能となっている。

障害児通所支援「児童発達支援・放課後等デイ」の事業所では、日常生活に必要な生活動作スキルの獲得や、認知発達コミュニケーション、集団

児童福祉法
18歳未満の児童とその福祉に関する総合的基本法。1947（昭和22）年12月12日に公布。

生活への適応訓練などの支援を、集団活動の中で、あるいはマンツーマンの指導の中で受けることができるとともに、保護者の心配にも寄り添い、個別支援計画の作成をもとに、保育所や幼稚園との目標の共有と支援の連携なども行う。

施設に必要な人員としては、管理者と児童発達支援管理責任者が1人以上と、児童指導員または保育士等であるが、施設の目標によっては、**機能訓練担当職員**が訓練を行っている施設も、社会福祉士や教員免許などの資格保持者が多い施設もある。

また、年齢とともに児童精神科で発達障害や知的障害の診断を受けていたり、障害者手帳を取得している児童も多くなり、行動面や運動面、学習面だけではなく心理的支援においても、専門的な対応が求められる。集団活動であっても、**バイステックの7原則**にある「個別化の原則」や「意図的な感情表出の原則」「受容の原則」等が最も重要とされ、支援者の専門的な学びも必要となっている。

[1] 児童発達支援

病院、相談機関、事業所内などで行った発達検査をもとに、運動・認知・社会性等を具体的に促していくのであるが、親の希望や困り感にも寄り添いながら、個別支援計画の目標を決め、個別や集団の時間の中で支援者達が共有しながらプログラムを考えていく。集団活動の中で、運動や手指の訓練などの目標も入れながらも、「貸して」「（仲間に）入れて」「ありがとう」等のコミュニケーションも大事にして、"楽しい"を作っていく必要がある。支援者は率先して、挨拶や気持ちの言葉を使うなど、視覚優位な子どもたちの手本になるような働きが望まれている。

母子分離の中で、親も子も不安がないように接していき「楽しい」と「安心」を作っていくのであるが、親からの相談にも丁寧に対応し、時には病院や専門機関なども紹介し、小学校入学に向けての学校選択や不安にも対応する等、寄り添う。

[2] 放課後等デイ

事業所によって対応できる年齢の幅はあるが、小学校入学から高校や高等支援学校を卒業するまでの幅広い年齢に対応していくところも多い。児童の特性も明確になってくることが多いので、発達障害や知的障害などへの対応も、より専門的支援が要求される。学習支援を行う事業所も多いが、障害ごとの特性を理解したうえで、教科学習や行動支援だけではなく、視覚を最大限用いながらも、見えていない「心の問題」への対処が大事にな

機能訓練担当職員
理学療法士、作業療法士、言語聴覚士および心理指導担当職員。

資格保持者
社会福祉士や精神保健福祉士という福祉系の職員や、幼稚園、小学校、特別支援学級、中学校、高等学校の教員免許所持の職員等。

バイステックの7原則
➡ p.86
本章2節B.［2］側注を参照。

る。不登校の児童や、友達関係の難しい児童、生活時間の使い方がうまくいかない児童なども多くなっているが、学習への支援や社会性の向上を目指した支援とともに、**自己肯定感**や**自尊感情**をも考えた支援が必要になっており、居場所として精神的に安心できることが大事になっている。

C. チームアプローチと地域社会との関係

　個別支援が必要な場面が多くても、専門職同士が連携して"同じ支援"を行っていく必要がある。そのためには「担当者会議」や「個別支援計画のための会議」そしてまた「幼稚園や保育所」「学校」「医療機関」「相談支援事業所」「他の放課後等デイ」も一緒に「支援会議」を行って、それぞれの場所や支援者たちでの共通した支援を繰り広げていくことが望ましい。児童や家族を中心とした横のネットワークと、これから将来をも考えていく縦のネットワークの両方が、ネットワーキングとしての重要性をもっている。

　相談支援事業所が開催する「サービス担当者会議」も大事であるが、放課後等デイが「関係機関連携会議」を開催し、率先して協働の精神の中で支援していくことも望まれている。不得意や障害というマイナスだけに目を向けず、ストレングスを大事に捉えた支援が望まれている。

　また、地域社会での安心した生活を目標に、社会資源を統合的に調整していくコーディネーションの機能も求められている。**（自立支援）協議会**や子ども部会へも積極的に参加し、福祉関係者達と地域課題について協議したり研修会を開催して学び合ったりする機能も近年の重要な行動指針であろうと思われる。その他、施設ごとに地域としての協働を図り、「市役所・区役所」や「警察署・消防署」などのほか、公園や図書室、商店街との交流を行って、そこにいる人びとは身近な人たちであり、困ったときに助けてくれる人たち（組織）でもあることを、子どもたちや家族に伝えていくことも大事である。そしてまた、地域や商店街でのお祭りやハロウィンや七夕のような行事への参加などで交流を図るとともに、ケースによっては民生委員児童委員、保護司との協議や交流も計り、地域を巻き込み、地域で育てていくとともに、地域も育てていくという気概をもち、本人の視点に立った環境整備をしていくことも大切なネットワーキングの働きである。

D. 実習生に求めること

［1］基礎的な知識を事前学習し、実習中は支援者としての心を育てる

　実習前に、児童福祉法に基づく障害児通所支援（児童発達支援・放課後

自己肯定感
自分のあり方を積極的に評価できる感情、自らの価値や存在意義を肯定できる感情などを意味する。日本の子どもたちの自己肯定感は低いといわれている。

自尊感情
自己に対して肯定的な評価を抱いている状態、あるいは、自分自身を価値ある存在として捉える感覚。

（自立支援）協議会
➡ p.101
本章5節B.側注を参照。

117

発達障害者支援法
2004（平成16）年に制
定され、その翌年に施行
された児童を含む発達障
害のある人への適切な支
援を推進するための法
律。2016（平成28）年
に改正され、①ライフス
テージを通じた切れ目の
ない支援、②家族なども
含めたきめ細かな支援、
③地域の身近な場所で受
けられる支援、という目
的も表記され、社会的バ
リアをなくす環境整備の
重要さも唱えられた。

医学上の定義〔発達障害〕
アメリカ精神医学会
（APA）より2013年に
刊行されたDSM-5（精
神障害の診断と統計マニ
ュアル第5版）では、自
閉スペクトラム症（自閉
症スペクトラム）・限局性
学習症・注意欠如多動性
障害等に分けられている。

ミクロ・メゾ・マクロ
ソーシャルワーク実践の
対象は、ミクロ（小領
域）、メゾ（中領域）、マ
クロ（大領域）に分けら
れる。ミクロでの実践
は、個人や家族などの小
集団への支援であり、メ
ゾでの実践は、地域社会
等で行われ、マクロでの
実践は、自治体や国の政
策立案や評価等が行われ
る。

等デイ）について学んでおくとともに、利用している児童の基本的な障害
や特性について学ぶ必要がある。「発達障害・知的障害の理論」と「子ど
もの発達理論」は必須であるが、一人ひとりの個性を大事にした療育の基
本も学び、実習における心の学びの原型を作ってほしい。また、**発達障害
者支援法**における定義と精神医学上の定義の違いも両方覚えて使っていく
ことが必要になる。発達障害は、「自閉症、アスペルガー症候群その他の
広汎性発達障害、学習障害、注意欠陥多動性障害、その他これに類する脳
機能障害であってその症状が通常低年齢において発現するもの」（発達障
害者支援法2条1項）と定義されているが、新しい**医学上の定義**と異なっ
ていることも覚えて臨むことが必要になる。

［2］非言語コミュニケーションの大事さを理解して実行していく

　言語でのコミュニケーションが苦手な児童も多いことから、非言語コミ
ュニケーションを多く使って心の交流をしていくことの大事さを学んでほ
しい。視覚情報を大事にして、笑顔とオーバーリアクションを基本とし、
曖昧な言葉や否定語は使わずに“楽しい”を作り、寄り添っていく気持ち
が大事になる。現場の支援者たちをお手本に、指差しや絵カードなども利
用して子どもたちの理解を大切にしていく。

［3］ミクロ・メゾ・マクロを学ぶ

　現場での有資格支援者たちの活動を真似て、ワンチームとしての行動を
学んでいく。児童に対しても、親に対しても、地域、進路、法のあり方に
関しても、職員たちの動きと考えを吸収し、そこに含まれている意味を読
み取ってほしい。支援者の育成にも意味をもって臨んでいるはずであり、
社会福祉士の育成だけではなく、保育士や教員、心理士などの多くの専門
職育成の場となっていることから、支援を行ううえでの共通する視点と異
なる視点をしっかり理解したうえで、それぞれの協働の場としての意味を
読み取っていく。中には、専門職だけではなく、ボランティアの育成に力
を入れているところも多い。地域の社会福祉協議会や大学のボランティア
相談室との連携や、障害児親の会を通してのボランティア活動も大きな意
味をもつ。色々な人たちが、子どもたちの育ちを応援してくれていること
を理解し、専門職としての知識と行動の両方を獲得できるよう「心の実
習」を目標にしていってほしい。

　そしてそのうえで、福祉の制度や計画を評価したり立案したりする「マ
クロの視点」を考えていく力も育てていってほしい。

コラム　子どもと共に楽しむ─先輩からの一言

　このコラムを読んでいる皆さん、こんにちは！　数あるコラムの中で私のページに立ち止まっていただき、さらには読んでもらえてとても嬉しく思います！　最後まで読んでいただけると、私もこのコラムを書いた甲斐もありますので、是非よろしくお願いします！

　さて、冒頭一段落を読んでいただいて、人によってさまざまな印象を受けたことだろう。このような冒頭にしたことについて、そこには私なりの意図がある。それは「楽しそうだな」「面白そうだな」と思ってもらうことだ。私は、**児童発達支援・放課後等デイサービス**で実習を行った。初めての実習だったこともあり、楽しみよりも不安や緊張が勝る状態である私を見て、スーパーバイザーはこのようなアドバイスをくれた。それは「楽しんでください」というアドバイスである。

　子どもというものは実に繊細であり、大人のことをとてもよく観察している。すなわち、緊張している状態が子どもに伝わってしまうと、子ども側も身構えてしまい、実習の継続や個別支援計画を行う際に必須となるラポールの形成がとても難しくなってしまうのである。特に、初めて会う人が苦手などの傾向のある発達障害を抱えた児童が通う施設においては、特にそれが難しい。そのため私は、「子どもと共に楽しむ」ということを念頭に置いて実習に挑んだ。

　たとえば、ドッジボールや鬼ごっこなどで遊ぶ際にはある程度の加減を行ったうえで、全力で子どもたちと対戦し、勝てば喜び、負ければ悔しがる。これを行うことにより、子どもたちから注目を惹きやすくなり「この実習生はこんなに一緒に遊んでくれるんだ」といった印象をもってもらいながら、すべての子どもに当てはまるわけではないにしても、それが子どもたちのもつ実習生に対する不安などの軽減につながるのではないだろうか。このように「楽しみ、不安を取り除くこと」が重要だと思うからこそ、冒頭の一段落で楽しさが伝わるような文章にしたのである。

　私は今、実習がきっかけとなり放課後デイサービスで勤務している。職員となった今でも「共に楽しむ」という考えを大切にして日々の支援を行っており、実習生の時よりもさらにラポールの形成が重要であると日々感じている。これを読んでいるみなさんもぜひ「楽しんで」実習に挑んでほしい。

（伊藤和輝）

9. 障害者支援施設での実習

A. 障害者支援施設とは

障害者支援施設とは、**障害者総合支援法**5条の11により「障害者につき、施設入所支援を行うとともに、施設入所支援以外の施設障害福祉サービスを行う施設」と規定されている。具体的には、24時間体制の施設に入所する障害者につき、主に夜間から早朝にかけては「**施設入所支援**」として、入浴・排せつ・食事等の介護や生活に関する相談・助言、その他、必要な日常生活上の援助を行うサービスを提供する。また、昼間は「**生活介護**」として、日常的に介護を必要とする人に対し、主に日中（昼間）に、入浴・排せつ・食事等の介護、調理・洗濯・掃除等の家事、生活等に関する相談・助言、その他の必要な日常生活上の支援、創作的活動または生産活動の機会の提供のほか、身体機能や生活能力の向上のために必要なサービスを提供し、利用者の社会参加、自立の促進、生活の改善、身体機能の維持・向上、生活の質の向上等を目的として、個々のライフスタイルに応じたサポートを24時間365日提供し「安心・安全な暮らし」を継続的に支える社会福祉施設である。

施設入所の要件として、18歳以上で障害支援区分が4以上（50歳以上の方であれば、障害支援区分3以上）の人が対象となるが、例外として、障害支援区分が4より低い人でも、指定特定相談支援事業者によるサービスの利用など、利用計画案の作成手続きを経たうえで、市区町村が利用の組み合わせの必要性を認めた人も対象となる。

入所施設には、さまざまな状態にある利用者に対し日常的に支援を提供する「生活の場」としての機能と、地域で暮らす障害のある人たちの緊急的な対応を行う地域生活支援の機能と併せて、大規模な自然災害が発生した場合の福祉避難所とする、地域のセーフティネットとしての機能等、地域の社会資源の1つとして「地域共生社会」の構築に向けた地域のネットワーク拠点としての機能等、利用者への支援以外にも重要な機能や役割がある。他方、入所施設に求められている「地域移行の促進」や「重度化・高齢化」への対応、強度行動障害等に対する「専門的支援」の提供、利用者の「生活の質の向上」等、達成すべき課題も多い。さらに、**障害者虐待防止法**が施行されて以降、障害者への人権侵害や虐待行為が深刻な状況に

あり、特に入所施設での障害者虐待の増加が顕著で、権利擁護の観点から虐待防止対策が急務の課題となっている。

障害者支援施設には、社会福祉士を設置する旨の規定はないが、レジデンシャル・ソーシャルワークでは、社会福祉士の「価値・知識・技術」を基盤とするソーシャルワークの実践が不可欠である。

B. 支援・活動の具体例

入所施設で実践される「**レジデンシャル・ソーシャルワーク**」は、本章3節「特別養護老人ホームでの実習」でも、**レジデンシャル・ソーシャルワーク9機能**として整理しているので、参照してほしい。

居住サービスを核として行われる生活全般的な援助のあり方で、利用者の自立支援を目指し、生活の援助、人間関係の調整、社会参加の促進等「安心・安全、豊かな暮らし」を実現するためのソーシャルワークとして位置づけられている。

レジデンシャル・ソーシャルワークは、利用者の生活全般に渡るニーズを充足し、障害特性に応じたケアを提供することにより、生活の質の向上を具現化する。さらに施設という集団生活で生じる軋轢や権利侵害から、利用者を守るための手法の1つでもある。レジデンシャル・ソーシャルワークを展開するに当たり、サービス管理責任者や生活支援員、看護師や管理栄養士等と連携し、利用者の全体像を把握したうえで、支援方針をコーディネーションする。利用者の直接的なケアの提供については、サービス管理責任者が策定する個別支援計画の原案について、ソーシャルワーカーの視点から客観的な助言を行う。また、利用者の支援に対する介入のみならず、利用者や職員、関係機関・関係団体等とのコーディネーションを行い、利用者の生活の質の向上を目指す。さらに地域における社会資源の一つとしての役割を踏まえ、地域住民との相互連携・協働によるネットワーキングを通じ「地域共生社会」に向けた取組みが求められている。

C. チームアプローチと地域社会との関係

利用者の生活全般にわたる支援において、直接的なケアを担っている生活支援員、健康管理を担当する看護師、また、食事の提供と栄養管理を担っている管理栄養士、さらに利用者の生活課題やニーズをもとに、個別支援計画の策定に当たるサービス管理責任者等、多職種との連携・協働によるチームアプローチが原則である。また、障害特性から生じる生活課題や

レジデンシャル・ソーシャルワーク
residential social work

レジデンシャル・ソーシャルワーク9機能
➡ p.91
本章3節の表7-2を参照。

問題行動等の解決に向けた支援は、それぞれ専門職が多角的な視点から全体像を把握・コーディネーションにより、問題解決に向けた支援を提供することができる。1人の力には限界があるが、チームアプローチを実践することで、支援者が抱える不安やストレス等を軽減・分散し、ケアに対するモチベーションを保つことが可能となる。

　障害者支援施設における課題の1つとして挙げられている「高齢化・重度化」が顕著になっていることから、必然的に医療等への依存度も高くなっており、医療機関との連携も重要である。医療機関との連携では、利用者の日常的な健康状態の管理（定期受診）から、手術や入院等の緊急的な処置が必要とされる場合は、主治医や看護師、理学療法士や作業療法士、さらに入退院時の調整を担っている地域連携室担当看護師および医療ソーシャルワーカーとの連携による、チームアプローチが大切になる。他方、福祉関連八法改正以降、市町村に権限が委譲されたことにより、障害支援区分認定、自立支援給付、施設入所に係る事務、障害者虐待発生時の通報等の役割を担う市町村の担当部署との連携も必要である。

　利用者の日常生活の場面では、買い物や理美容、休日の余暇外出等、利用者が積極的に地域に出向く機会を作っている。また、地域のボランティア団体を受け入れたり、イベントや展示会等を企画・開催し、さらに地域での各種イベントに参加し、地域住民との交流の場として、社会参加の機会を確保している。地域住民との地域で暮らす重度者や著しい行動障害がある人たち等、より専門的な支援を必要とする人たちが、自立した生活をサポートするセーフティネットの役割として、地域からのニーズに応えるべく、地域の相談支援事業所に所属する、相談支援専門員との連携や自立支援協議会への参加等、関係機関・関係団体の各専門職と情報交換や協議を行っている。

D. 実習生に求めること

　実習に当たり、実習先の施設を規定している関係法令や施設の定義、そして、施設の理念や方針、特色などを理解することが必要である。また、施設が設置されている市町村の規模や地域特性、社会資源等を確認することで、関係機関や関係団体等との連携や関係性等についても理解を深めることができる。居住型施設での実習では、施設そのものが利用者の生活の場、すなわち「家」ではあるが、ニーズを満たすため意図的に作られた生活空間であり、非日常的な場所や空間の「家」ともいえる。そのため、常に「なぜ？」という疑問をもちながら、わからないことを決してそのまま

にせず、積極的に職員や実習指導者等に問いかけ、理解を深める努力をしてほしい。

　限られた実習期間の中で、レジデンシャル・ソーシャルワーク9機能モデルのすべてを把握・習得することは至難の業である。それぞれの機能は、利用者の日々の暮らしに直結しているので、各機能がリンクしている部分や場面を考察し、9機能モデルの役割を理解することが大切になる。また、実習プログラムの進捗状況と併せて、実習生が立案した実習計画の達成度を、日々振り返り確認しながら、実習計画や目標達成に向けて、自身が納得できる実習にしてほしい。

　実習は、学校で決して学ぶことのできない貴重な体験の場である。実習期間中は多くの利用者や職員、関係機関、関係団体の人びととかかわることになるが、施設との連携や関連性から得られた内容に加え、学校で学んだ知識と関連づけて掘り下げながら、自分自身の経験値やスキルを高める機会としてほしい。また、利用者や各関係者等とかかわるうえで、挨拶や言葉遣い、実習態度に十分留意し、個人情報等の取扱いにも配慮する必要がある。しかしながら、実習生の皆さんには、積極的により多くのことを学んでもらい、将来は是非、福祉職や相談援助職として活躍することを心から期待している。

　私は実習で**障害者支援施設**へ行き、初めて障害者支援に携わることとなった。実際の利用者は障害の種別に加え、それぞれの個性も大きく、支援方法やコミュニケーションの取り方にも大きな違いがあった。利用者と接する際、自分自身の価値観や先入観をできる限り排除し、相手を尊重し、興味をもって接することを心がけた。自分が自然と抱く気持ちや感情が相手にも伝わると思ったからである。

　施設で暮らす利用者にとって、実習生は目新しく興味を引く存在であることが多い。かかわりをもつ中で、どんな実習生が来たのか、相手も実習生の私に興味を示してくれていることがすぐにわかった。配属先では、言語的コミュニケーションを取れる利用者が少ない環境であったが、利用者はそれぞれ、塗り絵、手遊び、童謡などに興味を示し、余暇の時間を過ごしていた。私も一緒に手遊びをし、童謡を歌い、一緒に楽しむことで、一人ひとりを理解し、距離を縮められるよう意識し行動した。そうすることで、利用者との間に少しずつ信頼関係が築かれたように感じた。実習に入るまでは、非言語でのコミュニケーションとはどのようなものであるか、はっきりと理解できていない部分もあったが、利用者は表情、発声、視線、ジェスチャーなどの方法で意思や感情を表出していた。また言語的コミュニケーションを取れる相手の場合も、相手の話すタイミング、ペースに合わせ傾聴すること、話をすることが何より必要だと感じた。

　また、施設の支援はすべての場面で個別化されており、利用者一人ひとりのできること、癖、体調などに配慮され行われていた。個別化された支援には必ず意味がある。それらを周りにいる職員に質問し意味を知ること、実際に体験することで、利用者の理解がさらに深まることを知った。他にも入所施設で暮らす利用者は、地域で暮らす私たちとは違い、自己選択・自己決定できる場面が少ないため、積極的にその機会を作って支援されていた。私たちが普段何気なく行っている行動が、施設で暮らす利用者にとって、とても貴重な機会であることを知った。限られた実習期間で積極的に利用者、職員とのかかわりをもつこと、支援のあり方、施設での生活に興味をもつことで学びの多い実習期間を過ごすことができた。さまざまな視点をもち、貴重な実習期間を積極的に過ごすことで、実り多い実習となることがわかった。

（大森洋美）

コラム2 振り返ることを学ぶ—先輩からの一言

　私が福祉を学ぶ目的は、障害当事者の意思を正確に聴き取る技術を身につけたいからだ。そこで**障害者支援施設**での実習では現場でどのように当事者の意思を理解し、適切な支援に結びつけているかを学ぶことを目標とした。

　実習前は、支援においては時に共感し、肩を並べ、寄り添うことが大切な態度だと思っていた。しかし、利用者も成人であり、支援者側が大人としてのつき合いを行うことは忘れてはならないと学んだ。

　実習の中盤で職員から、利用者との会話について「話し方において相手への敬意が欠けている。自分の立場を自覚して丁寧な言葉遣いを心掛けて」との指摘を受けた。この時、職員の経験談として次のような話を聞いた。職員は以前、介護が必要となった母を施設に預けていたそうだ。久しぶりの面会の際、母親が施設内で「ちゃん」づけで呼ばれていたことに悲しみを覚えたそうだ。もちろん、その施設の介護職員も悪意でなく、親しみからそう呼んでいることは理解できたが、そこに大きな隔たりを感じたとのことであった。

　親しみは一歩間違えると相手の軽視、さらには差別と捉えられかねない面があると同時に、支援という行為には、当事者にしかわからない繊細な要素が潜んでいると感じた。気づかずに社会的障壁を作ってしまわぬよう、言葉遣いには注意を払うよう心がけたいと思った。

　支援をするということは、支援者にとっても精神的負荷が大きい面がある。しかし、利用者の利益のためには支援者としての矜持をもった姿勢も必要だ。そのためにも「社会福祉士の倫理綱領」の確認や心の拠り所となる考え方（価値観）をもつことが必要だと感じた。

　実習の終盤でＡさんの「個別支援計画」を作成した際、「会話が得意」という点に着目し「コミュニケーションの強化」を短期目標とした。しかし、私は無意識にＡさんに成功体験を作ってあげていると思い込んでしまった面がある。いわばパターナリズムに陥っていたのだ。職員の指導を受け、利用者を多面的に捉える視点やＡさんの考えが私と同じ考えとは限らないといった個別化の視点を改めて学んだ。利用者に適切な支援を行うためには、このような職員からの助言、いわばスーパービジョンが必要だと実感した。実習で学んだ自己の振り返りや倫理綱領へ立ち戻り等を実践し、初心を忘れぬよう努めたい。

（西尾　栞）

10. 児童養護施設での実習

A. 児童養護施設とは

児童福祉法に定められる施設
助産施設、乳児院、母子生活支援施設、保育所・幼保連携型認定こども園、児童厚生施設、児童養護施設、障害児入所施設（福祉型・医療型）、児童発達支援センター（福祉型・医療型）、児童心理治療施設、児童自立支援施設、児童家庭支援センターがある。

社会的養護自立支援事業
里親等への委託や、児童養護施設等への施設入所措置を受けていた者で18歳（措置延長の場合は20歳）到達により措置解除された者のうち、自立のための支援を継続して行うことが適当な場合について、原則22歳に達する日に属する年度の末日まで、個々の状況に応じて引き続き必要な支援を実施することなどにより、将来の自立に結びつけることを目的とする事業のこと。

ケアリーバー
児童養護施設や里親からの保護を離れた人。社会的養護の経験者。

　児童福祉施設の種類は、**児童福祉法**7条に列記され、36条から44条の2までに施設概要が述べられている。本項では、入所型の施設である児童養護施設における実習について記述する。

　児童養護施設とは、児童福祉法41条によって定められた社会福祉施設で、全国に612ヵ所の施設があり、定員は3万1,494人となっている（2020〔令和2〕年3月末現在）。対象は、乳児を除く18歳に至るまでの子どもを対象としてきたが、特に必要がある場合は乳児から対象にできる。また、子どもの最善の利益や発達状況を鑑みて20歳に達するまで措置延長ができる。2017（平成29）年から**社会的養護自立支援事業**が整備され、里親等への委託や、児童養護施設への入所処置を受けていた者について、必要に応じて18歳（措置延長の場合は20歳）到達後も原則22歳の年度末までの間、引き続き里親家庭や施設に居住して必要な支援を提供する事業もある。必ずしも里親家庭や施設に居住しなくてはいけないわけではなく、例外もある。

　近年の課題として、**ケアリーバー**が相談できる拠点、自立に向けた支援をサポートする機関が少ないことが挙げられる。2022（令和4）年4月から成人年齢が20歳から18歳に引き下げられ、2024年4月には児童養護施設や里親家庭で育った若者の自立支援に関し、年齢上限の撤廃する改正児童福祉法が施行される。年齢で一律に制限せず、自立できるようになるまで切れ目なく支援していけるようになったことは望ましいが、実効性のある運用が求められている。

B. 支援・活動の具体例

[1] 児童養護施設の目的と業務内容

　児童養護施設の養育の目的は、保護者のない児童や保護者に監護させることが適当でない児童に対し、安定した生活環境を整えるとともに、生活指導、学習指導、家庭環境の調整等を行いつつ養育を行い、児童の心身の健やかな成長とその自立を支援することである。また保護者と協働し、家

庭復帰を目指す役割も重要な機能の1つである。家庭復帰を目指す一方で、親からの虐待や家庭崩壊による悲しみやトラウマに苦しむ子ども達の変化に注意し、見守り、支えられていると実感できる支援が求められる。そのためには子どもの自尊感情の回復、自己肯定感情の育み、社会的自立を支援することも大切な機能である。では、安定した生活環境を整えるというが、実際にどういう事を行うのか、業務内容について概説する。

　児童養護施設の主な業務内容は、

①基本的生活習慣の自立に向けた援助（食事・着脱・排泄・入浴・睡眠）

②子どもの成長に合わせた遊びや運動

③健康観察や病院の通院・予防接種

④学校や幼稚園保育所とのやりとりや行事への参加

⑤生活必需品の購入

⑥行事や外出の支援

⑦その他（子どもの成長にするにしたがって、学習支援や進路の相談の援助も行う。洗濯や施設内の掃除など日常的な家事や、施設内の安全点検・衛生管理）である。

　以上①〜⑦が主たる業務となるが、当然子どもたちとの普段のかかわりを軽視してはならない。親代わりとなるこの業務は、とても一日では足りない現状がある。その中でも、子どもかかわる時間を多くもち、「この子にとって何がいいのか」という考えを念頭に子どもとの**ラポール**形成を目指し、支援することが重要である。

ラポール
rapport
信頼関係。

［2］児童養護施設のソーシャルワーク

　ソーシャルワークとは何か。児童養護施設は、どうしても日常生活支援が基本であるがゆえに、ケアワークが主といわれている。援助者自身ですらこれが専門職の業務であるか戸惑うこともある。しかし、児童養護施設の機能として重要な養育の営みが、本来は専門性に基づいている支援であるにもかかわらず、日常的すぎるがゆえに専門性として意識されていない点は考えていくべきである。ソーシャルワーク機能について考えると、児童相談所やその他関係機関（学校や病院）、家族や地域住民とのかかわりは連携機能に当たる。基本的生活習慣の習得や日々の生活の中で起きた問題への対応は、子どもの情報を集め、実際に複数の職員が集まる場所で話し合いを行い子どもに対して何が必要か周囲に理解を示してもらうことは処遇機能といえる。性教育や学習へのかかわり、実習生への指導は教育機能と考えられる。治療的機能についても、専門職がいかに養育の場にこの機能を備えさせるかということが今の高機能化・多機能化の動きに関係し

ていると考えられる。要するに生活業務にソーシャルワークは必要である。ソーシャルワークに裏付けされたケアワークが必要である。部屋の掃除をするという作業を1つとっても、毎日継続して実施すれば子ども達に部屋はきれいにしておくものであるという感覚やきれいしてもらってうれしいという感情の動きが見える。また子どもの好きなものに気づき、子どもの今日の心の状態を感じ取ることができる。何気ない変化に気づきをもつことが実習のポイントとなる。

C. チームアプローチと地域社会との関係

　2016（平成28）年の児童福祉法改正では、子どもの家庭養育優先の原則が明記され、これを受けて、翌2017（平成29）年に「新しい社会的養育ビジョン」が取りまとめられた。新ビジョンでは、児童養護施設の役割については、「できる限り良好な家庭環境」で、高機能化された養育や親子関係再構築に向けた保護者などへの支援を行うこと。また、施設が里親や特別養子縁組を含む在宅支援への支援等を行うなど、「施設の高機能化」および「多機能化」「機能転換」「小規模かつ地域分散化」を図ることで、さらに専門性を高めていくように示されている。

　多機能化とは、子どもの養育や家族支援の専門性を高めることである。過酷な成育歴や複雑な家族関係などを抱えた社会的養護の子どもたちとその家族の生活全般にかかわる支援の経験を通して高められた専門性を生かしていくことである。**一時保護**委託や、**養子縁組**支援、**フォスタリング機関**の受託など里親支援機能の強化、市区町村と連携した在宅支援がある。

　高機能化とは、児童養護施設がもつべき専門的な機能のそれぞれの質を向上させていく動きと、専門分化した機能の質を向上させていこうとする考えが合わさったものである。**心理療法**担当職員や看護師など専門職の加配や、里親などへの支援を担当する**里親支援専門相談員**や**家庭支援専門相談員**の配置などが挙げられる。多機能化や高機能化に向けて、多職種・多機関の連携や協働が肝要となってくる。そのためには、多職種・多機関でチームを作り、コミュニケーションやつながりを密接にして信頼のおける関係を築くことが不可欠である。職員間のスムーズな連携がなければ逆に支援の分断を引き起こすデメリットもある。

　子どもの今後の支援を決める立場であることを自覚し、目の前にいる子どもに誠心誠意かかわり、子どもへの今後の支援を決定することが重要である。

一時保護
子どもの生命と安全を第一に、児童福祉法33条に基づいて、児童相談所所長や都道府県知事なの承認を得て児童相談所が子どもを一時的に保護すること。

養子縁組
血縁関係のない子どもとの間に親子関係を結ぶための制度のこと。

フォスタリング機関
里親登録して人に対して、日々の悩みや養育の中で生じる困り事などを共有し、解決に向けた支援を行う機関である。

里親支援専門相談員
児童養護施設と乳児院に配置される職員で、児童相談所の里親担当職員などと連携し、所属施設の入所児童の里親委託を推進する。また、里親の新規開拓や、里親向けの研修、アフターケアとしての相談対応などを行う。

家庭支援専門相談員
児童養護施設や乳児院などの配置される職員で、虐待などを家庭環境上の理由で施設に入所している子どもの保護者と連絡調整をして、家庭復帰や里親委託などをとりまとめ、子どもが施設を早期退所して、親子関係の再構築を図れるよう支援する。

D. 実習生に求めること

　児童養護施設は、子どもが実際に生活している「生活の場」である。初めは、入所児童と日常のコミュニケーションを円滑にとること。一日および一週間のスケジュールを理解し、その中で実習生が果たすべき役割をとれるようになることが大切である。あわせて、施設概要や併設事業、利用者の概要、多職種業務内容の理解等に重点を置くべきである。そのため事前学習として、児童養護施設で働く専門職の役割と児童養護施設の機能・役割については学んでおく必要がある。

　また、施設で生活している子どもたちの多くは発達障害を抱えている。子どもたちはそれぞれ魅力に溢れた個性をもっているが、子どもたちが社会とかかわるうえで壁になる特徴をもっている場合がある。発達障害の基礎的な知識をもつことは、実習において気づきに変わり、その子どもに合わせた適切なかかわりにつながっていくためとても大切である。実際に実習生が対応に困ったということは、「保護者」も悩み、その「子ども」自身も悩み、苦しんで施設に来ていることが多い。どういったところに困難性があるのか考えてほしい。先入観をもちすぎず、日々の生活に目を向け「何故」という視点を常にもち続けて子どもに興味をもってかかわってほしいと思う。

　私たちの仕事の対象は、「人間の生活」なので、これでよいということはなく、日々模索の中にある。実習生に求めることは、自分がどんな人間性をもっているかを知ることであり、同時に相手の人間性を知るために、自分がどんな人か相手に上手に伝えられるコミュニケーション能力が必要だと私は考えている。入所の理由はさまざまで、大人を信用・信頼していない子どもが多く、想像より上手にかかわれない日があるかもしれない。限られた日数で人間関係の形成なんて培えるわけもない。そんな中でも、落ち込まずに自発的に行動できる人を望みたい。施設の中で話をしてくれない子どもに何をするか、注意をしても聞いてくれない子どもにどう言ったら伝わるのか、自分が学んできたことを実際に試すことができる場所なので、失敗を恐れずに目標をもって臨んで欲しいと思う。

子どものこころを開く─先輩からの一言

　児童養護施設に実習に行ったが、実習を振り返ると、実習開始当初は自分自身の消極性とコミュニケーション能力の低さを痛感した。自分と同じ児童分野の実習を控えている学生と一緒に事前学習を重ねて実習を迎えたものの、いざ子どもたちを目の前にすると緊張も相まってどのように接してよいか戸惑い、声掛けや距離感を掴むまでに時間を要してしまった。ただ実習日数を重ね、1日の大まかな流れを把握できた頃から自分自身の気持ちにも少し余裕ができ、実習期間中に予定されていた園内祭や日々の余暇活動への参加に臨むことができた。

　私がお世話になった実習先は、子どもたちとの直接的なかかわりのほかに講義の時間を設けていた施設であったため、入所児童の概況や留意点、対人援助に当たる際の援助観、職種とチームアプローチなど実際のかかわり以外にも学べる機会が多く、指導員の他にも心理士や併設されていた家庭支援センターの役割など、施設単体の実習では知ることのできない学びを深めることができた。

　園内行事に限らず登校指導や学校参観といった学校行事にも参加し、児童養護施設と地域の連携や授業へ取り組む表情が見られる機会を得た。実習先では小学校低学年女子の居室を担当し、担当に関係なく中学生や男子の児童とも一緒に遊び、世間話のような会話も関係を築くうえで大切なものとなった。

　数週間で子ども達との信頼関係を築くのは難しいかも知れないが、何気ない会話や遊びの中から子どもの気持ちを汲み取ったり共感したり、推測しながら接していく中で心を開くまではいかずとも打ち解けるチャンスを見つけることができた。そうした姿勢が子どもたちと向き合うに当たっても個別支援計画の作成に当たっても必要であった。

　実習中は普段の学生生活とは異なる生活リズムを過ごすため短いながらも慣れない出勤や記録に追われる。体調管理にも気を遣いながら時間を有効活用できるように工夫しながら実習に臨んでほしい。

　実習生は職員ではなく"実習生"としての立場や視点だからこそ感じ取れるものがある。さまざまな文献や学校での講義では得られない学びや気付きをたくさん吸収し、有意義なものとなるよう1日1日を大切に悔いのない実習にしてほしい。

（柴瀬仁美）

11. 母子生活支援施設での実習

A. 母子生活支援施設とは

　母子生活支援施設とは、児童福祉法に基づき設置される入所施設で、配偶者のない女子またはこれに準ずる事情にある女子およびその者の監護すべき児童を入所させて、これらの者を保護するとともに、これらの者の自立の促進のためにその生活を支援することを目的としており、さまざまな事情で生活が困難になった母子を保護し、地域への自立のための支援を行うことが役割である。社会的養護の施設である母子生活支援施設は、児童だけではなくその母親とともに母子一体で利用できることから0歳の児童から60歳代の母親まで幅広い年齢層が利用しているのも大きな特徴である。施設の利用は、他の社会的養護の施設が**措置制度**であるのに対し、母子生活支援施設は**利用契約制度**によって入所を希望する対象者が都道府県、市および福祉事務所を設置する町村（以下、福祉事務所）に利用を申し込み、施設利用の実施が必要と認められれば福祉事務所から施設に利用委託があり、施設が受託し、福祉サービスを提供する。

　利用者の状況は、全国母子生活支援施設協議会の令和2年度全国母子生活支援施設実態調査報告書によると入所理由は「DV」が55.8%、「住宅事情」が17.4%、「家庭環境の不適切」が9.3%となっている。また、何らかの障害のある母子や外国籍の母子の入所が増加傾向にあり、利用者の抱える課題やニーズは複雑・多様化している。DVや虐待、生活困窮、単身妊婦や**特定妊婦**などのセーフティネットとしての母子生活支援施設へのニーズや期待が高まっている反面、母子生活支援施設の定員充足率は減少傾向にあり、53.4%の施設に**暫定定員**が設定されている。母子生活支援施設の認知度の低さ、集団生活やルールなど施設入所へのネガティブなイメージから保護を必要とする人が母子生活支援施設につながらないことが課題であり、入所のハードルを下げ、入り口を広げていくことが今後必要である。

B. 支援・活動の具体例

　母子生活支援施設は、各世帯は独立して居住しており、各利用者の希望や必要に応じて、多様なサービス提供をしている。そこでの援助業務は定

措置制度
福祉サービスを必要としている人に対して、行政が必要性を判断して利用者のサービスを決定すること。

利用契約制度
福祉サービスを必要としている人が希望する施設や事業所、福祉サービスを選択できること。

DV
domestic violence
内閣府男女共同参画局はDVについて「明確な定義はありませんが、日本では『配偶者や恋人など親密な関係にある、又はあった者から振るわれる暴力』という意味で使用されることが多い」としている。

特定妊婦
児童福祉法6条の3第5項に定義される出産後の養育について出産前において支援を行うことが特に必要と認められる妊婦。

暫定定員
入所実績が定員の9割に満たない場合に暫定定員が設定され、3年間継続すると定員改定が行われる。施設に対して支払われる保護費は、暫定定員数をもとにしているため、施設運営経費が減少することになる。

まった形があるのではなく、それぞれに応じたものを、それぞれに応じた形で提供するものである。

支援の内容は、生活していく中で起こり得るありとあらゆることが支援の対象となる。母子が一緒に生活しつつ、共に支援を受けることができる唯一の児童福祉施設の特性を活かして、生活の場であればこそできる日常生活支援が中心となる。

母子生活支援施設における支援は、安定した生活の実現と母子の自立を促すものであり、取組みの主体は利用者であり、その意思や意向を尊重して行っていく。利用者の課題、ニーズが複雑・多様化する中、生活状況やニーズを正確に把握するためアセスメントを行い、個々の課題を具体化し、プランニング（自立支援計画）、支援、評価を繰り返し、その時々に応じた支援を提供していくのである。

さまざまな支援がある中で本節では、①入所初期の支援、②母親への日常生活支援、③子どもへの支援について紹介する。

[1] 入所初期の支援

入所初期は、環境の変化によって母子共に不安や戸惑いを抱えることが多いため、まずは安心して生活できること、子どもが保育所や学校に行けること、新しい環境に適応できるようになることを優先させる。そのためには、母子の不安な気持ちを理解し、温かなコミュニケーションを意識しながら、安心・安全な環境の確保、生活用品の貸し出し、不安や心配な時に相談できる体制の確保が重要となる。

[2] 母親への日常生活支援

母親への日常生活支援では、母親の成育歴や生活歴、母親自身の生活スキルを踏まえて家事・育児、対人関係など安定した生活が行えるように支援を行う。母親の中には家庭での生活体験が乏しく生活スキルが十分でないこともあるため、職員が家事の方法を教えたり、一緒に家事を行う、共に子育てを行うなど必要な生活スキルを獲得できるように支援を行う。その際には、これまでのやり方を否定するのではなく、新しいやり方へつなげていくスタンスが必要となる。

子育てについても不安の軽減や子どもへの不適切なかかわりの対応など安心して子育てができるように見守りや介入など必要に応じた支援を行う。具体的には、母親が病気などで家事や育児が困難な時の家事や養育の代行、保育所や病院等の送迎、子どもが病気の際の病児・病後児保育、母親の就職活動や通院の際の補完保育の支援を行う。こうした支援は母親の負担軽

減だけにとどまらず、母親の精神的安定にもつながる。

　対人関係での支援では、母親の中には他者とのかかわりが苦手な人もいるので、まずは職員との信頼関係を築くことによって施設が安心・安全な居場所として母親に認知してもらうことが重要である。そこから他の母親とのかかわりの中で適度な距離感や対処の仕方を経験していくことになる。しかし、人とのかかわりが過度のストレスにならないように配慮することを忘れてはいけない。

　その他にも健康状態に不安のある場合の健康管理や金銭の自己管理が苦手な母親に対して母親の希望を前提として家計管理支援などを行う。

[3] 子どもへの支援

　職員は子どもにとって信用できる大人、話を聞いてくれる大人、子どもの声を代弁してくれる大人であることが求められ、母親以外の大人から受け入れられる経験を増やし、大人との信頼関係を築くことがとても大切である。職員だけに限らず実習生やボランティアなどとのかかわりも子どもたちにとってとても大切な経験となり、一人ひとりが子どもたちにとっての「大人モデル」となるのである。

　子どもへの支援は、一人ひとりの子どもの特性を理解し、成長や発達段階に応じた健やかな育ちを保障するための支援を行う。具体的には、保育所に入所できない子どもや母親の育児疲れによる**レスパイト**、母親と子どもの関係再構築などの保育支援、学齢児が下校後に楽しく安全に過ごすことができる学童保育がある。学童保育では、子どもの発達に応じたプログラムや必要な知識や技術を得られるように遊びや行事、学習支援を行う。また、子どもの中にはDVを間近に目撃していた子ども、自ら虐待を受けていた子ども、発達障害や外国籍など特別な配慮が必要な子どもたちもいる。そうした子どもに対してもそれぞれのニーズに応じた支援が必要である。

レスパイト
respite
「休息」「息抜き」「一時休止」などを意味する。

C. チームアプローチと地域社会との関係

　母子生活支援施設では、母子支援員、少年指導員、保育士、個別対応職員、心理療法担当職員、調理員等が連携を取りながら自立支援計画に基づき支援を行っているが、複雑・多様化する利用者の課題、ニーズに対応するには、必要な社会資源を取り込んで支援をしていくことがポイントになる。必要な社会資源には、福祉事務所、**配偶者暴力相談支援センター**、児童相談所、保健所、学校、保育所、病院、ボランティア団体などが挙げられる。たとえば、DV被害から入所したケースでは、委託元である福祉事務

配偶者暴力相談支援センター
都道府県が設置する婦人相談所その他の適切な施設が、配偶者暴力相談支援センターの機能を果たしている。

所では**住民基本台帳事務における DV 等支援措置**、学校や保育所では DV 加害者からの探索行動に対する情報共有、離婚に向けた民事法律扶助業務の**法テラス**、離婚調停等で弁護士など多くの機関がかかわることとなる。

　母子生活支援施設の利用者の多くは、相談する人がいない、相談できる場所を知らないことから問題が大きくなるまで放置されていた側面もある。そのため利用者の課題を解決するに当たっては必要な社会資源を積極的に活用することで、何か困ったことがあった時に相談できる場所があるということを知ってもらうことも重要なポイントである。

　また、社会との関係が希薄であった利用者にとって、施設周辺地域の町内会の清掃活動、子ども会、地域イベントや取組みに積極的にかかわることで地域とのつながりについても経験をすることは、退所後を見据えた取組みとなる。利用者のさまざまな生活課題にかかわる社会資源は、利用者一人ひとりのニーズの数だけ組み合わせがある。

D. 実習生に求めること

　母子生活支援施設の利用者は、施設利用前の困難な生活によって自己肯定感が低かったり、孤独感、無力感を抱える利用者も少なくない。こうした利用者に寄り添うには共感や受容が大切だが、さらに母や子のもつ強みやよい点を肯定的に評価し、より引き伸ばしていく「**ストレングス視点**」に基づいた支援、母や子が本来もつ「**エンパワメント**」を引き出していく支援を行うために、人のよい所に着目できる感性を磨いてほしい。また、子どもたちの可能性を広げるために自身がもっている見識、夢や憧れを伝えてもらい、子どもたちの興味や関心、世界を広げてほしい。

　次に母子生活支援施設は生活の場であることから「衣・食・住」について必要最低限の知識は必須である。そのためには、社会の動きを正しく理解することが必要であり、情報を得る有効なアイテムとして「新聞」をお勧めする。新聞記事で社会の動きを正しく理解し、折り込み広告で食料品や衣類、生活雑貨の価格を知る。これだけでも利用者とのかかわりには有効な情報を得ることができる。

　最後に、利用者の声を傾聴する姿勢は、利用者に安心と信頼を与えることができる。相手の話を遮ることなく、相槌や視線を合わせるなど聞き上手になるよう普段から多くの人と話をし、多くの声を聴き、傾聴力とコミュニケーション能力を高めてほしい。

コラム 　　自己覚知を深める旅——先輩からの一言

　母子生活支援施設は、児童福祉法に規定されていながらも、唯一、母子が一緒に生活できる施設である。私は自身の職場の利用者とのかかわりの中で、親子関係の構築に関心があり、そこに向けた支援がどのように行われているか学びたいと考えていた。母子生活支援施設には母子を保護するだけでなく、自立を促進する役割もあると理解していたが、私が考えていた自立とは異なる側面があり、新たな学びとなった。

　実習中、ある母は「家の中が散らかっていて……」と家事支援を職員へ頼み、また別の母は「ちょっと精神的に参っていて……」と子どもの補完保育を職員へお願いしていた。私はそれぞれの母の姿を見て、「職員に頼んでばかりだと、退所後に自立した生活ができるのだろうか？」と疑問をもった。しかし、施設長から「自立とは困った時にSOSを出せること。周囲に頼ることができること」と教えて頂いた。

　私は「自立＝自分の力で生活できること」だと思っていたが、施設長によると「施設で暮らす母の中には、周囲に助けを求めることができない人もいる。助けを求めることができない人は、自分一人で何とかしなければと思ってしまい、その考えが自分自身を苦しめることに繋がることがある」とのことであった。

　自分一人の力で生活できる人などいない。自分が今、何に困っているのかを知り、助けてと言えることが自立につながるのだと学んだ。

　母子生活支援施設の利用者は、施設を退所した後、地域で暮らしていくことになるため、職員は福祉事務所・児童相談所・保健所・学校・保育所・民生委員等の関係機関と連携を図っていた。そして退所する際も「困ったことがあったら、いつでも連絡してきて良いからね」と口を酸っぱくして伝えており、関係が途切れないようにしていた。

　実習を通して、母子生活支援施設の存在意義やソーシャルワーカーの役割を目の当たりにした。利用者とかかわる中で受容や傾聴はもちろんのこと、知識と経験が重要だと改めて学んだ。「自立支援計画」の作成の際、知識がないがゆえに支援方法を考えるのに苦労した。利用者に複数の選択肢を与えられるよう制度を知り、提案できる力をつける必要があると感じた。そのためには福祉職として働く際にも、日々、知識のアップデートに努め、利用者にとって適切な支援方法が提案できるようなソーシャルワーカーにならなければならないと思った。

（松本沙月）

12. 児童相談所での実習

政令に定められた中核市等
2006（平成18）年4月からは、政令で指定する中核市等に設置が可能となり、2017（平成29）年4月からは政令に定める特別区は設置することになった。

児童虐待防止法
正式名称は「児童虐待の防止等に関する法律」。児童虐待は以下の4つに分類されている。
①身体的虐待：殴る、蹴る、叩く、投げ落とす、激しく揺さぶる、やけどを負わせる、溺れさせる、首を絞める、縄などにより一室に拘束する等、子どもの体に直接影響する行為。
②心理的虐待：言葉による脅し、無視、きょうだい間での差別的扱い、子どもの目の前で家族に対して暴力をふるう（DV）、きょうだいに虐待行為を行う等、子どもの心に影響する行為。
③ネグレクト：家に閉じ込める、食事を与えない、ひどく不潔にする、自動車の中に放置する、重い病気になっても病院に連れて行かない等、監護を著しく怠るといった子どもの心身の正常な発達・成長に影響する行為。
④性的虐待：子どもへの性的行為、性的行為を見せる、性器を触るまたは触らせる、ポルノグラフィの被写体にする等、子どもを性的対象として扱う行為。

子どもの最善の利益
国連の子どもの権利条約（児童の権利に関する条約）にて児童の措置を行う機関は公私を問わず、「児童の最善の利益が主として考慮されるものとする」と規定している。

A. 児童相談所とは

[1] 設置目的

　児童相談所は、市町村との適切な連携を図りつつ、子どもやその家庭に関する相談に応じ、そこにある問題、真のニーズ、環境等を的確に捉え、その子どもや家庭に最適な援助を行い、子どもの福祉を図るとともに、その権利を擁護することを主な目的として、児童福祉法に基づき、都道府県・政令指定都市に設置が義務づけられた、もしくは**政令に定められた中核市等**に設置される行政機関である。

[2] 相談対応における理念

　相談対応は、**児童福祉法、児童虐待防止法**に基づき、厚生労働省の定める「児童相談所運営指針」および「子ども虐待対応の手引き」等を基本として「すべての子どもが心身ともに健やかに育ち、その持てる力を最大限に発揮することができるよう子どもおよびその家庭等を援助すること」を目的とし、常に**子どもの最善の利益**を考慮し、展開される。特に虐待については、日本における将来の世代の育成にも懸念を及ぼすことにも留意して取り組むこととされている。

[3] 機能と役割

(1) 市町村等（政令指定都市における行政区を含む）援助機能

　児童家庭相談に関する一義的な相談窓口である市町村との適切な役割分担・連携を図りつつ、市町村等による相談への対応について、市町村間の連絡調整、市町村への情報提供その他必要な援助を行う。地域連携を行ううえでの基盤となる機能。

(2) 相談機能

　専門的な知識および技術を必要とする相談について、子どもの家庭、地域状況、生活歴や発達、性格、行動等について専門的かつ総合的に調査、診断、判定し、それに基づいて援助指針を定め、自らまたは関係機関等を活用し一貫した援助を行う。児童相談所が「相談所」たる所以、要となる機能。

(3) 一時保護機能

必要に応じて子どもを家庭から離して一時保護する。これは、緊急にその子どもの安全確保のために行う避難所としての機能だけでなく、援助指針を定めるための十分な行動観察、生活指導等を行う機能や短期間で心理療法、カウンセリング、生活指導等を行う機能も含まれる。

(4) 措置機能

子どもまたはその保護者を**児童福祉司**、児童委員等、児童家庭支援センター等に指導させ、または子どもを児童福祉施設、指定医療機関に入所させ、または里親に委託する等を、法律に基づいて判断、決定する。

(5) 民法上の権限

親権者の**親権の喪失および停止**宣告の請求、**未成年後見人**選任および解任の請求を家庭裁判所に対して行うことができる。

(6) 求められる役割

児童相談所は地域のニーズに応じた子どもや家庭への相談援助活動のコーディネーターおよび実施機関である。児童養育を支援する活動を積極的に展開するとともに、地域における各機関が相互の役割や業務の内容等について正しく理解し、対する子どもや家庭への理解や認識を共有したうえで一体的な援助活動が行えるよう、市町村における**要保護児童対策地域協議会**の設置や運営の支援などを行うという役割が求められている。さらに、児童相談所には、市町村等とともに関係機関のネットワーク化（支援チームの形成）の推進役として、各機関の役割分担をするだけでなく、お互いの立場を尊重しながら補い合うことができるチームの雰囲気づくり等ファシリテートする役割も期待されている。

［4］近年の動向

2020（令和2）年度中に児童相談所が対応した相談件数は52万7,272件である。これを相談種別に見ると、「**養護相談**」が28万985件（53.3％）と最も多い。虐待相談対応件数は20万5,044件、さらに虐待種別で比較すると「心理的虐待」が12万1,334件（59.2％）、「身体的虐待」が5万35件（24.4％）、「ネグレクト」が3万1,430件（15.3％）、「性的虐待」が2,245件（1.1％）となっている。「心理的虐待」が最も多く、半分以上を占めており、これには、心理的虐待があったとする警察からの通告が増えていることが大きく影響している。実際に2020年度中に警察署が虐待通告した件数は10万6,991件で、そのうち「心理的虐待」は7万8,385件（73.3％）を占めている。また、虐待相談をきっかけに児童相談所から**警察に緊急連絡**（通報）する件数も増えており、事件化により警察、検察

児童福祉司
児童の保護その他児童の福祉に関する事項について相談に応じ、専門的技術に基づいて必要な指導を行うケースワーカー。主に社会面での診断を行う。

親権の喪失および停止
民法の規定により、虐待等により親権の行使が著しく困難または不適当であることにより子の利益を著しく害するときは親権喪失を申し立てることができる。また、親権を喪失させるまでに至らない比較的程度の軽い事案や一定期間の制限で足りる場合に、親権を2年以内として制限することを申し立てることができる。

未成年後見人
未成年者（未成年被後見人）の法定代理人であり、未成年者の監護養育、財産管理、契約等の法律行為などを行う。

要保護児童対策地域協議会
要保護児童（保護者のない児童、虐待等の理由により保護者に監護させることが不適当であると認められる児童）の早期発見や適切な保護を図るため関係機関がその子ども等に関する情報や考え方を共有し、連携して支援を行うために地方公共団体が設置・運営する協議会。

養護相談
保護者のいない場合、棄児の場合、離婚の場合、両親の病気の場合、虐待・放任の場合等に対応する相談。ここに虐待が含まれている。

と連携する機会も多くなってきている。また、2017（平成29）年および2022（令和4）年の児童福祉法改正により、一時保護の継続や決定に際し、裁判所での手続きが段階的に強化されており、司法機関とのより強い連携が求められている。

B. 支援・活動の具体例

［1］支援・活動の流れ

　児童相談所は、もてる専門性および機能を活用し、**相談者もしくは相談の対象となる家庭**の真のニーズを汲み取り、家庭やその歴史、環境等について調査し、それらの情報に基づき、医学的、心理学的、社会学的等の判定を行うことで家族のストーリーを理解する。この判定（理解）に基づき、援助方針を定め、措置や指導を行いながら、援助方針の見直しを繰り返す。そして、子どもを中心とした家族が抱える問題の終息を目指すのである。支援者の理解が不十分なまま、援助を行うことは、相談者を傷つけるばかりでなく、仲間や自分自身をも傷つけることになる。だからこそ、児童相談所では「面接」を行い、相談者、それにかかわる親子の話を注意深くきくのである。

［2］配慮と技術に基づく「面接」

　相談者は、親・子ども・親族・関係者など立場、年齢、状況、感情などが一様ではない。そういった相談者と支援者は面接を行い、その内容をもとに**アセスメント**を行い、支援を展開しなくてはならない。ゆえに支援者にとって「面接」は大事な作業、ツールである。面接では、相談者に安心してもらい、少しでも心地よく話をしてもらうことが大切である。面接における相談者と支援者の関係性が、得られる情報量やその後の展開に大きく影響するからである。相談者に会う前にまずはその相手について思いを巡らせてみる。そのうえで、「教えてください」という姿勢で**きいて**みる。この相談者に対する思いや姿勢が、面接において最も重要なのである。

C. チームアプローチと地域社会との関係

［1］児童相談所のチームアプローチ

　相談への対応には、まず前述した児童相談所の役割や機能について十分に理解しておくことが大切である。さらに、児童相談所はチームアプローチが原則であるため、それぞれの役割を理解したうえで、**相談員、児童福**

相談者もしくは相談の対象となる家庭
実際に困っている親や子だけが児童相談所に相談してくるわけではなく、学校や病院など親子にかかわる機関や近所の人など親子を知る人であったりする。これらの内容に虐待が含まれる場合に、その相談が虐待通告になるのである。

きく
ここでの「きく」は、漢字での「聞く」「聴く」「訊く」の表現を含んでおり、音、声を耳に感じる。注意深く耳を傾ける。情報として受け入れる。そして、尋ねる等と多くの意味を含んでいるため、敢えてひらがなで表現している。

アセスメント
assessment
子ども・親・家族に関する情報を集めて評価すること。ちなみに、このアセスメントに基づいて「こういうことが起きていたのだろう」「こういうことが起きるのではないか」と予測・推測したものが「見立て」である。

きいて
前述「きく」と同様の意義。

相談員
相手を問わず、児童に関する相談を受け付ける。相談の入り口であり、そこから虐待通告に至ることもあるため、慎重な対応が求められる。

祉司、児童心理司、児童指導員が、それぞれに分担したり、補い合ったりして家族への支援を行っている。それゆえ、チームについてもよく知っておく必要がある。児童相談所には原則、週に1回行われる**援助方針会議**がある。この会議は、まさに多角的、重層的にチームならではの検討を行う場である。自分も含め、得意な分野や人柄などを知り、仲間づくりをしておくことで、お互いの意見を尊重でき、チームが業務も、業務で傷ついたお互いの心をも助け合うことができるのである。そして、このチームアプローチを通して、子ども、その家族のストーリーに思いを馳せるのである。

[2] 地域社会の中の児童相談所

　児童相談所の支援は単独では成り立たない。あくまでも地域社会の中の一機関に過ぎない。そのため支援者は、地域の特性や支援機関についてもよく知っておく必要がある。「どこに何がある」といった単純なことではなく、支援機関の特徴やそこで働く人の「顔が浮かぶ」という意味であり、地域においても仲間づくりをしておくということである。そして、信頼し合える支援機関がお互いの情報をもち合い、家族のストーリーに厚みをもたせていくのである。

D. 実習生に求めること

[1] 守秘義務

　児童相談所では、氏名・住所等個人情報を取り扱うほか、児童相談所がかかわっていること自体が重大な個人情報となる。所外に漏らすことは法律上厳しく制限されており、決して許されない。そもそも情報の取扱いに配慮するということは、相談者を守るということであり、相談者と支援者の関係性においても大きな意味をもつのである。

[2] 思いを伝える

　実習生には、実習中に思う、感じる、考えるところを実習先の職員に是非とも言葉にして伝えてもらいたい。言葉にすることが何よりの実習となる。それは、児童相談所がチームアプローチを原則としているからである。伝えることができるということは、チームにとって大きな利益となる。さらに、実習先で扱われている事象柄、嫌な思い、辛い思いをすることは多い。そんな時こそ、その思いをチームメイトに吐き出してもらいたい。傷ついた自分を少しでも癒すことを忘れないでほしい。これこそ、児童相談所で仕事を続けていくコツでもある。

児童心理司
児童を対象に心理学の専門的学識に基づく心理判定業務を行い、主に心理面での診断を行う。

児童指導員
児童に対する一時保護所での生活指導を行い、主に行動面での診断を行う。

援助方針会議
基本的に全職員が参加し、担当者から提案された調査、各種診断、判定等の結果に基づく子どもや保護者等に対する最も効果的な援助指針について検討を行う。ここで、一時保護の解除や施設入所等の措置およびその後の確認方法について決定を行う会議。

　皆さんは「児童相談所がかかわる必要のある子ども達」に対して、どのようなイメージをもっているだろうか？　多くの場合、虐待を受けていたり、その可能性がある子どもたちを思い浮かべるのではないだろうか。学生時代の私もそうであったが、実際に児童福祉司として児童相談所の業務に当たると、そうした子どもたちだけではなく、非行や虞犯（ぐはん）、触法に関連した子ども、親の病気や事故等で養育者がいなくなってしまった子ども、さらに妊産婦も含めて多種多様な課題を抱えた人とかかわることになる。また、生まれながらに知的障害や発達障害をもちながら、適切な養育や医療を受けることができず、家庭や地域、学校で虐待やいじめに遭ってきた子どもたちともかかわる。

　こうした子どもたちの中には愛着形成（アタッチメント）に支障を来し、しばしばトラウマの症状が出てしまい、社会生活に適応できなくなってしまう子どももいる。そうした子どもたちが、成長過程において信頼できる大人と出会えず、時に問題を起こしては警察に捕まり、親からも見放されてしまい「困難ケース」として児童相談所の職員の前に現れることもある。

　私たち職員は、そうした子どもたちに対して、出身大学や職場で学んだ幅広い知識と豊かな経験を活かしてケースワークを実践していると言えば格好いいのだが、時には親と敵対して罵倒され、支援しているはずの子どもから拒絶されることも日常的にある。

　それでも試行錯誤しながらかかわり、心を閉ざしていた子どもが少しずつ心を開き、一歩一歩成長していく姿が見られるのは私たちの仕事の醍醐味でもある。もちろん上手くいくことばかりではなく、私も同僚も身体的・精神的な負担感を抱き、冷静さを保つことができなくなってしまうこともある。それでも、児童相談所の仕事は、福祉事務所と並んで公務員が担うべき意義と価値があると私は考えている。

　是非、実習という機会を通して、児童相談所に求められる機能や職員の役割はもとより、職員が何を大切にして業務に当たっているか、モチベーションを維持する方法やチームビルディングなどにも興味をもち、現場を肌で感じ取りながら学んでほしい。指導者には大いに質問し学びを深め、一人でも多くの学生が児童福祉に関心をもち、子どもたちの最善の利益を追求していく仲間になってくれることを期待したい。

（天野寛人）

13. 福祉事務所での実習

A. 福祉事務所とは

福祉事務所とは、社会福祉法 14 条に規定されている「福祉に関する事務所」をいい、福祉六法に定める援護、育成または更生の措置に関する事務所をつかさどる第一線の社会福祉行政機関である。都道府県および市（特別区を含む）は設置が義務づけられており、町村は任意で設置することができる。

都道府県福祉事務所では、福祉三法に関する事務を取り扱っている。

福祉六法
①生活保護法、②児童福祉法、③母子及び父子並びに寡婦福祉法、④老人福祉法、⑤身体障害者福祉法および⑥知的障害者福祉法の 6 法。

福祉三法
①生活保護法、②児童福祉法、③母子及び寡婦福祉法（現在は「母子及び父子並びに寡婦福祉法」）の 3 法。

[1] 主な配置職員

福祉事務所には、社会福祉法 15 条に基づいて、表 7-4 の職員が配置されている。このほか、老人福祉の業務に従事する社会福祉主事、身体障害者福祉司、知的障害者福祉司などが配置されている福祉事務所がある。

表 7-4　主な配置職員

所員等	職務
1. 所の長	都道府県知事又は市町村長（特別区の区長を含む。）の指揮監督を受けて、所務を掌理する。
2. 指導監督を行う所員（社会福祉主事）	所の長の指揮監督を受けて、現業事務の指導監督を司る。
3. 現業を行う所員（社会福祉主事）	所の長の指揮監督を受けて、援護、育成又は更生の措置を要する者等の家庭を訪問し、又は訪問しないで、これらの者に面接し、本人の資産、環境等を調査し、保護その他の措置の必要性の有無及びその種類を判断し、本人に対し生活指導を行う等の事務を司る。
4. 事務を行う所員	所の長の指揮監督を受けて、所の庶務を司る。

出典）筆者作成.

指導監督を行う所員および現業を行う所員は、表 7-4 に掲げる職務のみに従事することが原則だが、その職務遂行に支障がない場合には他の社会福祉または保健医療に関する業務を行うことができるとされており、民生委員・児童委員に関する事務、児童扶養手当に関する事務などを行っている福祉事務所も多い。

［2］所員の定数

　福祉事務所の所員の定数は、地域の実情に合わせて条例で定められている。ただし、現業を行う所員の数については、**表7-5**を参照のこと。

表7-5　所員の定数

設置主体の区分	現業員標準定数	標準定数に追加すべき定数
都道府県	被保護世帯が390以下の場合　6	65を増すごとに　1
市（特別区）	被保護世帯が240以下の場合　3	80を増すごとに　1
町村	被保護世帯が160以下の場合　2	80を増すごとに　1

出典）筆者作成.

B. 支援・活動の具体例

　福祉事務所は、生活保護の実施やさまざまな手当、制度の窓口であり、職務内容は多岐にわたるため、各自治体によって大きく異なっている。

［1］生活保護・生活困窮相談について

　生活保護制度においては、相談に応じ、困窮の程度に応じて必要な保護を行う。訪問や面談を通して、就労可能と判断された人への就労支援のほか、住居支援や保護世帯の健康管理、生活支援等を行う。

　生活困窮者自立支援制度では、相談を受け、自立相談支援事業、住居確保給付金、就労準備支援事業、家計改善事業、就労訓練支援事業、生活困窮世帯の子どもの学習・生活支援事業、一時生活支援事業など必要な支援につなぐ。離職などにより住居を失うことのないよう早期に支援を開始し、再就職に向けて支援を行う。

　なお、自立相談支援事業と住居確保給付金の支給については、福祉事務所設置自治体の必須事業であり、その他の事業については、地域の実情に応じて実施する任意事業とされている。

　また、**生活保護受給者等就労自立促進事業**として、ハローワークや自立相談支援機関と連携して就労支援を行っている。

生活保護受給者等就労自立促進事業
生活保護受給者や児童扶養手当受給者、生活困窮者などの就労による自立を支援するため、労働局・ハローワークと地方公共団体が協定を締結し、ワンストップ型の就労支援体制を全国的に整備。地方公共団体にハローワークの常設窓口の設置、福祉事務所や自立相談支援機関等巡回相談等により、地方公共団体とハローワークが一体となって就労支援を実施している。

［2］その他の相談について

　母子及び父子並びに寡婦福祉法に関する福祉において、相談に応じ必要な調査および指導、事務を行う。

　児童福祉法において、都道府県の設置する福祉事務所は、児童虐待防止法6条の子ども虐待に係る通告の受理機関であるとともに、児童福祉法

25条の要保護児童通告の受理機関でもある。また、福祉事務所は母子生活支援施設や助産施設への入所措置権限を有している。

　老人福祉法、身体障害者福祉法、知的障害者福祉法における入所措置権限は市町村にあるため、市町村福祉事務所で取り扱うこともある。

　そして、福祉事務所へ近年増加しているのがひきこもり相談である。同居家族の死亡などで生活に困窮するひきこもり当事者への支援が開始となることが多い。当事者と早期に接することができるのは、家族のほかに民生委員である。民生委員は、福祉事務所の協力機関となっており、地域に根づいた細やかな支援が可能なことから、連携して支援を行っている。

C. チームアプローチと地域社会の関係

［1］ チームアプローチ

　福祉事務所の職務は煩雑で多忙をきわめている。だからこそ、日頃から所員が互いにコミュニケーションをとり、チームとして対応できる態勢を整えておくことが必要だ。

　福祉事務所には、不当要求など、対応が非常に難しい人も来所する。どこからが不当要求に該当し、その際の対応としてどの職員がどう動くか、共通認識をもち、確認をしておくことで、職員の心身の疲労や被害を最小限に抑えることや、被害自体を防ぐことにつながる。

　困難事例に対して、一人で対応せず、チームや機関として対応することが重要である。

［2］ 地域社会との関係

　福祉事務所では、地域包括支援センター、自立相談支援機関、生活保護施設、児童福祉施設、民生委員・児童委員、保健所、教育関係施設、警察、社会福祉協議会、障害・高齢等福祉関連施設、医療機関等種々の分野の機関と連携しながら支援を行っている。

　福祉事務所は地域の核となる機関でありながら、地域に支えられている機関でもある。地域社会はかけがえのない社会資源であり、支援に行き詰まった時、手を差し伸べてくれるのもまた地域である。地域にどのような施設や機関があるかを把握し、限られた社会資源の中から最善の支援を選択し、連携して支援を行っている。

D. 実習生に求めること

[1] 守秘義務

　社会福祉士には、社会福祉士及び介護福祉士法において、秘密保持義務が課せられている。福祉事務所でのケース対応は、ある種、非日常的なケース対応が多いため、家族や学生仲間、知人等と福祉事務所で見聞きした内容を共有したくなるが、それは絶対に許されない。守秘義務を守るということを理解できていても、実行することは難しい。誰かと共有したい内容については、実習担当者への質疑応答時間を有効に活用することや、実習日誌に記録することで、見聞きした衝撃的な事案を自分自身の中で整理、消化していくとよい。

[2] 基本的対応

　福祉事務所に来所する人の中には、支援を必要としているにもかかわらず何の支援も受けずに生活してきた人が一定数存在する。また、支援を受けること自体に拒否的な人や、新しい生活に強い抵抗感を示す人もいる。そのような人に対し、最大限の敬意を払い、丁寧な対応を心がけること。さらに、内容や意味を理解できるよう、個々に応じたコミュニケーションの方法を模索し、対応すること。社会福祉士は相談援助の専門職であることを常に意識してほしい。

[3] 健康管理

　支援対象者を主体に支援を行っていると、支援者として大きな葛藤に直面することがある。社会福祉士として臨機応変に、さまざまな事象に耐えられる、しなやかな心身が必要になるため、自身を労り、健康管理をしっかりと行えるよう、日頃から心がけること。

[4] 向上心

　福祉事務所運営にはさまざまな根拠法律が存在し、その法律も時代に合わせて変化をしていく。福祉にかかわるさまざまな情報を常に収集し、福祉情勢に意識をもち、知識と経験を日々アップデートしていってほしいと願う。

コラム 信頼関係構築の大切さ──先輩からの一言

　私は、**福祉事務所**で10日間のソーシャルワーク実習をした。福祉にかかわる6つの課を数日ごとに回って、福祉事務所の職員の職種や体制、諸業務について学んだ。また、社会福祉協議会や児童館、地域包括支援センター、地域の福祉施設の見学などにも行った。ここでは、援助を行ううえで必要な援助関係の形成の重要性について学んだ場面について取り上げたい。

　生活保護受給世帯への訪問に同行した際、いくつか世帯を回ったのち、通所していた就労継続支援B型の事業所を人間関係や体調の面で休職した男性宅を訪問した。ワーカーが男性の体調について尋ねると、「あまり調子がよくない日が続くことがある」と答えた。一方で、男性は今後も働きたいと考えており、市の就労支援サービスを利用しつつ就労することを視野に入れている様子で、1日でも早く就職したいとワーカーに話した。それを受けて、ワーカーは「お気持ちはよくわかります。まずは体の調子を整えることが大切なので、今はゆっくり休んでくださいね」と男性に伝えた。

　訪問を終えたのち、ワーカーに対象者とかかわるうえで大切なことは何か質問したところ、「保護を受給されている人にもさまざまな背景や理由があり、それぞれ個性や特徴をもっている。しかし、どんな人への支援についてもいえるのは、信頼関係が構築されているかどうかが重要で、難しいことがスムーズに進んだり、簡単なことが困難になったり、状況把握一つとっても、かかる時間や労力が大きく変わってくる。対人援助職に就くと、本人の希望に沿わなくても必要なことをしなくてはならない、してもらわなくてはならない場面が必ずある。そんなときに、『この人が言うのであれば……』と思ってもらえるような支援者になることが大切である」という話を伺った。

　この日だけでなく実習期間中、多くの面談への同席や訪問同行をさせていただく中で、対象者が近況や困りごとについてワーカーに気軽に話をしたり相談している様子を拝見した。どのような場面においても、対象者の不安や悩みについて援助者が受容し、丁寧な姿勢で接しており、対象者はリラックスして話をされている様子だった。受容や傾聴の姿勢で接することが対象者と信頼関係を構築し、対象者の潜在的なニーズを引き出したり、課題を解決する糸口の発見につながるということを学ぶことができた。

（内山実咲）

14. 社会福祉協議会での実習

地域福祉の推進

社会福祉法4条1項は「地域福祉の推進は、地域住民が相互に人格と個性を尊重し合いながら、参加し、共生する地域社会の実現を目指して行われなければならない」としている。また、同条2項では「地域住民、社会福祉を目的とする事業を経営する者及び社会福祉に関する活動を行う者（以下「地域住民等」という。）は、相互に協力し、福祉サービスを必要とする地域住民が地域社会を構成する一員として日常生活を営み、社会、経済、文化その他あらゆる分野の活動に参加する機会が確保されるように、地域福祉の推進に努めなければならない。」としている。

地域福祉活動計画

社協が呼びかけて、住民、地域において福祉に関する活動を行う者、社会福祉を目的とする事業を経営する者が協働して地域福祉を推進することを目的とする、民間の実践的な活動計画。

活動の5原則

「新・社会福祉協議会基本要項」において定められた社会福祉協議会の活動原則。①住民ニーズの基本の原則、②住民活動主体の原則、③民間性の原則、④公私協働の原則、⑤専門性の原則の5原則。

コミュニティソーシャルワーク

地域において生活上の課題を抱える個人や家族に対する個別支援と、それらの人びとが暮らす生活環境の整備や住民の組織化等の地域支援をチームアプローチによって総合的に展開する実践。

A. 社会福祉協議会とは

　社会福祉協議会（以下、社協）は、社会福祉法109条に**地域福祉の推進**を図ることを目的とする団体として位置づけられ、全国、都道府県、1つの市町村または合同の区域内ごとに設置されており、①公私の社会福祉を目的とする事業を経営する者、②社会福祉に関する活動を行う者が参加し、③この区域内の社会福祉事業または更生保護事業を経営する者の過半数が参加する団体として規定されている。特に地域福祉の推進については、行政が策定する**地域福祉計画**に基づいて、社協が**地域福祉活動計画**を策定し、計画的に実施することが望まれており、社協は他の社会福祉法人には見られない公益性の強い組織であり、福祉施策の実施主体となって、行政からの補助事業や受託事業を実施していることが多くなっている。また、その活動は、1992（平成4）年に改訂された「新・社会福祉協議会基本要項」による活動の5原則に沿って、①住民のニーズを把握し、そのニーズに立脚した活動を進める、②一人のニーズから地域全体の課題を考え、住民と一緒に問題解決に取り組む、③幅広い公私の福祉関係者、多分野と連携協働する（プラットフォーム）活動を特徴としている。

　こうした活動は、現在国が提唱している地域共生社会の実現に向けた取組みとリンクしており、今までそれぞれの地域で社協が行ってきた**コミュニティソーシャルワーク**が中核となることが期待されている。

B. 支援・活動の具体例

　社協では、それぞれの地域生活課題に対応した事業を行っているため、地域性に応じて社協ごとでの取組みに多少違いがある。ここでは社協の役割に基づき、大きく4つに分けて支援・活動を紹介する。

[1] 住民参加による地域福祉活動、地域づくりの推進

　地域福祉活動は、地域住民自身が生活の課題を認識し、その解決の必要性と解決に対する取組みを主体的に行うことが必要である。そのため、社協は住民のニーズを掘り起こし、何度も話し合いを重ねて住民活動を後押

しする。そして、活動が継続的に行われていくよう伴走しつつ、相談に乗ったり、その都度必要な支援を側面的に行う。

また、住民同士が助け合える地域では、一人ひとりが孤立することなく暮らし続けることができるため、下記のような活動を他の地域にも広げ、福祉力の強い地域づくりを目指している。

- 地域の居場所やつながりづくりのためのふれあい・いきいきサロン
- 一人暮らし高齢者などの見守り・孤立化防止のための声かけ活動
- 生活の困りごとへの対応のための住民同士のおたすけ隊活動

［２］相談支援、権利擁護

地域包括支援センターや障害者基幹相談支援センターなどを行政から受託している社協も多いが、それ以外にも社協にはさまざまな生活相談がもち込まれる。その相談事一つひとつにしっかり向き合い、解決に向けて検討したり、適切な機関へつなぐ対応をしている。

しかし、最近では分野や年齢など、制度で区分けできないものや、8050問題のように問題が複雑化・複合化している相談も多く、多機関が連携できる総合相談的な窓口が必要となってきている。

通常、受けた相談は、本人や家族のアセスメントによって、課題を明確化し個別援助計画を作成し、支援体制を構築するケアマネジメントプロセスに沿って支援を展開する。

社協には、地域包括支援センター、権利擁護センター、生活福祉資金貸付事業、日常生活自立支援事業、生活困窮者自立支援事業など、さまざまな相談機関があり、内外の支援機関と連携して対応している。

対応できる社会資源がない「制度の狭間」の問題には、解決するために必要な仕組みを独自で開発することもしている。

8050問題
80代の親が50代の子どもの生活を支えるという社会問題。背景には子どものひきこもりがあり、親の収入で生活している親子が社会的に孤立し、生活が立ち行かなくなる深刻なケースが目立ち始めている。

［３］ボランティア、福祉教育

地域福祉の原動力はボランティア活動や市民活動である。社協では、生活支援ニーズとボランティアをマッチングしたり、さまざまなボランティア養成講座を開講したり、ボランティア保険の補助や活動の助成をするなど、ボランティア活動の育成・支援を行い、活性化を図っている。

また、地域住民に福祉への関心と理解をもってもらうために、若年世代から福祉教育に取り組んでいる。小学生には車いすや手話などの体験、中学生には施設などでのボランティア体験、高校生は自主的なボランティア活動、大学生は就労を見据えた福祉現場体験など、年代層に合わせた福祉教育を展開している。

［4］ 介護・生活支援サービス

　社協によっては、介護保険制度や**障害者総合支援法**によるホームヘルプサービスやデイサービスなどの直接支援事業を行っているところもあるため、各事業所のサービス提供責任者や生活相談員といった個別対応の職員に付いてソーシャルワーク実習を行う場合もある。その場合は、利用者中心に生活背景をアセスメントし、生活課題を抽出するとともに、地域全体で支える方法を検討する体験をすることができる。

C. チームアプローチと地域社会との関係

　社協には、さまざまな部署があり、地域福祉を推進する団体の特色を活かして、1人の相談支援から**ミクロ・メゾ・マクロ**へとソーシャルワークを展開している。

（1）相談〜個別支援

　たとえば、認知症でひとり歩きをするＡさんの相談を受けた場合、その支援のために聞き取りを行い、生活の課題を抽出し、具体的な支援策を検討する。その時点で医師や介護支援専門員、デイサービスの職員など、Ａさんにかかわる専門職を中心として支援チームを形成していくことになる。特にＡさんは地域で生活しているため、当然地域とのつながりもあるので、専門職だけでなく、地域の民生委員や近隣住民、町内会役員など、Ａさんにかかわっている人たちとのつながりも見落としてはならない。Ａさんを地域で支えるネットワークを構築するのである。

（2）個別支援〜地域支援

　地域には、他にもこのＡさんと同じような課題を抱えている人がいる場合がある。その場合には、その地域の専門職や住民と話し合い、この課題がＡさんだけのものでなく、地域全体で考えるべき課題（地域生活課題）であることの理解を求めることが必要となる。地域内で合意が取れれば、Ａさんの支援方法を応用して、同様の支援の仕組みを築いていくことができる。特にこの場合は、広く地域に理解と協力を求めることとなるため、個々の専門職や住民だけでなく、関係団体や機関などの組織への働きかけが重要となる。また、社協内でも相談支援部門の職員だけではなく、他部署の職員とも協力して進められるよう調整を行っている。

（3）政策形成

　Ａさんへのかかわりから見出した地域生活課題やその解決策に対する取組みが市町村施策として必要だと考えれば、行政へ提言することが重要である。一人ひとりの住民の声、取組みをしっかりと行政に届けていくこ

とは、地域住民とともに地域福祉に取り組んでいる社協だからこそできることであり、しなければならないことだと考える。その提言が、**地域福祉計画**・同活動計画や高齢者福祉計画・介護保険事業計画などの行政計画に入れられれば施策として展開が可能となる。また、地域レベルでは予算的・人的に無理なことでも市町村レベルで考えると実現可能なこともある。Aさんのケースを例にしてきたが、1人の支援でも段階的な援助のあり方の可能性を模索することは必要なのである。

（4）地域づくり

　人口減少、少子高齢化が進む現在、地域にはさまざまな地域生活課題が存在しているが、それを問題視している地域住民はそれほど多いわけではない。何度も地域に出向き、地域の人びとと言葉を交わす中で、一つひとつの課題を丁寧に伝え、問題意識をもってもらうようにしている。課題解決に向けての検討、取組みまでには丁寧に働きかけ、ともに汗をかくことが大切なのである。社協には、地域住民とともに、地域にある企業や関係団体、行政など、あらゆるものをまるごと巻き込みながら協力し合える関係づくりを進め、一人ひとりが安心してその地域で暮らし続けられる地域を目指してネットワークの要として機能することが期待されているのである。

D. 実習生に求めること

　社協ではさまざまな部署で多くの事業を行っており、実習では日々新しいことを理解することに追われることにもなりかねない。そのため、事前学習として、次の2点を整理しておいてほしい。

　まずは、その地域のアセスメントである。人口推移や要援護者数、社会資源の種類や数、ボランティア登録者数や住民活動など、その地域の特性を理解し、その地域にある地域生活課題について自分なりに洗い出しておくことで実習の内容が深まっていくと思われる。

　また、2点目は実習先の社協ではどのような事業を行っているのか確認しておくとともに、それぞれの事業のねらいと効果を考察しておくことが望ましい。その地域の生活課題に対して社協がどのようにかかわってきたのか、自分自身で疑問や課題を整理しておきたい。

　そして、実習に際しては、受け身にならず、常に「なぜ」を投げかけ、「なぜこれをやっているのか」「なぜこうするのか」と疑問をもちながら取り組んでいただきたい。社協の取組みにはさまざまな仕掛けがあり、一つひとつの取組みの中にも意図的に要素を含むものがある。ぜひ、積極的に疑問を投げかけ、考察し、学び取ってほしい。

地域福祉計画
社会福祉法107条の規定に基づき、地域福祉の推進に取組みにむけての基本的な事項を市町村が定める行政計画（2021〔令和3〕年4月時点で全市町村の82.9%が策定）。

地域は生き物──先輩からの一言

「地域」という言葉を耳にしたことがある人は多くいるだろうが、「その意味は？」と聞かれると首をかしげる人も少なくないのではないだろうか。現に学校の授業で「地域」という言葉の意味について考える機会があったが、私は上手にイメージすることができなかった。実習前に「地域とは？」「社協とは？」とさまざまな問題意識をもちながらも、**社会福祉協議会**の事業については机上の知識しかない状態で私の実習は始まった。

実習中に訪れた地域の「ふれあいサロン」や「地域福祉協議会」等での体験は、「住民主体」の大切さを教えてくれるものだった。そこで目にしたのは、正に地域住民が自分たちで考え、自分たちの意思で活動している姿だった。社協（職員）はあくまでサポート役、運営や活動の手伝いという姿勢であった。確かに「社協に任せて！」という姿勢を取っていては、住民の主体性は育たず、次第に住民主体の地域福祉活動はすたれていくだろう。

住民主体の地域福祉活動をしているところの参加者は、本当にいきいきしていた。これは単に身体的に元気という意味ではなくて、正に心の底から活動を楽しんでいるという様子だった。言い換えると地域福祉活動に参加することで社会性と役割をもち、社会参加へとつながっているように映った。

実習中は市内を駆け回った。その中で同じ校区なのに校区内において異なった課題があるという事実を学ぶことができた。同じように見えても、抱える課題は小地域ごとに異なる。社協（職員）は、そうした異なる多様な課題に対して、住民と共に向き合っていく必要があると感じた。

「地域は生き物」という言葉を聞いたのは「地域福祉協議会」の会合に参加していた時である。担当職員が話してくださった言葉だ。「生き物」は変化し進化し続ける。これを「地域」に置き換えるならば、「地域」も変化し進化し続けるものであると考えた。時代が変わりゆく中で、私たちも「地域」も変わっていく。それぞれの時代の中で、それぞれの「地域」の色を楽しむことこそが「地域」に向き合う姿勢なのかもしれないと感じた。一つの答を求めるのではなくて、その時々に応じた答を見つけていくことが大切になってくると学ぶことができた実習であった。

（柴　生純）

15. 独立型社会福祉士事務所での実習

A. 独立型社会福祉士事務所とは

　独立型社会福祉士事務所とは、社会福祉士が独立した立場でソーシャルワーク機能を発揮する事業所であり、社会福祉士の知識・技術・倫理の専門性をもとにさまざまな社会的な課題に社会福祉士の固有機能を活用することができる運営形態である。あらかじめ、利用者等と契約を締結し、ソーシャルワーク機能の対価として直接的、もしくは第三者から報酬を受けることができる。日本社会福祉士会で行われる**認定社会福祉士**や**独立型社会福祉士**に関する研修などがあり、その条件を満たせば独立型社会福祉士の名簿に登録され、質の高いソーシャルワーク機能を独立的な立場で展開することが期待されている。

　最大の特徴は、組織的な影響を受けにくく、ダイナミックなソーシャルワーク機能を展開しやすい点である。一方で、相談援助を中心とする面接に対して有料で行う文化がない日本の社会システムでは対価を得る仕組みが未確立であり、運営上の課題となっている。このような状況から独立型社会福祉士の採算性をどのようにクリアするかが重要となり、社会的な課題をソーシャルワーク機能で改良しつつ、社会的に評価され対価を得るというのが理想である。ソーシャルアクションを通じた機能が新たな価値を創出し、地方公共団体や財団法人などにネゴシエーションしていくことで運営面を強化していくこともできる。

　以上から、独立型社会福祉士事務所の社会福祉士は、組織的な影響を受けずにさまざまなソーシャルワーク機能を発揮し、社会的な課題に対してアプローチができる事業所だと考えられる。

認定社会福祉士
社会福祉士の国家試験に合格し、より高度な知識と卓越した技術の構築、キャリアアップを支援する仕組みとして、認定社会福祉士、認定上級社会福祉士の2種類がある。日本社会福祉士会が認定社会福祉士認証・認定機構の事務局となっている。

B. 支援・活動の具体例

　「社会福祉士の倫理綱領」には、クライエントの利益の最優先やクライエントの自己決定の尊重が位置づけられており、エンクロージャー（利用者の囲い込み）が発生することを予防している。しかし、準市場である福祉・医療などの現場では社会福祉士を窓口とした利用者の確保等が法人の運営に大きく影響していることもあり、稼働率の向上を意識した仕事が求

クライエント自身あるい
は家族などが問題を感じ
ていない人を指す。また、ボランタリークライ
エントとは、クライエン
ト自身あるいは家族など
が問題を感じ、さらに自
分たちでの問題解決が困
難であると認識し、専門
家の力を借りようとして
いる人を指す。

居宅介護支援
介護保険サービスの利用
者に対して、厚生労働省
令で定められた実務経験
をもち、試験と研修を修
了した介護の専門家であ
る介護支援専門員が行う
サービス。

計画相談支援
福祉サービスの利用を行
う時に必要となる計画案
を作成したり、作成した
計画が利用者にとって適
切であるかをその都度確
認を行う支援。

障害者総合支援法
正式名称は「障害者の日
常生活及び社会生活を総
合的に支援するための法
律」。

成年後見制度
認知症、知的障害、精神
障害などによって判断能
力が十分ではない方を保
護するための制度。

められる場合がある。その点で独立型の特徴は、組織的な影響を受けない
ことであり、社会的な課題に対して、法人全体の稼働率を意識することな
くクライエントのニーズを最優先して支援が行える。他にも高齢・障害・
児童などの縦割り制度の弊害を乗り越えてフレキシブルに支援することが
でき、**インボランタリークライエント**への積極的な介入を行えるアウトリ
ーチやフォーマル・インフォーマルなどの社会資源と連携し、効果的な支
援を提供するコーディネーション、ネットワーキングなども活用しやすく
なる。

　独立型社会福祉士事務所の業務はさまざまであり、個別性が高いが、運
営面を安定化するためには、3つの業務が中心になっている。①居宅介護
支援・計画相談支援、②成年後見受任、③教育・講師活動などが挙げられ
る。

[1] 居宅介護支援・計画相談支援

　相談援助を通じたケアマネジメントを行うと報酬を得ることができるの
が**居宅介護支援**と**計画相談支援**である。居宅介護支援は介護保険法、計画
相談支援は**障害者総合支援法**を根拠としたサービスであり、前提要件に法
人の設立が必要で、書類の作成や運営体制の確保などの規定がある。社会
福祉士だけでは業務ができず、介護支援専門員や相談支援専門員の資格が
必要となる。相談援助を通じたケアマネジメントが対価（報酬）として確
立されているところが特徴である。

　クライエントと信頼関係を構築しながらアセスメントを行い、生活課題
を明確化して必要な社会資源を調整し、ケアマネジメントしていく業務で
あり社会福祉士としてファシリテーション能力が求められる業務である。

[2] 成年後見受任

　判断能力が著しく低下した人の財産管理や身上監護を行うのが**成年後見
制度**であり、社会福祉士会のぱあとなあ、家庭裁判所と協働して行う制度
である。基本的には1年に1回の報告で報酬を得る形となり、原資は被後
見人本人の資産からの支出となるため資産状況に応じた報酬を家庭裁判所
が設定する。

　具体的な業務としては、被後見人の収入と支出、生活の基準を踏まえ、
安定した生活設計を行い、財産管理を行うとともに、人権侵害を受けずに
その人らしく生きられる環境整備を図ることとなる。資産整理として銀行
照会、不動産の確認、親族などの洗い出しなど弁護士や司法書士などのリ
ーガル分野と連携を図ることとなる。社会福祉士は、身上監護の分野で期

待されており、生活歴などを踏まえたその人の生き方を理解し、意思決定支援などの支援をすることになる。

[3] 教育・講師活動など

大学や専門学校などでの講師活動や社会教育としての教育活動などを通じて報酬を得る方法である。独立型の社会福祉士は各分野に特化した活動をしている人が多く、現場で培われた知識や技術を学生等に伝えることで教育の質を向上させることができる。

[4] その他

高い専門性を発揮しやすいのが独立型社会福祉士の特徴であり、そのために自己研鑽をする機会が重要である。

C. チームアプローチと地域社会との関係

独立型社会福祉士事務所は、さまざまな形態でチームアプローチを担うことができる。相談援助を中心としたミクロ分野での支援や社会的な課題にアプローチをするソーシャルアクションによるマクロ分野での活動など支援の対象はさまざまである。クライエントを中心とした支援であるため、保健医療福祉分野のチームアプローチを基本としつつも行政、社協、警察、消防、消費者団体、商工会議所、地縁団体、リーガル分野、民生委員、地域住民、家族などと、必要に応じて連携を図りながら支援を展開していく。独立型社会福祉士として期待される機能を整理すると以下のようになる。

(1) チームアプローチのマネジメント機能

インテークから終結までのケースワークをニーズ優先アプローチに基づいて提供するため、必然的にチームアプローチが必要となる。チームでは、支援の役割や責任がそれぞれに課せられている。生活の質を向上するためにチームとなり介入していくことになるが、課題に合わせた役割や支援上の微調整など全体的なマネジメントが必要となる場合は、社会福祉士のコーディネーションやネットワーク機能が期待される。

独立型の特徴である組織的な影響を受けにくいことを考えるとニーズ優先アプローチが行いやすい立場となる。

(2) 地域社会との関係構築

社会福祉士は関係性を構築する専門職である。地域にはさまざまな課題を抱えたクライエントが住んでいる。地域によっては厄介者として扱われていたり、支援が必要な状態であっても SOS を求めなかったり、希薄

化・無関心の中で埋もれているケースも見られる。根幹には社会的な孤立が指摘されており、地域社会との関係構築が重要である。そこには、偏見や差別など社会的要因も影響していることから、地域社会に対してプレゼンテーションを行い「我が事」として捉える地域社会を構築することが求められる。

D. 実習生に求めること

　社会福祉士は 2006（平成 18）年の介護保険法改正で地域包括支援センターに配置が位置づけられ、社会的に求められる専門職となっている。しかし、社会的評価という視点では、発展途上である。独立型社会福祉士事務所の活動は、自由裁量は大きいがリスクマネジメント機能が伴っていないことが多く、**ソーシャルアドミニストレーション**が課題である。

　今後、社会福祉士としてソーシャルワーク機能を発揮するには組織を理解し、チームとして協働する必要がある。所属する組織によっては専門職としての倫理ジレンマを感じることも少なくないであろう。独立型社会福祉士事務所の特徴は自由裁量とソーシャルワーク機能の発揮であり、社会的評価と対価を客観的に把握できる実習先となる。

　前述の通り、独立型社会福祉士事務所では、居宅介護支援、計画相談支援、成年後見受任を行っている場合が多いが、他にもスクールソーシャルワークや児童発達支援を担ったり、就労継続支援 B 型事業所を併設したりしているところもある。したがって、配属先の事務所の事業内容に関心をもつ必要がある。

　事前学習として、介護保険法、障害者総合支援法、成年後見制度、ソーシャルワーク一般を学ぶとともに、現代社会の課題や社会福祉士に求められている役割を自分なりに考え、疑問を整理して臨んでほしい。

ソーシャルアドミニストレーション
social administration
社会福祉を合理的かつ効率的に運営・管理するために取られる方法。

コラム 自分をコントロールする力—先輩からの一言

　独立型社会福祉士とは、施設などに所属せず、独立開業して働く社会福祉士のことである。

　実習先の指導者からは、「社会福祉士の資格を持っていれば、社会福祉士として独立する権利はあるが、実務経験が浅い状態で独立しても成功するのは難しく、経験を積み、しっかりと準備期間を設けておくのがベスト」「社会福祉士として独立することの最大のメリットは、所属している施設などの業務方針のみに縛られることなく、自由に自分のやりたい業務を進めていくことができる。働き方が多様で、児童福祉のソーシャルワーカーとして活躍している人もいれば、成年後見業務をメインに活動している人もいる。」という話を聞き、社会福祉士でも施設に所属するよりも自由裁量が利くと思いつつ、しっかりと自分自身をコントロールできなければいけないと感じた。

　実習で見た社会福祉士は、「福祉サービスの利用のことでわからない」といった相談や、「もし認知症になったらお金の管理や生活をどうしよう」という利用者の相談に応じていた。また、家庭裁判所より選任され、法定後見人（後見人・保佐人・補助人）として、法律家とは一味違う福祉的な目線で後見事務を行っており、その他では、介護・福祉従事者の養成講座、人権研修、講演などの講師、介護・福祉事業所に対して経営・運営・研修・人材育成等のコンサルテーション支援を行っていて、その仕事は多岐にわたっていた。外出も多いので、事務員や社会福祉士が数名で切り盛りをしていた。仕事に同行し感じたことは、一般的な施設で働く社会福祉士より、仕事の幅が広いということである。その意味では、学校を卒業したからといって、すぐに開業ができるわけではなく、知識の面でも、また人間関係などの面でも幅を広げておくことが大切だと理解した。指導者に「さまざまな経験をしてきて、知識も身につけ開業をしたとき、すぐに仕事が舞い込んできましたか」と聞いたところ、「全然こなかった」と笑って話していた。「社会福祉法人や大きな施設で勤務していることが社会福祉士の信用につながる。けど、その後ろ盾がないことは大変だった」「仕事には大小はなく、利用者としっかり向かい合う、そんな仕事をコツコツすれば、自分の、そして社会福祉士の信用につながる。それが独立型社会福祉士のやりがいだ」とのことであった。

（土橋羽藍）

16. 生活保護施設での実習

A. 生活保護施設とは

生活保護施設とは、**生活保護法**に基づき設置される救護施設、更生施設、医療保護施設、授産施設、宿所提供施設の５つの施設の総称である。居宅において一定水準の生活を営むことが困難な要保護者を入所または通所させて、保護を行うことを目的としている。事業の公共性から設置主体は都道府県、市町村、社会福祉法人および日本赤十字社に限られ、また施設の設備・運営基準は厚生労働大臣の定める基準以上のものでなければならず、都道府県知事が指揮監督機関となり、入所依頼は福祉事務所が行う。入所に当たって実施機関から保護の委託を受けたときは正当な理由なくしてこれを拒んではならないこと、また支援においては、人種、信条、社会的身分などにより、差別的、優先的な取扱いをしてはならないこと、利用者に対して宗教上の行為、祝典、儀式、行事に参加することを強要してはならないことなどが保護施設の義務として定められている。

近年は利用者が地域生活へ移行するための事業が制度化されていることから、「終の棲家」としての趣から地域生活支援、生活訓練といった中間施設的な役割が期待されるようになった。

保護施設には社会福祉士の設置基準としての規定はないが、生活保護法の目的でもある自立の助長については今後、社会福祉士としての知識、技術が支援のうえで必要となっていくと考えられる。

B. 支援・活動の具体例

生活保護法では生活保護施設は、「要保護者を入所させ、生活扶助を行う」となっている。福祉事務所からの依頼で行われている「措置」制度であることから福祉事務所との連絡、調整は不可欠な業務である。本節では、生活保護施設の中でも救護施設についての紹介をしていきたいと思う。生活保護法に基づく救護施設は、身体や精神に障害があって経済的な問題を抱えた人が生活する施設である。

救護施設の入所利用者の約９割が、身体障害・知的障害・精神障害、およびそれらの重複障害を有しているが、日本の障害者施策は、障害別の

法体系となっていたため、利用者の状況は、①障害三法の適用を受けない者、②障害三法の対象者であってもさまざまな事情により専門施設を利用できない者、③多様な障害のある者、④精神科病院の退院者、その他ホームレス状態にある者、アルコール・薬物依存者、DVなどの暴力被害者、高齢や長期入院といったさまざまな理由から生活能力が低下した者など、制度の隙間にいる人が対象となっている。そのため、利用者各々にあった援助、環境を整備することで生活のしづらさを解決し、各種の社会資源を利用、開拓することなど、救護施設の役割として総合的な福祉サービスの提供、地域におけるセーフティネットの構築が求められている。主な活動内容としては①生活支援、②生活相談・援助、③地域生活支援が挙げられる。

[1] 生活支援

　自立への働きかけやコミュニケーション、観察を基本にした食事、入浴、排泄、着脱など日常生活に支障のある場合に、その人にあった介助や身の回りの支援が必要となる。実習ではその人が安心、安全に自分らしく生活していける介助・支援とは、どういうことかを常に考えながら援助していくことが重要となる。

[2] 生活相談・援助

　生活相談・援助は利用者の主体性が大切であり、希望をもった生活を送れるような働きかけが必要となる。施設の利用者は何らかの形で自立した生活を求めている。自立には施設内での「自立」と、居宅にて自活生活を送る「自立」が挙げられる。施設生活では指導・訓練といった「教え、導く」働きかけが強くなる傾向が見られがちだが、利用者中心の発想をもち、生活相談・援助に取り組んでいく姿勢を学ぶことが実習のポイントとなる。

[3] 地域生活支援

　制度を利用したものとしては、**保護施設通所事業、居宅生活訓練事業**など地域生活移行にかかわる支援が挙げられる。また、一部の施設では独自の方法で地域移行を実践している施設もある。これらの事業を行う際には、事業の内容を熟知したうえで行うことが重要である。地域移行の支援の内容としては、調理、服薬管理、金銭管理、通院、公共機関の利用、マナーの習得といった社会生活技能の支援が中心となる。

　地域で生活するうえでの社会資源、地域住民、ボランティアとのかかわりについて、その実際を実習期間中に体験してほしい。

障害三法
身体障害者福祉法、知的障害者福祉法、精神保健福祉法の三法。

保護施設通所事業
保護施設に通所させ、生活指導を実施することで、居宅で継続して自立生活を送れるよう支援する事業。

居宅生活訓練事業
居宅生活に向けた生活訓練を行うとともに訓練用住居を確保し、より居宅生活に近い環境で生活訓練を行う事業。

［4］その他

　機能維持・向上のための機能訓練や生産活動を目的とした**作業支援**、クラブ活動、レクリエーション、旅行などの**余暇活動支援**など、各施設が地域の特性や独自の特色を取り入れた活動を行っている。実習の中で今まで学んできたレクリエーション知識などを職員と相談し、実践してみてもらいたい。

C. チームアプローチと地域社会との関係

　保護施設では、栄養士、看護師、寮母（介護福祉士、社会福祉士、精神保健福祉士、社会福祉主事）、事務員がそれぞれに連携をとりながら、その人にあった個別支援計画に基づき支援に当たっている。またボランティアの受け入れを始め、地域住民との交流、相談活動、配食サービス、集会室などのスペース提供、福祉機器などの貸し出しサービスといったさまざまなサービスを各施設が工夫して行っている。

（1）入所

　入所については実施機関である福祉事務所を通して行われるが、本人自らが実施機関に申し出るケースの他に、家族、**民生委員**や病院、他の社会福祉施設から相談を受け、入所が申し込まれるケースがある。その際は福祉事務所の担当者と連絡調整を図り、各種手続きを行うことが必要となる。

（2）施設生活

　前項で述べた通り、各施設が工夫をこらし、さまざまなサービスを行っている。健康面については医療機関との連携が重要となり、余暇活動にはボランティアの存在が欠かせない。そのため、保護施設で働く福祉職には、**ボランティア・コーディネーター**としての役割も求められる。

　また、家族関係が稀薄になっている利用者も多いので、家族との連絡調整も重要である。

（3）地域生活移行

　居宅生活開始に当たっては、誰が何をどのように支援するか、家族の協力は得られるのか、行政サービスや成年後見制度などの利用は可能なのか整理する必要がある。

　その他、アパートの確保のための不動産業者や地域住民の理解、民生委員の協力、社会福祉協議会で行っている各種サービスの利用といった調整が必要である。

（4）退所

　主な退所理由としては居宅生活、入院、他法施設への移行、死亡などが

民生委員
地域の高齢者、障害者、生活困窮者などを主な対象とし、訪問活動などを通じて助言や援助を行う。都道府県知事からの推薦により厚生労働大臣が委嘱する。

ボランティア・コーディネーター
volunteer coordinator
ボランティア活動を希望する人に活動を紹介したり、活動を行うための情報提供、相談、助言などを通じて活動を支援・調整する。

挙げられる。施設利用中に利用者が亡くなった場合は遺族、福祉事務所と十分に協議することが重要である。特に利用者の所有していた遺留品については、実施機関立ち会いのもとにその指示に従って処理を行う。

D. 実習生に求めること

保護施設は生活保護法に基づいて設置されていることから、まずはこの法律の目的である**日本国憲法 25 条**に規定する理念を把握しておくことが必要である。また、障害のある人が多く利用しているので、**ノーマライゼーション**の考えを十分に考慮して望んで欲しい。

身体介護から地域生活移行支援と幅広い業務が求められることから、実習の前には実際に施設を訪問して、どのような取組みを行っている施設なのかをあらかじめ把握しておくことが重要である。同じ保護施設といっても、立地場所、利用者の年齢、障害別の割合、施設方針によって取組み方はさまざまで一つひとつの施設に違った特徴がある。また、介護保険法や障害者総合支援法適用施設とは制度上の違いがあることは十分に理解しておきたい。

それぞれの施設の基本理念や方針を踏まえ、業務内容、勤務形態など、事前に実習指導者に確認を取り実習に必要な物品などを準備しておくことも必要である。

2013（平成 25）年に**生活困窮者自立支援法**が成立し、自立支援相談支援事業の実施および住居確保給付金の支給や就労準備支援事業、一時生活支援事業、家計相談支援事業等が始まるなかで、長年、地域の多様なニーズに応えてきた救護施設だからこそ、より一層、地域に目を向ける意識をもつことが必要とされている。そういった意味からも利用者のみならず、生活保護受給の一歩手前と考えられる状態から生活を立て直し、自立に向かう段階での支援にも救護施設として応える必要がある。

事前学習として、生活保護制度のみならず、生活困窮につながるおそれのある **8050 問題**、**ヤングケアラー**、**ひきこもり**といった問題にも関心をもって、何がどのようにその人の生活に影響を及ぼしているのか、その問題点や社会的な課題はなんなのかなど、自分自身で疑問や課題を整理してほしい。

日本国憲法 25 条
第 1 項 すべて国民は、康で文化的な最低限度の生活を営む権利を有する。
第 2 項 国は、すべての生活部面について、社会福祉、社会保障及び公衆衛生の向上及び増進に努めなければならない。

ノーマライゼーション
normalization

コラム　救護施設の実習に当たって—先輩からの一言

　救護施設は障害の種類（身体・知的・精神）を特定せず、いわゆる生活障害や対人関係障害を含めた地域で生活が困難な生活保護を受給している要保護者が実施機関の措置で入所し、生活扶助を行うことを目的としている施設である（原則18歳未満は児童福祉法の対象となる。場合により生活保護未受給の方も入所する場合もある）。生活扶助を行うのみならず、その人にあった自立への支援も行っており、入所の理由として社会の経済状況により一時的な生活困窮に陥っている人、何らかの障害のため継続的な就労ができない人や必要な福祉サービスを受給できない人など多様である。生活の課題により自立支援の内容も変わり入所期間も短期間、長期間などさまざまである。

　特に自立支援に当たり利用者のニーズが地域での生活を希望する場合、生活課題と利用者の能力、地域の社会資源にどのように結びつけていくか、退所後のネットワークづくりが必要となる。居宅を借りる支援で終了する場合もあれば、障害者手帳の取得による障害福祉サービスの利用や支援事業所等の機関へつなぐことで安定した地域での生活につなげることができる。また、地域生活が困難に陥った場合は地域から施設に戻り、もう一度生活を立て直せることなど連続性のある循環ができる支援をすることも重要である。

　自立支援は地域生活への移行のみではなく施設内での自立を目指す場合もある。よりよい支援をしていくうえで生活歴を理解することも重要である。たとえば貴重品の管理の方法として鍵のかかる戸棚を提供し保管することが安全であると支援する側が考え提供しても、生活困窮により特定の住居で生活経験の少ない人は大切な物は肌身離さずもっていることが習慣となっていることもある。その場合は居室に鍵をかけられる戸棚があっても保管することが安心感につながらずもち歩くかもしれない。要するに利用者のニーズは「安全に保管する＝戸棚に保管する」ことではなかったということになる。

　今、最後のセーフティネットとしてさまざまな人が救護施設を利用している。職員も日々どのような支援が適切か、ニーズを実現していくにはどうしたらよいか、利用者と一緒に悩みながら支援している。実習に当たり利用者を支援する側の固定観念に捕らわれず、ありのままを受け入れ失敗を恐れずに利用者と向き合うことが大切である。

（田中一幸）

第8章 実習記録の書き方

本章では、実習記録とはそもそも何なのか、どのような目的で何を書くのかという基本を押さえたうえで、ソーシャルワーカーの記述方法について学び、実際の書き方について適切な例と不適切な例を示しながら学んでいく。なお、「実習記録」にはオリエンテーションの概要記録や、実習先の概要等事前学習の内容等も含まれるが、本章では「日誌」のことを述べる。

1

実習記録は、実習内容を振り返り、実習で得た体験や疑問をソーシャルワークの学びとして体系化していく過程であることを理解する。

2

実習記録は単なる「日記」ではなく、実習指導者への報告と自らの体験を言語化しソーシャルワークの学びを深めるものであることを理解する。

3

実習記録を記述するうえで知っておくべき知識と具体的な記載内容と記録方法について理解する。

4

よりよい実習記録とはどのようなものか。実際の例文を見ながらより具体的に実習記録の書き方を習得する。

1. 実習記録とは

［1］はじめに

　ソーシャルワーク実習が始まると、**実習記録**の作成に思いのほか時間を取られることとなる。実習に対しては、どんな実習プログラムが用意されているのか、利用者と問題なくかかわることができるだろうかといった点に目が向きがちだが、ひとたび実習が始まると、実習記録の作成に頭を悩ませる実習生が多い。

　これらの原因は、多くの実習生が、実習記録に「何を」「どのように」記述してよいのかわからないからである。もちろん実習前には、実習記録の書き方についての指導を受けてきているはずだが、実習が始まり、実習記録に向き合うと、はたと困ってしまうのである。

［2］困惑の原因

　困惑する最も大きな原因は、実習記録の正しい目的が理解できていないからだといえる。実習記録を作成する目的が明確であれば、「何を」「どのように」書くかは自ずと明らかになるといえよう。まずは、実習記録の**目的を明確にする**必要がある。

　また、実習記録の作成には、ソーシャルワーカーが普段行っている記録とは異なるいくつかの条件が課せられている。これも実習生を悩ませる原因となっている。

　その条件の1つが**時間的制約**である。実習生は、基本的にはその日の実習終了後に記録の作成を始め、翌日の実習開始前には完成させていなければならない。毎日の実習で気力も体力も使い果たし、実習記録をつける体力が残っていないというのが本音だろう。

　2つ目の条件は、実習記録が、実習先の指導者と所属する養成校の指導教員の2人に確認を受けなければならないという点である。実習生は、この2人を納得させるだけの充実した記録を作成しなければならない。

　3つ目に筆記用具の問題がある。実習生の多くは普段、鉛筆やシャープペンシルといった修正が容易な筆記用具を使用していることが多い。しかし**実習記録は公文書**であるため、基本的にはボールペンなどを使用するように指導される。実習生はこの時点で、実習記録に文字を記すことに臆してしまうことも少なくない。

　これらの課題を乗り越え、"簡単に"とはいえないまでも、見通しをもって実習記録に取り組むためには、どのような点に留意すべきなのか。以下、具体的に述べていきたい。

2. 実習記録の目的

　前節で述べたように、実習記録を作成する目的を理解すれば、「何を」「どのように」書けばよいかが自ずとわかる。

　まず、実習記録は、**誰が読むのか**を考えてみよう。第一に、実習を行っている自分自身の学びの記録のために書くものである。そして、第二に実習を行う施設や事業所の実習指導者と、実習生が所属する養成校の教員に見せ、実習生がどのような実習を実施し、何を学んだかを伝えるためのものである。双方とも実習をよりよいものへと導く指導者（スーパーバイザー）である。

　誰が読むかを理解したうえで、「**何のために書くのか**」という目的について考えてみたい。

　このことは、ソーシャルワーク実習の意義と深く結びついている。**ソーシャルワーク実習**の目的とは、厚生労働省のカリキュラムによると大きくは、「ソーシャルワークの実践に必要な各科目の知識と技術を統合し、社会福祉士としての価値と倫理に基づく支援を行うための実践能力を養う」[1]ことであるとされている。つまり、養成校で習得した知識や技術を実習施設で実践し、座学を実学とする過程が実習である。

　ソーシャルワーク実習では、この目的を達成するために**実習計画**を立て、毎日の実習目標を定める。終了後は、実習記録を作成し、実習指導者に提出する。実習指導者は実習記録をもとにコメントや助言という形でスーパーバイズを行う。実習中に直接指導される場合もあるが、多くは実習記録を介した指導であることが多い。

　実習記録を介した指導を重要視するのは、実習時間中は、実習指導者が現場の状況に応じて指導することがほとんどだからである。これに対して、実習記録を介した指導は、実習生が感じたこと、考えたことを発端にして行われる。実習指導者は、実習中に感想を尋ねる場合などを除き、実習記録を通じて初めて、実習生の感じたこと、考えたことを知るのである。

　また実習指導者は、常に実習生の傍らで指導できるわけではない。つま

り実習指導者は、実習生の行動や経験をすべて把握しているわけではないのである。そのため実習記録には、日々の実習内容を実習指導者に報告するという役割もある。

　つまり実習記録の目的は、その日の実習内容の簡潔な報告と、実習生自身が感じたこと、学んだこと、疑問点を記述したものであり、実習指導者から適切な指導を受けるための資料である。

　実習記録は自らが体験した事実を言語化することにより、改めて自分がその事実をどのように受け止め（**状況理解・方向づけの理論**）、どうしたら改善に向けることができるのか（**実践の理論的枠組み**）を検討する機会となる。また実習記録を通じて実習指導者は専門職としての指導（**スーパーバイズ**）を行い、実習生の体験や疑問をソーシャルワークの学びへと昇華させるツールとなる。

状況理解・方向づけの理論
Orienting Theories

実践の理論的枠組み
Practice Frameworks

スーパーバイズ
supervise

3. 実習記録の内容

［1］実習目的を基準に取捨選択する

　実習記録の内容は、養成校（大学や専門学校）ごとに決められている。しかしながら、おおむね下記のような内容で構成されている。

①基本的事項（実習年月日、天候、実習生氏名、実習場所等）
②その日の実習目的
③実習内容（時程）
④実習の内容、感じたこと
⑤実習内容に対する疑問点、考察、まとめ
⑥次回の目標
⑦実習指導者への質問事項
⑧**実習指導者**のコメント

　特に注意したいのは、③と④の違いである。③では、どのような実習体験を行ったのかを時間軸に沿って、包括的に記述する。④は、③を通して何を感じ、学び、疑問に思ったかという内容を記述するのである。

　さて、実習では多くの**気づきや学び**がある。「感じ、学び、疑問に思ったこと」は多岐にわたるはずである。しかし、紙幅は限られている。実習

記録は、限られた紙幅に、限られた時間で作成しなければならない。

　そこで記述する内容を取捨選択する必要が生じる。どの話題を選ぶかの基準は、「**②その日の実習目的**」である。この実習目的は、一日一日の実習の目的を実習生自身が設定するものである。しかし、実習内容と無関係に実習生が設定するものではなく、その日に計画されている実習内容を考えながら実習生が設定する。実習指導者が何を意図してその日の実習計画を立てているかを考えながら、その中で自分自身が実習全体のテーマに沿って、その日一日をどのように位置づけるかを決めていく。具体的には、実習指導者から、「今日は利用者とコミュニケーションを図ってください」という課題が与えられたとすると、その中で実習生自身が何を学ぼうとするかを、その日の実習目的として自らが設定する。「利用者とコミュニケーションを図る」こと自体は目的ではない。そのことを通して何を学ぶのかが実習の目的となるのである。

　前節で述べたように、実習は、まず実習目的があり、それに基づいて実習が実施される。そして、その結果が実習記録に記述され、実習記録をもとに実習指導者が指導を行うのである。したがって最も重要なことは、実習内容や実習生の気づき、学びが目的に沿っていたかを、実習指導者が判断できる内容でなければならないということである。

　それが実習記録に記述されるべき第一の内容である。

［2］　目的以外の学びはメモとして残す

　実習目的以外にも、実習生は、実習で多くのことを感じ、学び、疑問を抱える。これらも大切な成果であり、実習記録に記述するに値する内容である。紙幅に余裕があれば、実習の目的に対応した事柄の次に記述してもよい。書き切れない学びや疑問は、提出用とは別の記録を準備し、メモしておくとよいだろう。そして実習記録の紙幅に余裕ができたときに改めて記述するのである。

4. 記述方法

A. ソーシャルワーカーが用いる記述法

　ソーシャルワーカーが記録をとる際の記述方法には、「叙述体」「要約体」「説明体」などがある。

　「**叙述体**」は利用者との間に起こった出来事や会話の内容を物語のように書いていく手法である。客観的事実や会話の内容、起こったことをそのまま記録する必要があるときに用いられる方法である。ありのままの事実を伝えるのに適しており、書き手の感情や解釈を含めにくく、記録の解釈は読み手に委ねられる。叙述体は、いくつかの種類に分かれている。「**圧縮叙述体**」はソーシャルワークの過程を端的に記述するのに適している。「**過程叙述体**」は利用者とソーシャルワーカーとの関係過程をメインに記述する場合に用いられる。

　叙述体は文章が冗漫になることが多く、必要以上に時間がかかることが多かった。そこで「**要約体**」が開発された。要約体はただ叙述体を要約したものではない。事実の価値や関連性をソーシャルワーカーが抽出して記述するスタイルである。叙述体と比較すると短時間に短い分量で記録することが可能であるが、適切な記録がつけられるようになるには経験が必要となる。要約体も、目的によって「事実要約」「事前評価要約」「定期的要約」「事後評価要約」「移管要約」「終結要約」などに分けられる。

　「**説明体**」は客観的事実にとどまらず、ソーシャルワーカーの解釈も加えてゆく方法である。この技法を適切に使用するには多くの経験と研鑽が必要である。

B. 実習生に適した記録法

　ここまではソーシャルワーカーが通常使用する記録方法を見てきたが、実習生はどのような記録方法を採るべきであろうか。

　再び、実習記録の目的に立ち返って検討しよう。

　まず主な読み手は実習指導者である。目的は実習による学びを振り返ることである。そのためには事実の記述が必要である。事実は大きく2種類に分けられる。対象者とその取り巻く環境（**対象者側の事実**）と、実習生

叙述体を用いた例

本日は午前8時45分にセンターに到着。着替えや準備を行った後、9時より朝の職員ミーティングに参加した。ミーティングでは、利用者のEさん、Fさん、Gさんが欠席であること、先月に他市から引っ越してきたDさんが本日から施設を利用すること、本日は班に分かれて来週行われる七夕会の飾りづくりを行う旨の連絡がなされた。最後に昨日の利用者の様子が報告された。BさんとCさんにトラブルがあったという。9時15分、利用者のバスが到着する。私の担当するAさんが、元気に挨拶してくれた。ホールへ向かう途中、Aさんがトイレに立ち寄った。私はトイレの外でAさんを待ちながら、他の利用者と挨拶を交わした。ホールへ移動後、9時20分より朝の会が始まる。司会担当の職員が今日の予定、欠席者などを利用者に伝える。朝の会は9時30分に終了し、班に分かれてレクリエーションを行った。私が担当したつくし班では、来週に迫った七夕会の飾りを作った。

要約体を用いた例

8：45	センターに到着。着替え、準備。
9：00	職員朝のミーティング。利用者の出欠、新規利用者の紹介、日課の説明、昨日の利用者の様子など。
9：15	利用者の出迎え。
9：20	利用者朝の会。日課の説明、欠席者の報告、新規利用者の紹介。
9：30	班に分かれてレクリエーション。つくし班にて七夕の飾りづくり。

圧縮叙述体を用いた例

就業時間前に到着し、朝の職員ミーティングに参加。出欠状況、新規利用者の紹介、日課の説明、昨日の利用者の様子などの報告を聞く。その後、利用者を出迎えホールに移動。利用者の朝の会では出欠の確認、新規利用者の紹介、日課の説明が行われる。その後、各班に分かれてレクリエーションを行う。私はつくし班に入り、七夕会の飾りづくりを行った。

注）実習内容のみを記述した例であり、実習生の考察は記述していない。

がどのような行動や働きかけを行ったのか（**実習生側の事実**）である。また「実習生側の事実」によって、「対象者側の事実」がどのように変化したのかも重要な事実となる。まずこれらの事実を記述する。

そしてそれらをもとにした実習生の考察が次に重要な内容となる。この事実と考察の2点が、実習記録に不可欠な内容である。

しかしながら実際には、どちらかが欠けていたり（考察が欠けている場合が多い）、ポイントがずれている実習記録が多い。ポイントのずれは、取捨選択の失敗が原因となって起こる。そのような際には、先述したように、まず目的に沿った事実と考察、次にそれ以外の気づきと考察を記述するという手順を再確認しよう。

さて、これらのことから、実習生に望ましい記録方法は、圧縮叙述体であるといえる。

5. 記述に当たっての具体的な留意点

［1］ 読み手の立場に立って記述する

　前述の通り、実習記録は特定の他人に見せるものである。そのため、以下の2点について特に注意したい。

①読み手が理解できる文章を心がける

②できるだけ丁寧で読みやすい文字を書くことを心がける

　書き手は往々にして、自分が「当たり前だ」と思っている情報を省略しがちである。実習指導者だけでなく、誰が読んでもわかるように、利用者や彼らを取り巻く環境といった周辺情報についても欠落がないように心がけよう。この作業は、ソーシャルワークの基本である他者理解や受容の価値を養うことにもつながる。

［2］ 主語（主部）と述語（述部）を対応させる

　［1］にもかかわることであるが、述語（述部）が主語（主部）を受けていないことが往々にしてある。これは、文章の前半と後半で別のことを述べたり、1つの文章で2つのことを述べてしまうなどの原因となり、読み手を混乱させることとなる。**文章を読み返し、主部と述部が対応しているかを確認しながら、書き進める**ことが大切である。

［3］ 文章はできるだけ短くする

　文章が長くなると、**[2]** のようなことが起こりがちになるため文章の主旨がわからなくなることが多い。特に事例を記述する場合、どうしても1つの文章が長くなりがちである。できるだけ文章を区切るように心がけたい。こうした配慮を積み重ねることで、書き手の意思が伝わりやすくなる。

［4］ 誤字・脱字に注意する

　誤字・脱字は厳禁である。特に専門用語を使用する場合は、誤字によって別の意味になってしまうなど、その間違い1つで実習の成果を疑われることにもなりかねない。漢字だけでなくカタカナの表記や英語の綴りにも気をつけたい。単純な誤字・脱字を防ぐために、**辞書を引く習慣をつけよう**。近年では電子媒体による記録となっている養成校もあるが、その場合、

特に打ち間違い等に注意し、読み直して確認しておこう。

［5］ 文調を統一。話し言葉は使わない

　文体には「である調」と「ですます調」がある。指定がない場合はどちらを使用してもよい。ただしどちらかに統一することが求められる。ちなみに「である調」は文章が短く、厳格で硬いイメージとなる。「ですます調」は文章が長く、やわらかなイメージになるという傾向がある。

　また、話し言葉（「だから」「それで」「〜しちゃいました」「〜なんだなと思った」、など）は使用しない。ただし利用者とのやり取りをそのまま記入する場合など必要性がある場合は例外である。

［6］ 秘密保持（プライバシー）には十分配慮する

　実習記録はプライバシーの塊である。置き忘れたりしないよう、管理には十二分に配慮したい。利用者の氏名や所在地といった**個人情報は、すべて記号（登場順に A、B、C 等）で記述**したほうがよい。実際の記入方法については、あらかじめ実習指導者と相談しておく必要がある。

［7］ 筆記用具の選択

　実習記録は紙媒体によるものの場合、基本的に黒のボールペンを使用する。水性ペンは水濡れに弱いので止めたほうがよい。先述したように、実習生は修正できない筆記用具の使用に慣れていないことが多い。実習前の授業などで練習をしておくとよい。間違えた場合の修正方法については、事前に実習指導者と相談しておこう。

　例 A と例 B は、同じ実習内容を行った際の実習記録の例である。2つの実習記録の最も異なる点は、「**実習目的に沿った記録**となっているか否か」である。この日の実習目的は「担当利用者の方との信頼関係を確立する方法を検討する」である。したがって、実習記録には、この目的に照らしてどのような内容を実施し、その結果がどうであったかということを記述しなければならない。例 B では信頼関係を構築するために実施したコミュニケーション過程が詳細に記述されているが、例 A ではそれがない。むしろ日課のあり方という別の課題の記述が中心になってしまっている。もちろんそれも重要な課題ではあるが、その日の目的とは対応していない。

　また例 B では、コミュニケーション過程だけでなく、結果、考察も記述されているが、例 A にはない。

　細かな部分では、例 A で利用者を「A ちゃん」と記述している点であ

る。「利用者A」は事例からもわかるように成人であるから「Aさん」と記述する。また利用者や実習先でお世話になる職員に対しては敬語を使って記述する。さらに自身を「僕」と記述しているのも適切ではない。実習記録ノートでは「私」もしくは「実習生」とするのが適切であろう。

　次に例Aでは利用者の障害について「かわいそうだと思った」という感想を記述しているが、専門分野を学ぶ実習生の感想としては稚拙である。また、朝挨拶されて「うれしかった」とあり、実習生の素直な感想としては好感がもてるが、そこに留まっていてはいけない。挨拶をされたことは信頼関係において重要であり、そのことから対象者との距離を確認するなどの**専門的な視点の記述**が必要となるのである。また、B君とCさんの関係の記述は第三者からの主観的な情報に頼っていることに留意する必要がある。さらに「何とか完成させることができた」の経過については、もう少し詳細な記述が必要である。また「障害のためかどうかはわからない」は、不明であるなら特に記述する必要はなく、実習指導者に確認した後に記述する方が適切である。

　最後に、例Aでは利用者の家庭が母子家庭であること、また両親が離婚したことを記述しているが、この日の実習記録ノートの内容としては必然性がない。このような個人のプライバシーに関する情報は慎重に扱い、必要がなければ記述しない。

実習記録の記述例

• 例 A（適切でない例）

2023 年 7 月 7 日	実習指導者名　○○○○様

《今日の実習テーマ》
担当利用者の方と信頼関係を確立する方法を検討する

《本日の実習プログラム》

【午前】	【午後】
10：00　朝の会	13：00　七夕まつり
10：30　飾りづくり	15：30　終了
12：00　昼食	

《実習場面の振り返り》

今日は実習 4 日目で、つくし班の A ちゃん（知的障害、22 歳）ともかなり会話ができるようになってきた。実習指導者より A ちゃんの障害についての医学的な説明を受け、さらに理解できるようになった。A ちゃんは産まれたときからこのような大変な障害を持っていて、とてもかわいそうだと思った。また A ちゃん家は母子家庭であり、3 年前に両親は離婚されたそうである。

今日は A ちゃんと 1 日行動をともにした。朝、送迎バスから出てきた A ちゃんは、僕を見かけると「おはよう」と大きな声で挨拶をしてきてくれて、とてもうれしかった。

その後、A ちゃんと七夕の飾りづくりを行った。

飾りづくりを一緒にやりながら、A ちゃんは色んな話をしてくれた。B 君と C ちゃんはとても仲が悪く、その理由は B 君が C ちゃんをいつもたたいたりという暴力を振るうことが原因だということだ。確かに見ていると、B 君は C ちゃんによくちょっかいを出しており、手が出そうだなというときには、僕も「だめだよ」と注意をした。

飾りづくりでは、折り紙を切ってわっかのチェーンを作った。A ちゃんはなんとかはさみで折り紙を切ることができ、それにのりを付けて、もうひとつの輪につける作業は少し難しそうだった。僕も手伝って、何とか完成させることができた。

《考察》

手作業が難しいのは、障害のためなのかどうなのかよくわからなかったが、やはり一つの目標を決めてそれを達成するということは、大切なことであるし、本人にとっても重要なことではないだろうか？その日のプログラムを明確にすることで、その日にやることの目当てができ、それに基づいて作業を行い達成させることは、今後 A ちゃんが就労支援施設や一般事業所で働くためにも重要な準備訓練となるのではないだろうか？今日は、障害を持つ人のライフステージと、それに基づいたセンターの役割について貴重な考察を行うことができた。

171

・例 B（適切な例）

2023 年 7 月 7 日	実習指導者名　○○○○様

《今日の実習テーマ》
担当利用者の方と信頼関係を確立する方法を検討する

《本日の実習プログラム》

【午前】	【午後】
8：45　出勤	13：00　七夕まつり
9：00　朝の打ち合わせ	16：00　後片付け
9：10　利用者出迎え	16：30　利用者のお見送り
9：20　朝の会	16：45　振り返り
9：30　七夕の飾りづくり	17：00　終了
12：00　昼食・休憩	

《実習場面の振り返り》

今日は、午前中に実習指導者より担当利用者の A さんの障害についての概略的な説明を受けた。A さんは認知能力に障害があり、言葉による説明では他人が言っていることを理解することが難しいが、図や絵などで示すと認知しやすいとのことであった。

その後、利用者の方が到着し、出迎えを行った。A さんは私を見つけると「田中さん、おはよう」と元気に挨拶してくれた。実習 4 日目にして私の顔と名前を覚えてくれたようである。

その後ホールにおいて、全員で七夕の飾りづくりを行った。私は信頼関係を築くために、できるだけ A さんに声をかけながら作業を行った。作業中に声をかけても大丈夫かと心配したが、職員の方も声をかけながら作業を促しておられたので、私もそれに従った。最初のうちは私の問いかけに「うん」「ううん」という返事しかなかったが、だんだんと A さんの方から話かけてくれるようになってきた。A さんのお話は一緒にセンターに通っているお友達の話が多く、友人関係に関心を持っているのだと感じた。話の中で A さんはセンターを利用するまでの経過や家族のことなどを話してくれた。また A さんも私に、大学のことや趣味のことなどを尋ねてきた。私の家族や住んでいる場所のことも聞かれ、どのように答えてよいかとまどったが、正直に答えた。これらの会話の中で、徐々に私の問いかけに答えてくれるようになり、ある程度の信頼関係が築けたように思う。面接室での面接とは異なり、どこまで質問してよいのか、どこまで自分の話をしてよいのか、基準がよくわからなかった。センターでの人間関係と、友人としての人間関係の違いについて考えさせられた。

《考察》

本日実習 4 日で、初めて担当利用者 A さんの障害に関する説明があった。なぜ 4 日目なのかと考えてみたが、確かに初日に障害の概要を聞いていたら、一人の個人としてではなく、A さんの障害に目を奪われていたかも知れない。適切な支援のためには対象者の障害等の情報について知っておくべきだが、そのことによって個別性を忘れることはあってはならないことを学んだ。

信頼関係の構築のためには言葉によるコミュニケーションが必要だと考えていた。したがって、作業中に声をかけることがよいのかどうか迷うことがあった。しかし今日はいつもの作業ではなく午後の行事の準備をみんなで楽しく実施している時間であり、適宜会話をしながら作業を行うことが適切だと考えられた。またコミュニケーションは言葉によるものだけではなく、同じ場所で同じ作業を行っている時点でコミュニケーションが発生しているのだと実感することができた。

注)

ネット検索によるデータ取得日は，2023年1月13日.

(1) 社会・援護局福祉基盤課 福祉人材確保対策室「ソーシャルワーク実習」『社会福祉士養成課程のカリキュラム（令和元年度改正)』厚生労働省ウェブサイト，2020, p.57.

▌理解を深めるための参考文献

●八木亜紀子『相談援助職の記録の書き方─短時間で適切な内容を表現するテクニック』中央法規出版，2012.
　実習記録に必要とされる内容や使用するべき語句のほか、実際の記録の添削例なども示され、限られた時間で的確な記録を残す具体的な手法や、実践的な書き方についての記述がある。

●杉本浩章・田中和彦・中島玲子『実習生必携 ソーシャルワーク実習ノート』みらい，2011（杉本浩章・田中和彦，第3版，2022).
　ソーシャルワーク実習を行う実習生の計画書、日誌、報告書作成に関するワークシートを掲載しており、実習前に実施するとよい訓練になる。

コラム　実習記録は学びの宝庫

　実習記録は日々の実習の内容を報告するだけのものではない。

　自らが体験した内容を記述することによって、対象者や実習生の言動やその時の環境について改めて振り返り、「なぜ私はあの時あのような行動をしたのか」「なぜあの時利用者はあのような言動をしたのか」という事実を客観的に振り返ることができる。こうした一連の作業を通して、座学で学んだ知見とも結びつけソーシャルワークの神髄を学ぶことができる。

　したがって実習生が些細なことと考えていることであっても、意外と深い学びが隠されていることがある。その内容はスーパーバイザーから指摘され、一つひとつの学びとなる。

　実習生が疑問に感じたことは、どんな些細なことであっても基本的なことであっても深い学びとなる。授業や個人学習だけでは頭の中で流されていた学びも、実体験を通しての学びは心に深く刻まれ、真の学びとなる。たとえば障害児事業所での実習で、「ひとりの子どもが実習生にずっとちょっかいを出してきた」という文章からは、「なぜその子どもは実習生にちょっかいを出してくるのか」という点を考察すると、その対象者の周辺環境や個人の状況や背景に目を向けることになる。

　実習記録はスーパーバイズの基本的な資料となる。実習生が客観化した内容を先輩のソーシャルワーカーや実習担当教員から助言・示唆されることによって事実に即した深い学びを得ることができる。つまり、計画→体験→記述（客観的な振り返り）→スーパーバイズ（経験から何を学ぶべきかの示唆）→学んだことの確認という流れである。

　ともすれば実習記録を書くことは苦痛と感じることがあると思われる。しかしながら実習記録をもとにしたスーパーバイズを通して深い学びが得られ、そのことによってあなたは専門職として確実に力量を向上させているのである。「書かなければいけない」と考えるのではなく、書いたことによって学びが深まり、自身のソーシャルワーカーとしての力量が向上していくのだと考えながら1文字1文字を大切に記述してほしい。

第9章 実習におけるスーパービジョン

ソーシャルワーク実習において、実習指導者および実習担当教員からスーパービジョンを受けることは欠かせない。なぜなら、スーパービジョンを受ける過程は、実習生個々の実習体験をソーシャルワークの理論や方法と結びつけて一般化し、実践力として定着を図る重要な過程となるからである。本章では、実習スーパービジョンを実習生・実習指導者・実習担当教員の三者間で実施する過程と捉え、解説していきたい。

1

ソーシャルワークにおけるスーパービジョン概念の定義や機能、近年の考え方など基本的な内容を学ぶ。その学びを通して、実習におけるスーパービジョンの特徴について理解する。

2

実習におけるスーパービジョンは、主にスーパーバイジーである実習生とスーパーバイザーである実習指導者、実習担当教員の間で展開される。三者間の実習前・実習中・実習後の関係を通じたスーパービジョンについて具体的に学ぶ。

3

スーパービジョンは、多様な形態で実施される。その中でも、実習スーパービジョンでよく用いられる形態を取り上げ、具体的内容について学ぶ。

4

実習におけるスーパービジョンを通じ、実習生は講義で学んできた知識や理論と実習体験を結び付けて考察できるようになる。具体例を通して、その効果を理解する。

1. スーパービジョン概念の理解

スーパービジョン
supervision

スーパーバイザー
supervisor

スーパーバイジー
supervisee

カデューシン
Kadushin, Alfred
1916-2014

ワナコット
Wanacott, Jane

モリソン
Morrison, Tony

4×4×4モデル
スーパービジョンにおける①4つのステークホルダー（サービス利用者・職員・組織・関連組織）、②4つの機能（管理・発達・支持・媒介）、③4つのスーパービジョン・サイクルの要素が相互に関連し合って促進されるスーパービジョンの過程を示している。

ショーン
Schön, Donald Alan
1930-1997

省察的実践
ショーンは、専門職は前例のない事例に遭遇した場合、その不確定な状況に合わせて「自分の通常のやり方や行為の戦略や現象を捉える理論、あるいは問題把握の枠組みの一部を組み替えることによって対応している」と指摘している[3]。これを省察的実践と呼ぶ。

ソーシャルワークにおいて**スーパービジョン**とは、ソーシャルワーク専門職として効果的に実践できることを目的に展開される過程である。スーパービジョンを展開する**スーパーバイザー**とは、スーパービジョンを実施する主体であり、熟練したソーシャルワーカーや教育・研究者、実習指導者、実習担当教員などが担うことが多い。一方で**スーパーバイジー**は、スーパービジョンを受けるソーシャルワーカーや実習生のことを指す。

スーパービジョンは、19世紀の慈善組織協会（COS）運動における友愛訪問員（friendly visitor）のトレーニングを契機に、実践と教育の歴史的変遷とともに発展してきた。

たとえば、**カデューシン**らは、スーパービジョンは「スーパーバイザーが、良好な人間関係を背景にしたスーパーバイジーとのかかわりの中で、管理的、教育的、そして支持的機能を果たすこと」[1]と定義している。管理的機能とは、組織の運営管理を目的に、スーパーバイジーが組織の方針と手続きに基づいた活動を行えるよう、スーパーバイザーが管理することを指す。また教育的機能とは、スーパーバイザーが個別にあるいは職員同士のグループを活用して、スーパーバイジーに専門職としての価値・知識・技術を教えることである。そして支持的機能とは、スーパーバイジーがストレスに対処するために感情表出し、自己覚知できるようサポートすることである。

しかし近年、**ワナコット**は、ソーシャルワーカーが所属組織内にとどまらず、流動的で多様な業務を担う専門職であることから、3つの機能のみに焦点を当てたスーパービジョンには限界があると指摘している。彼女は、**モリソン**による「**4×4×4モデル**」を提示し、そのスーパービジョン・サイクルを用いて、4つの機能を果たし、スーパービジョンの影響を受ける関係者や組織などのステークホルダーと良好な関係構築を促進することが重要であると述べている[2]。

また西梅は、1980年代のポストモダンの動向から社会構成主義がソーシャルワークに導入され、スーパービジョンでもその理論的背景に基づいた研究・実践が行われるようになったと指摘している。その流れの中で、**ショーン**による**省察的実践**がソーシャルワークにおいても注目されるようになってきたこと、スーパーバイザーの働きかけに着目してきたスーパー

ビジョンが、スーパーバイジーのストレングスや力量、成長を丁寧に見て
いく過程が重視されてきたことについて触れている[4]。

　このように現在のスーパービジョンは、ソーシャルワークの専門性を高
める過程として、スーパーバイザーとスーパーバイジーの間だけでなく、
スーパービジョンを受けたスーパーバイジーの実践の影響を受ける関係者
も視野に入れた展開過程と捉えられている。またスーパーバイジー自身も、
実践をしながら省察を行い、その成果を実践に活かしていくことが求めら
れている。

　実習教育におけるスーパービジョンについても、近年では実践現場のス
ーパービジョンと区別して考える必要性が強調されている。たとえば、**ボ
ーゴ**らは、実践におけるスーパービジョンと、実習教育におけるスーパー
ビジョンの２つの潮流があることを指摘している[5]。また北島も、現代の
ソーシャルワークではこの２つを区別して考える必要性を強調している[6]。
これは、実習教育には、実習指導者と実習担当教員による二重のスーパー
ビジョンが展開されるという特徴があるからである。

ボーゴ
Bogo, Marion
1942-2021

2. 実習におけるスーパービジョン関係

　実習生・実習指導者・実習担当教員の三者間の関係については、実習前、
実習中、実習後の３つの時期で変化があり、スーパービジョン内容も変わ
ってくる。３つの時期の三者の具体的なやりとりを通じたスーパービジョ
ン過程については、以下の通りである。

A. 実習前

　図9-1は、実習前の三者の関係である。この時期は、主に実習担当教員
と実習生との間でスーパービジョン過程が展開される。具体的には、ソー
シャルワーク実習指導の講義や実習計画書の添削を通じて、実習生のモチ
ベーションを高め、実習目的を明確にする。また実習担当教員による実習
生との個別面談では、実習生にとっての今回の実習の位置づけを確認し、
実習に対する不安や配慮への希望の有無を確認する。実習生は、実習への
不安や配慮への希望などがあれば、率直に実習担当教員に伝えることが求
められる。もし実習担当教員に話しにくい内容であれば、ゼミ担当教員や

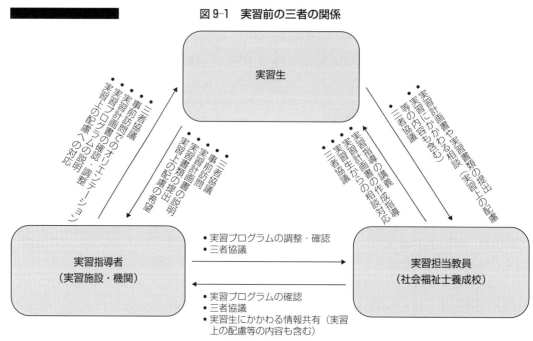

図 9-1　実習前の三者の関係

実習生

実習指導者
（実習施設・機関）

実習担当教員
（社会福祉士養成校）

・実習プログラムの調整・確認
・三者協議

・実習プログラムの確認
・三者協議
・実習生にかかわる情報共有（実習
　上の配慮等の内容も含む）

出典）筆者作成.

カウンセラーなどに伝え、相談することを検討してもよい。なぜなら、こうした不安などが解消されないままでは安心して実習できず、心身の調子を崩して実習を継続できなくなる場合もあるからである。

　一方で実習生は、実習のオリエンテーションや実習計画と実習プログラムの協議を行う三者協議で、実習指導者とかかわることになる。そこでは、実習指導者から実習プログラムや実習中の注意事項の説明があり、実習計画にかかわる質問を受けることになる。この体験によって実習生は、ソーシャルワーク専門職の価値や実習先となる施設・機関の理念を具現化した現場のソーシャルワーカーの実践への姿勢を垣間見ることになる。

　また実習指導者と実習担当教員の間では、実習受け入れ依頼・承諾等の文書のやりとりや、実習生本人の了解を得たうえでの実習生にかかわる情報共有、実習上の配慮の依頼や配慮方法の協議、事前訪問や三者協議開催の調整が行われる。

B. 実習中

　図 9-2 は、実習中の三者の関係を示している。この時期は、実習現場における実習指導者と実習生の間でのスーパービジョンが中心となる。実習生には、実習指導者や他の職員による現場でのリアルタイムでの指導が行

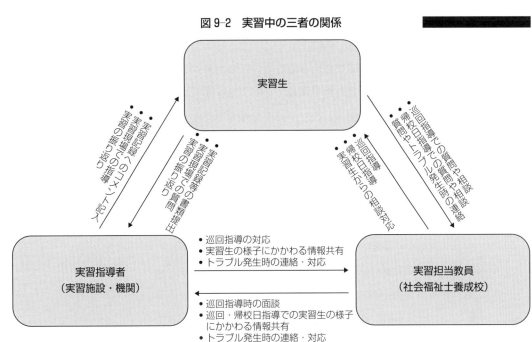

図9-2　実習中の三者の関係

実習生

● 実習記録へのコメント記入
● 実習場での指導
● 1日の振り返り

● 実習記録の書類提出
● 実習場での質問
● 1日の振り返り

● 巡回指導
● 帰校日指導
● 実習生からの相談対応

● 巡回指導での質問や相談
● 帰校日指導での質問や相談
● 質問やトラブル発生時の連絡

実習指導者
（実習施設・機関）

● 巡回指導の対応
● 実習生の様子にかかわる情報共有
● トラブル発生時の連絡・対応

● 巡回指導時の面談
● 巡回・帰校日指導での実習生の様子
　にかかわる情報共有
● トラブル発生時の連絡・対応

実習担当教員
（社会福祉士養成校）

出典）筆者作成.

われる。また実習記録のコメントや1日の振り返りの時間での質疑応答、
講義などを通じて、実習生が個々の実習体験とソーシャルワークの価値・
知識・技術を結びつけて考察できるようなスーパービジョンが実施される。

またモリソンの「4×4×4モデル」でも示されていたように、スーパ
ーバイジーである実習生の実践であっても、実習にかかわる利用者や家族、
実習指導者や他の職員などにも影響を及ぼすことに留意する必要がある。
実習は、実習生だけで成り立つのではなく、実習先の利用者や家族、職員、
そして実習先の組織や実習生の所属する養成校、など多様な人や組織との
かかわりで成り立っていることを忘れてはならない。そのため、実習生は、
実習での困りごとやトラブルに直面した場合は、早急に実習指導者や実習
担当教員に報告・相談し、指示を仰ぐ必要がある。

一方で、実習担当教員は、実習期間中に巡回指導や帰校日指導を実施す
る。まず**巡回指導**では、実習担当教員が実習中に実習先を訪問し、実習生
や実習指導者との面談を実施する。また厚生労働省は、ソーシャルワーク
実習の期間中に週1回以上の巡回指導を義務づけている。しかし巡回指導
を1回以上行う場合は、実習先との連携のもと巡回指導を帰校日指導に代
替することが可能である。**帰校日指導**では、実習生の所属する養成校に帰
校あるいはオンライン上で、他の実習生とグループワーク等を通じて共に
実習を振り返ったり、実習担当教員と個別面談を行ったりする。そのため

帰校日指導は、久しぶりに他の実習生と会って話せる機会となり、実習生が安心できる時間ともなる。また他の実習生の悩みや取組み、工夫を共有できる貴重な機会ともなる。そのため帰校日指導では、実習生が他の実習生と共に実習担当教員に不安や悩みを吐露しやすい機会となる。もし実習指導者に伝えにくい内容の不安や悩みがあれば、巡回指導や帰校日指導の機会をぜひ活用して相談してほしい。

　具体的には、巡回指導や帰校日指導では以下のような内容を確認し、実習生へのスーパービジョンを展開する。

①出席状況

②出席簿等の書類への記入や押印状況

③トラブルの有無や内容

④利用者や職員とのかかわりでの気づきや考察

⑤実習記録の記載内容

⑥利用者の生活のアセスメントや支援計画立案の内容や進捗状況

⑦実習での取組みを通じた実習計画や実習プログラムの進捗状況

　若干解説を加えると、まず実習担当教員は、実習生や実習指導者に遅刻や欠席の有無などの①出席状況を確認する。これを踏まえて、実習生の心身の状態を確認するとともに、実習への影響の有無を把握し、実習継続の可否を判断する。それと同時に、ソーシャルワーク実習を実施した証明ともなる②出勤簿等の書類への記入や押印状況について確認する必要もある。さらに実習生や実習指導者に、実習中の③トラブルの有無や内容についても確認する。

　また実習担当教員は、実習記録の確認や個別面談を通して、実習生が④利用者や職員とのかかわりでの気づきや考察について語ることを促す。その際には、実習生の実習場面やそこでの気づきや考察を正確に表現できているかを⑤実習記録の記載内容を確認し、適宜指導を行う。また実習生が個人情報保護を意識した記載ができているか、についても確認する。

　実習生は、利用者や家族との面接等を通じてソーシャルワークの支援過程の展開を体験することとなる。その体験の中心となるのが、利用者や家族との面接等を通じたアセスメントや支援計画立案の展開である。そこで実習担当教員は、⑥利用者の生活のアセスメントや支援計画立案の内容や進捗状況を確認する。実習担当教員と実習生は、一緒にその体験を振り返り、実習生本人の気づきや利用者の反応、実習指導者からの指摘等を整理する。この過程では、面接技法など利用者の生活状況をアセスメント方法や支援計画立案の着眼点など、実習生のソーシャルワーク専門職としての課題について意識化することが重要となる。

最後に、⑦実習での取組みを通じた実習計画や実習プログラムの進捗状況の確認を通じて、実習目標の達成状況を把握する。実習担当教員は、実習生に実習目標を達成できたと感じた根拠となる場面や達成できていない理由などを具体的に尋ね、実習生に言語化することを求める。これは、実習生に、残された実習期間での課題を明確にし、取り組む意義を実感してもらうためである。

C. 実習後

　図9-3は、実習後の三者の関係を示している。実習終了後、実習指導者は実習評価票等へのコメントなどを通じて、実習生を評価する。実習担当教員は、ソーシャルワーク実習指導の講義や実習報告会、個別面談などの機会を活用して、実習生自身に実習評価を行ってもらったり、実習指導者から返送された実習評価を伝えたりする。そこでは、実習生が実習体験を振り返り、ソーシャルワーク専門職としての本人の適性や力量、課題について自己覚知を行うことになる。また実習生は、他の実習生の実習体験の振り返りや報告を聴く中で、個々の体験の違いだけでなく、気づきの視点や考察の違いを理解し、自分の学びに加えていくことができる。このように実習後は、実習担当教員と実習生の間を中心としたスーパービジョンが

図9-3　実習後の三者の関係

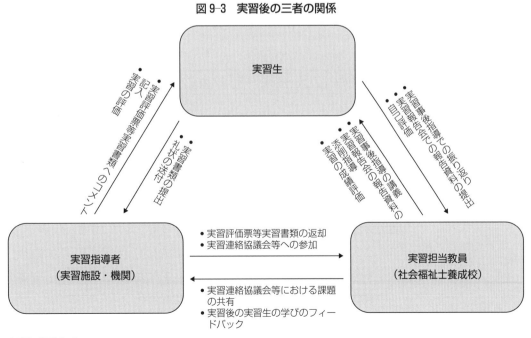

出典）筆者作成.

展開されることになる。

　一方で、実習指導者と実習担当教員は、実習連絡協議会等の機会を通じて、実習後の実習生の学びや成長について情報共有し、ソーシャルワーク実習にかかわる課題を共有することとなる。

3. 実習におけるスーパービジョンの形態

　スーパービジョンの形態の中でも、ここでは実習教育の場面で主に活用されている**個人スーパービジョン**、**グループスーパービジョン**、**ライブ・スーパービジョン**、**ユニット・スーパービジョン**、の４つを取り上げて解説する[7]。

A. 個人スーパービジョン

　スーパーバイザーとスーパーバイジーが一対一でスーパービジョンを実施する。実習スーパービジョンにおいては、実習指導者と実習生、あるいは実習担当教員と実習生、のような形態をとる。この形態においては、実習生は他の実習生を気にすることなく、個々の実習体験の気づきや考察について語りやすく、悩みも相談しやすいという特徴がある。

B. グループスーパービジョン

　１人のスーパーバイザーが複数のスーパーバイジーに対してスーパービジョンを実施する。スーパーバイジー間の相互作用も生じる形態である。実習では、実習指導者が複数の実習生と一緒に実習体験の振り返りを行ったり、実習担当教員が巡回指導や帰校日、実習後の講義において実習生たちと実習体験の振り返りを行う場面が該当する。この形態では、実習生が他の実習生の悩みや実習体験への気づきや考察を共有できるだけでなく、スーパーバイザーからの助言・指導も共有することができる。そのため、実習生全体の学びを深めることができる。また他の実習生から自らの体験への共感や意見を得ることができる機会ともなる。

C. ライブ・スーパービジョン

スーパーバイザーとスーパーバイジーの他に利用者も参加して実施される形態である。実習スーパービジョンでは、実習生が実習指導者と利用者の面接に同席する場面や、実習指導者が実習生と利用者の面接に同席する場面などが想定される。面接中や面接終了後に、実習指導者から面接に関する指導が行われる。実習生にとっては、実習指導者による面接技法を間近で修得できる機会であり、自身の面接展開方法についてすぐに指導を受けられる機会となる。

D. ユニット・スーパービジョン

ユニット・スーパービジョンとは、複数のスーパーバイザーが一人あるいは複数のスーパーバイジーに対して実施する形態である。実習スーパービジョンでは、たとえば三者協議や巡回指導などの場面で、実習指導者と実習担当教員がスーパーバイザーとして実習生にかかわり、実習体験の振り返りを通して助言や指導、相談に対応する場面が挙げられる。この前提として、実習指導者と実習担当教員は、指導の方針を共有するだけでなく、実習生本人の承諾のもとに実習生にかかわる情報共有を行うことが重要となる。また実習生が、実習指導者あるいは実習担当教員に伝えられていなかった実習上の悩みや疑問等を三者で共有できる機会ともなる。

4. 実習におけるスーパービジョンの効果

実習生は、実習前・実習中・実習後の講義、巡回指導や帰校日指導における多様な形態のスーパービジョンを通じて、実習体験での気づきや考察を言語化することとなる。言語化することで実習体験を振り返り、自身の実践を裏づける価値観やソーシャルワークの学びを理解し、専門職としての力量や課題、可能性を整理し、認識できるようになる。特に実習終了後のソーシャルワーク実習指導の講義では、実習担当教員との対話を中心として、実習生の自己覚知や学びが深まっていく。加藤は、こうした過程を「実習スーパービジョンにおける省察」と呼び、先行研究から実習スーパービジョンにおける省察の4つの特徴を以下のように整理している[4]。

①実習体験に対する理解を深め、体験のなかから知識や理論を見いだす活動である

②実習生と教員との対話や教員から実習生への問いによって促進される

③実習生が安心して感情や状況を語ることのできる環境づくりや促しが必要となる

④省察の成果を未来の体験に活かすことの意識化が重要である

　上記の特徴を概観すると、実習担当教員は実習生が省察できる環境を整え、実習生の語りからソーシャルワークの知識や理論を見出し、本人に伝える過程が重要であることがわかる。一方で、実習生も省察することを意識して実習体験について言語化し語ることが求められていることが理解できる。

　こうした省察を何度も繰り返す中で、実習生はソーシャルワーク専門職として、ひいては1人の生活者として変化・成長をすることができる。たとえば、実習担当教員が実習評価票の内容を実習生と共有しながら個別面談を行う場面を取り上げる。筆者は、そうした場面で実習前から変化したことや成長できたことについて語るよう促すことにしている。自身の問題や課題ばかり語っていた実習生でも、語りの中で自身の変化や成長について答えてくれるようになる。実習生たちが語る変化や成長とは、利用者の個々の人生を尊重し多様性を受け入れる価値観への変化やコミュニケーション力の向上、人間の生活を見渡す視野の広がり、ソーシャルワーク実践の専門性の実感、ソーシャルワーク専門職への関心の高まり、将来の進路の選択肢の広がり、などさまざまである。一方で、実践したからこそソーシャルワーク専門職への適性に不安を感じるようになった学生もいる。どの変化や成長も、実習生が真摯に利用者と向き合い、自分とも向き合ったからこそ抱き得た実感から生まれている。利用者と向き合う中で自らの価値観や実践を省みる経験を通じて自己覚知をするからこそ、実習生たちの成長がある。

　実習を通して、実習生はソーシャルワーク専門職としての自らの適性や力量の現実と課題を知ることとなる。しかし、実習指導者や実習担当教員とともに自身の変化や成長も実感し、ソーシャルワーク専門職としての可能性を知ることも重要である。

注）
(1)　Kadushin, A. & Harkness, D. *Supervision in Social Work*, Columbia University Press, 2014, p.11.（＝カデューシン，A. & ハークネス，D. 著／福山和女監修／萬歳芙美子・荻野ひろみ監訳／田中千枝子編『スーパービジョン イン ソーシャルワーク（第5版）』中央法規出版，2016，p.19.)

(2) Wanacott, J. *Mastering Social Work Supervision*, Jessica Kingsley Publishers, 2012, pp.26–27, pp.53–54.

(3) ショーン，D. A. 著／柳沢昌一・村田晶子監訳『省察的実践者の教育―プロフェッショナル・スクールの実践と理論』鳳書房，2017，p.52.

(4) 山口真里・西梅幸治・加藤由衣「ソーシャルワーク教育における実習スーパービジョンの意義と課題―スーパービジョン過程での省察に焦点を当てて」『広島国際大学医療福祉学科紀要』第13号，広島国際大学医療福祉学部医療福祉学科，2017，pp.46–48，p.52.

(5) Bogo, M. & McKnight, K. Clinical Supervision in Social Work: A Review of the Research Literature, Shulman, L. & Safyer, A. eds. *Supervision in Counseling: Interdisciplinary Issues and Research*, Routledge, 2006, p.49.

(6) 北島英治「ソーシャルワーク・スーパービジョンの機能と役割」一般社団法人日本社会福祉教育学校連盟監修『ソーシャルワーク・スーパービジョン論』中央法規出版，2015，p.47.

(7) スーパービジョンの形態については、以下の文献を参照した。
- 福山和女編『ソーシャルワークのスーパービジョン―人の理解の探求』MINERVA 福祉専門職セミナー⑭，ミネルヴァ書房，2005，pp.202–204.
- 田中千枝子「スーパービジョンの意義と方法」岡本民雄監修／久保紘章・佐藤豊道・川廷宗之編『社会福祉援助技術論（上）』社会福祉士・介護福祉士養成テキスト，川島書店，2004，p.205，p.207.

▌理解を深めるための参考文献

●一般社団法人日本社会福祉教育学校連盟監修『ソーシャルワーク・スーパービジョン論』中央法規出版，2015.

ソーシャルワークにおけるスーパービジョンの変遷の歴史、定義や方法、日本や諸外国の実践の現状やソーシャルワーク専門職養成でのスーパービジョンの展開についても学ぶことができる。

●公益社団法人日本精神保健福祉士協会監修／田村綾子編／上田幸輝ほか『実習指導とスーパービジョンにおける思考過程』精神保健福祉士の実践知に学ぶソーシャルワーク4，中央法規出版，2020.

実習のスーパービジョン実施場面を取り上げ、実習指導者と実習生の発言の意図や思考過程を解説している。実習で頻出するやりとりが登場するため、実習中の実習指導者の発言や支援の意図の理解、実習生自身の振り返りに役立つ。

実習担当教員としての醍醐味は、実習を通して変化・成長した実習生たちの姿を見ることである。本章で述べてきたように、どの実習生も、利用者との出会いや実習指導者を始め現場で働く専門職との出会い、そして専門職として現場に立つ自らと向き合った経験を通じて、必ず変化・成長を遂げる。

実習終了後の実習指導の講義で、印象に残っているエピソードがある。ある実習生が「先生、障がいって何ですかね？」と尋ねてきたので、個別に話を聞くことにした。彼は、利用者とかかわるうちに同じ障害であっても人それぞれに異なるこだわりや困難さだけでなく、強みや多様な価値観、生活背景があることを学び、彼らを「障害者」と一括りに表現することについて疑問を感じるようになったとのことであった。彼にとって実習は、人それぞれに固有な生活世界があること、それを理解し尊重するソーシャルワーク専門職の価値を実感した時間となったのである。実習担当教員としては、実習が実習生自身の価値観に影響を与え、ソーシャルワーク専門職としての成長を促していると実感する貴重な経験となった。

実習生は、実習担当教員や実習指導者が実習体験での気づきや考察について掘り下げて問わない限り、自らの変化・成長について意識して語る機会がない場合が多い。そのため、実習指導者や実習担当教員の役割は大きい。

しかし実習生も、自らにストレングス視点を向けて、自分の変化・成長できる力や可能性に意識して着目してほしい。実習生が未熟なのは当然であるし、ソーシャルワーク専門職となるための課題を認識することも重要である。講義で学んだソーシャルワークの価値や知識、技術が実習生の中に内包されているからこそ、実習現場で気づけたことや実践できた内容が必ずある。そして、自分の変化・成長に気づけたときの喜びを実感してほしいと思う。その実感は、ストレングス視点を向けられた利用者や家族の気持ちに共感することにつながり、人の力や強みに着目し、他者を尊重する意義の理解につながる。これは、ソーシャルワークの目標であるエンパワメント実践を実現するソーシャルワーカーとしての可能性を高めることを意味する。

実習が、専門職として、ひいては実習生の人生にとって実り多い経験となることを願っている。

第10章 実習後の学習課題と実習報告

本章では、ソーシャルワーク実習における学びの評価を踏まえた学習課題と実習報告について述べる。実習における学習課題を明確化するためには、実習生の実習評価をジェネラリスト・アプローチの視点から検討する必要がある。各実習領域での実習課題をソーシャルワーク実践の共通基盤と援助視点から理解することが求められる。

1

ソーシャルワーク実習における事後学習の必要性について理解する。実習生自らが実習における「気づき」と「成長」を見出し、実習経験を深化させることの意義について理解を深める。ソーシャルワーク実習における「教える」「支える」「見とどける」のスーパービジョンのプロセスの展開を理解する。

2

ソーシャルワーク実習指導・実習の評価基準を理解する。実習の評価については、実習生個々人が自らの実習で体験した利用者などとのかかわりを通して、その場面、場面での気持ちや感情、対処行動などを振り返り、実習の達成目標と行動目標を意識化し実施される。

3

実習報告書の意義と目的および、実習体験からの「学び」について客観的に理解し、専門職としてどのように深化させるかについて理解する。

A. ソーシャルワーク実習と評価

[1] 実習後の事後学習の視点

　実習生が実習前に立てた実習目標（テーマ）に沿った実習課題をどこまで達成し、社会福祉の実践現場で何を学んできたかを確認、評価することは実習指導において最も重要なこととなる。また、実習生が立てた実習課題が実際の実習の中でどの程度実現しえたのか、現場において適切な実習指導が行われたのかなどを養成校が評価することも必要となる。さらに実習生がどのように実習と向き合い、それに対して教員がどのようにかかわったかという教員の実習生へのスーパービジョンの評価にもなろう。

　そのため、**実習評価**は、立場によって、①実習生自身による評価（自己評価）、②実習施設側の実習生への評価、③養成校教員の実習生への評価、そして、④実習生による養成校教員の指導に対する評価、さらに⑤大学などの養成機関と実習先との相互評価という側面がある。

　また、実習の評価を総体的に実施するためには、実習前、実習中、実習後というような実習指導のプロセスにおける**形成的評価**があり、それぞれの段階において実習生評価と教育評価を行うことが必要となる。特に実習生自身による評価を実習後のフィードバックの中で実施し、学びを体系化することが重要となる。

　実習の評価においては、実習生が自分や利用者と向き合う中で、実習生自身の「気づき」と「成長」を見出し、「言語化する・しない」といった表面的な現象のみに注意を奪われることなく、個々の実習生の内部で起こっている「熟成」に目を向け、それをその実習生なりの方法（やり方）で深めていけるよう、指導・支援していくことが重要となる[1]。そのため、各実習生が実習においての喜びや楽しみ、あるいは苦しみ、悩みなどへの対処方法やその場面での気持ち、感情をどのように専門職としての学びに昇華させていくかが問われてくる。実習における学びを深めるためには、養成校の教員とのスーパービジョンなどの場が活用される。

　窪田暁子は、実習のスーパービジョンを「教える」「ささえる」「見とどける」という視点で捉えており（**図10-1**）、実習前、実習中、実習後のそれぞれの段階での実習生の成長を促すスーパービジョンのあり方を提唱し

スーパービジョン
supervision

形成的評価
学習過程の中で、実習生がどの程度理解したかを時系列的に確認するための評価。

フィードバック
feed back

図 10-1　実習におけるスーパービジョンのプロセス（窪田暁子）

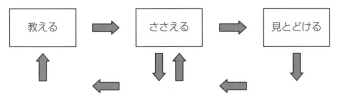

出典）飛永高秀・井上修一・大藪元康・窪田暁子「社会福祉現場実習指導スーパービジョンの研究（その2）―個別指導の小集団化の取り組みとその効果」『中部学院大学・中部学院大学短期大学部研究紀要』第8号，2007より筆者作成.

ている[2]。

　ソーシャルワーク実習における評価は、まさに窪田のいう「教える」「ささえる」「見とどける」という、実習生が主体的に実習体験をどのように生かしていくかにかかっているといえる。

[2] ソーシャルワーク実習の評価項目・基準及び活用について

　実習は、「実習前⇒実習中⇒実習後」という実習プロセスをとり、「ソーシャルワーク実習指導」と「ソーシャルワーク実習」の2つの科目が統合的かつ一貫性をもって行われるものであるが、ここでは、「ソーシャルワーク実習」の評価を中心に論じる。

　ソーシャルワーク実習の評価について、日本ソーシャルワーク教育学校連盟は、「**ソーシャルワーク実習教育内容・実習評価ガイドライン**」を策定している。

　これは厚生労働省の「ソーシャルワーク実習」通知に規定されている「ねらい」「教育に含むべき事項①～⑩」に対応した「教育目標」（「達成目標」・「行動目標」）を設定したものである（**表 10-1、表 10-2**）。なお、「ソーシャルワーク実習指導」にも同様の通知とそれに対する教育目標が設定されている。

　「達成目標」は、実習生が実習を終えた時点において「どのような行動ができるようになっているか」を示したものであり、実習の結果としての状態を表している。達成目標の習得の深度や段階は、実習施設の種別や法人の理念等に基づき、実習前に実習担当教員と実習指導者との間で調整して設定する。また、「行動目標」は、達成目標を細分化し、「説明できる、図示できる、実施できる、作成できる」など、より具体的かつ観察可能な行動を示している。

　このように「行動目標」の達成の有無が「達成目標」の評価にかかわってくるものとなる。

表 10-1　ソーシャルワーク実習に係る要件（通知）

教育内容	
ねらい	教育に含むべき事項
①ソーシャルワークの実践に必要な各科目の知識と技術を統合し、社会福祉士としての価値と倫理に基づく支援を行うための実践能力を養う。 ②支援を必要とする人や地域の状況を理解し、その生活上の課題（ニーズ）について把握する。 ③生活上の課題（ニーズ）に対応するため、支援を必要とする人の内的資源やフォーマル・インフォーマルな社会資源を活用した支援計画の作成、実施及びその評価を行う。 ④施設・機関等が地域社会の中で果たす役割を実践的に理解する。 ⑤総合的かつ包括的な支援における多職種・多機関、地域住民等との連携のあり方及びその具体的内容を実践的に理解する。	実習生は次に掲げる事項について実習指導者による指導を受けるものとする。 ①利用者やその関係者（家族・親族、友人等）、施設・事業者・機関・団体、住民やボランティア等との基本的なコミュニケーションや円滑な人間関係の形成 ②利用者やその関係者（家族・親族、友人等）との援助関係の形成 ③利用者や地域の状況を理解し、その生活上の課題（ニーズ）の把握、支援計画の作成と実施及び評価 ④利用者やその関係者（家族・親族、友人等）への権利擁護活動とその評価 ⑤多職種連携及びチームアプローチの実践的理解 ⑥当該実習先が地域社会の中で果たす役割の理解及び具体的な地域社会への働きかけ ⑦地域における分野横断的・業種横断的な関係形成と社会資源の活用・調整・開発に関する理解 ⑧施設・事業者・機関・団体等の経営やサービスの管理運営の実際（チームマネジメントや人材管理の理解を含む。） ⑨社会福祉士としての職業倫理と組織の一員としての役割と責任の理解 ⑩ソーシャルワーク実践に求められる以下の技術の実践的理解 ●アウトリーチ ●ネットワーキング ●コーディネーション ●ネゴシエーション ●ファシリテーション ●プレゼンテーション ●ソーシャルアクション
	ソーシャルワーク実習指導担当教員は巡回指導等を通して、実習生及び実習指導者との連絡調整を密に行い、実習生の実習状況についての把握とともに実習中の個別指導を十分に行うものとする。

出典）「ソーシャルワーク実習」『社会福祉士養成課程のカリキュラム（令和元年度改正）』厚生労働省ウェブサイト，pp.57–58.

表 10-2　ソーシャルワーク実習教育内容・実習評価ガイドライン

教育に含むべき事項	達成目標	行動目標
①利用者やその関係者（家族・親族、友人等）、施設・事業者・機関・団体、住民やボランティア等との基本的なコミュニケーションや円滑な人間関係の形成	(1)クライエント等と人間関係を形成するための基本的なコミュニケーションをとることができる	①クライエント、クライエントの家族、グループ、地域住民、職員等、様々な人たちとのあらゆる出会いの場面において、その人や状況に合わせて挨拶や自己紹介、声掛けを行うことができる。 ②クライエント、クライエントの家族、グループ、地域住民、職員等と関わる場面において、その人や状況に合わせて言語コミュニケーションと非言語コミュニケーションを使い分けることができる。

教育に含むべき事項	達成目標	行動目標
		③ミーティングや会議等において発言を求められた際に具体的に説明することができる。 ④カンファレンスで利用者の状況を具体的に説明することができる。 ⑤地域住民をはじめ、広い範囲に発信するための広報やウェブサイトの原稿を作成することができる。
②利用者やその関係者（家族・親族、友人等）との援助関係の形成	(2)クライエント等との援助関係を形成することができる	①クライエント等との信頼関係（ラポール）を構築する際の留意点や方法を説明することができる。 ②クライエント等に対して実習生としての立場や役割を理解できるよう説明することができる。 ③クライエント等と対話の場面で傾聴の姿勢（視線を合わせる、身体言語や声の質に配慮する、言語的追跡をする等）を相手に示し、コミュニケーションをとることができる。 ④実習指導者や職員がクライエントとの問題解決に向けた信頼関係を構築する場面を観察し、重要な点を説明することができる。
③利用者や地域の状況を理解し、その生活上の課題（ニーズ）の把握、支援計画の作成と実施及び評価	(3)クライエント、グループ、地域住民等のアセスメントを実施し、ニーズを明確にすることができる	①現在または過去のクライエント等の各種記録を参考に、収集すべき情報を説明することができる。 ②バイオ・サイコ・ソーシャルの側面からクライエント等の客観的・主観的情報を系統的に収集することができる。 ③クライエント等のエコマップを作成し、クライエント等を取り巻く環境（クライエントシステム）や関係性を把握し、説明することができる。 ④クライエントの了解のもと、本人の家族や利用しているサービス事業者から情報を収集し、クライエントを強みの視点から理解・説明することができる。 ⑤収集した情報を統合してアセスメントし、クライエント等のニーズを明らかにすることができる。 ⑥収集した情報を指定の様式や用紙に記録することができる。
	(4)地域アセスメントを実施し、地域の課題や問題解決に向けた目標を設定することができる	①地域アセスメントの意義や方法、活用可能なツールについて説明することができる。 ②地域住民の生活の状況と地域及び地域を取り巻く環境との関係を説明することができる。 ③収集した情報を統合してSWOT分析を行い、地域特性や地域の強み（ストレングス）、地域の顕在的・潜在的な課題を明確にすることができる。 ④地域課題について多角的に判断し、取り組むべき優先順位を地域住民と共に検討することができる。
	(5)各種計画の様式を使用して計画を作成・策定及び実施することができる	①実習で関係するミクロ・メゾ・マクロレベルにおける計画（個別支援計画、事業計画、各種行政計画等）の作成・策定の要点や方法を説明することができる。 ②アセスメントの結果を踏まえて支援目標と支援計画を作成し（状況に応じてクライエント等と一緒に）説明することができる。 ③自ら作成した支援目標・支援計画の一部または全部を実施することができる。

教育に含むべき事項	達成目標	行動目標
	(6)各種計画の実施をモニタリングおよび評価することができる	①現在または過去のケース記録等を参考に、モニタリングおよび評価の方法について説明することができる。 ②特定のクライエントやグループ、地域を対象とした計画実施のモニタリングおよび評価を行うことができる。 ③実習施設・機関等の計画実施についてモニタリング及び評価を行い、その結果を適切に報告することができる。
④利用者やその関係者（家族・親族、友人等）への権利擁護活動とその評価	(7)クライエントおよび多様な人々の権利擁護ならびにエンパワメントを含む実践を行い、評価することができる	①クライエントおよび多様な人々を理解し、尊厳や価値観、信条、生活習慣等を尊重した言動をとることができる。 ②クライエントおよび多様な人々の持つ「強み・力」（ストレングス）と「課題」を把握することができる。 ③クライエントおよび多様な人々を対象にした実習指導者や職員および実習施設・機関等が行っている権利擁護活動を理解し、説明することができる。 ④実習指導者や職員および実習施設・機関等のエンパワメントの視点に基づく実践を確認し、行うことができる。 ⑤実習施設・機関等が実施している権利擁護や苦情解決の取組み（法制度、事業等）を確認し、説明することができる。
⑤多職種連携及びチームアプローチの実践的理解	(8)実習施設・機関等の各職種の機能と役割を説明することができる	①実習施設・機関等の各職種の種類について把握し、それぞれの職務および機能と役割を説明することができる。 ②チームにおける社会福祉士の役割・機能を説明することができる。 ③具体的な問題解決の事例を踏まえて連携や協働の必要性を説明することができる。
	(9)実習施設・機関等と関係する社会資源の機能と役割を説明することができる	①関係する社会資源をマッピングした上で、それらの役割や機能等について説明することができる。 ②関係する専門職の役割・業務内容等について説明することができる。 ③事例検討会・ケースカンファレンス等に同席し、出席している各機関・施設の視点や連携するための工夫等について説明することができる。
	(10)地域住民、関係者、関係機関等と連携・協働することができる	①協働するためのコミュニケーションを取りながら地域住民、関係者、関係機関等との信頼関係を築くことができる。 ②活動目的や必要な情報を地域住民、関係者、関係機関等と共有することができる。 ③地域住民、関係者、関係機関の相互の役割の違いや重なりを認識し、連携・協働した活動を実施するための必要な調整を行うことができる。 ④実習施設・機関等の持つ資源や果たすことのできる機能・役割を地域住民、関係者、関係機関等に説明することができる。 ⑤包括的な支援体制における社会福祉士の機能と役割を説明することができる。
	(11)各種会議を企画・運営することができる	①カンファレンスや地域ケア会議等に同席し、職種ごとの業務の特徴やアセスメントの視点の違いを説明することができる。

教育に含むべき事項	達成目標	行動目標
		②多職種によるチームアプローチとして、目標設定や役割分担の合意形成の留意点等について説明することができる。 ③職員会議・委員会・事例検討会など組織内外で開催される会議の企画・運営を実習指導者と共に実施することができる。 ④他機関との合同会議、住民参加の会議など組織外で開催される会議に同席し、会議の種類や目的について説明することができる。 ⑤参加・同席した会議の記録を適切に作成し、必要に応じて参加者及び欠席者に説明・共有することができる。 ⑥実習施設・機関等で必要な会議を企画・実施準備し、会議の進行（ファシリテーター）を担当することができる。
⑥当該実習先が地域社会の中で果たす役割の理解及び具体的な地域社会への働きかけ	⑿地域社会における実習施設・機関等の役割を説明することができる	①実習施設・機関等が地域を対象として具体的に取り組んでいる事業や活動の理念や目的を明らかにし、説明することができる。 ②事業報告書、月次報告書、実績報告書、調査報告書等を閲覧し、課題等を発見し、説明することができる。 ③クライエントや地域の問題解決に向けた実習施設の役割について検討することができる。
	⒀地域住民や団体、施設、機関等に働きかける	①地域住民に働きかける方法（地域組織化・当事者組織化・ボランティア組織化や事業企画実施等）を実践することができる。 ②関係機関や住民組織等に対して、問題解決に向けた連携・協働の必要性を説明し、関係構築を実施することができる。 ③情報発信の具体的な取組みと方法を実践することができる。
⑦地域における分野横断的・業種横断的な関係形成と社会資源の活用・調整・開発に関する理解	⒁地域における分野横断的・業種横断的な社会資源について説明し、問題解決への活用や新たな開発を検討することができる。	①実習施設・機関等の事業や活動と関係のある社会資源とその内容をマッピングし、実習施設・機関等を取り巻く社会資源の状況を説明することができる。 ②実習施設・機関等の事業やサービスを中心として、分野横断的・業種横断的な社会資源との関係性について明らかにし、説明することができる。 ③地域の問題解決に向けて分野横断的・業種横断的な社会資源が関係を形成するための方法を説明することができる。 ④地域の問題解決に向けて社会資源が力を発揮するための調整方法について説明することができる。 ⑤地域の問題解決のために必要な社会資源を創出・開発するための方法を説明することができる。
⑧施設・事業者・機関・団体等の経営やサービスの管理運営の実際（チームマネジメントや人材管理の理解を含む。）	⒂実習施設・機関等の経営理念や戦略を分析に基づいて説明することができる	①実習施設・機関等の経営理念、経営戦略について説明できるとともに、SWOT分析等に基づいて意見を提示できる。 ②実習施設・機関等の理事会や評議員会など、意思を決定する組織体の機能について説明することができる。 ③各種委員会の役割や合意形成の過程と方法を説明することができる。

193

教育に含むべき事項	達成目標	行動目標
	⒃実習施設・機関等の法的根拠、財政、運営方法等を説明することができる	①実習施設・機関等が設置されている法的根拠や関連する通知等を自ら確認し、説明することができる。 ②実習施設・機関等における運営方法を決定する機関等を自ら理解し、説明することができる。 ③事前学習で調べた組織図、事業報告書及び決算書に関して質問をし、不明点や疑問点等を適切に指摘することができる。
⑨社会福祉士としての職業倫理と組織の一員としての役割と責任の理解	⒄実習施設・機関等における社会福祉士の倫理に基づいた実践及びジレンマの解決を適切に行うことができる	①実習指導者業務を観察し、クライエントや地域住民、関係者等との関わり場面、問題解決過程、チームアプローチ場面等を振り返り、倫理判断に基づく行為を発見・抽出することができる。 ②①により抽出した倫理的判断に基づく実践のうち、倫理的ジレンマが生じた場面に気づき、その解決のプロセスを説明することができる。 ③自分自身に倫理的ジレンマが生じた場面をソーシャルワークの価値・倫理に基づいて振り返り、解決することができる。 ④多職種によるカンファレンス等において、クライエントや地域住民、関係者との問題解決に向けて社会福祉士の専門性や立場から発言することができる。 ⑤個人情報保護のための取組みについて説明することができる。
	⒅実習施設・機関等の規則等について説明することができる	①実習施設・機関等が組織運営をするために必要な規則等が体系的に整備されていることを理解し、説明することができる。 ②実習施設・機関等の規則等のうち、職員が遵守すべき事項と労働条件が規定されている就業規則等を理解し、説明することができる。 ③実習施設・機関等の規則等のうち、事務分掌や職務権限を規定する規則等を理解し、説明することができる。 ④実習施設・機関等の規則等のうち、文書の保管や廃棄、記録の開示等を規定する規則等を理解し、説明することができる。
⑩ソーシャルワーク実践に求められる以下の技術の実践的理解 ●アウトリーチ ●ネットワーキング ●コーディネーション ●ネゴシエーション ●ファシリテーション ●プレゼンテーション ●ソーシャルアクション	⒆以下の技術につい目的、方法、留意点について説明することができる ●アウトリーチ ●ネットワーキング ●コーディネーション ●ネゴシエーション ●ファシリテーション ●プレゼンテーション ●ソーシャルアクション	①具体的な事例を踏まえ、各技術の目的、方法、留意点について説明することができる。 ②各技術を実施することができる。 （アウトリーチ）(4)―③への取組みを踏まえて、実習施設・機関等と関連して、当事者自身が声を上げられない状態にあるなどの理由で潜在化している問題や困難に気づき、解決に向けて当事者の居場所に出かけていくことができる。 （ネットワーキング）(8)―③・(9)・(10)―①②③・(11)・(13)―②・(14)―①②③への取組みを踏まえて、実習施設・機関等の立場からミクロ・メゾ・マクロレベルの問題解決に必要な職種・機関を検討し、その必要性を対象となる地域住民、各職種・機関に説明することができる。

教育に含むべき事項	達成目標	行動目標
		（コーディネーション）⑽─③・⑾・⑭─④への取組みを踏まえて、問題解決に必要な資源を把握し、その資源を円滑に活用できるよう調整することができる。 （ネゴシエーション）⑷─③・⑽─③・⑾─②への取組みを踏まえて、必要な情報を集めて交渉の戦略を検討し、問題解決に必要な変化や合意形成に向けてその戦略を実施することができる。 （ファシリテーション）⑽─①②・⑾─②⑥・⒀への取組みを踏まえて、カンファレンスや地域の会議、ネットワーク会議等における意思決定のプロセスが円滑になるよう働きかけることができる。 （プレゼンテーション）⑴─④・⑵─②・⑶─④・⑽─④・⑾─⑤の取組みを踏まえて、適切に説明する内容をまとめ、場に応じた方法でその内容を発表することができる。 （ソーシャルアクション）⑴─⑤・⑺・⒀・⑭─⑤の取組みを踏まえて、人がより良く生きることを阻害している法律・制度等の存在に気づくことができるとともに、それを変えるための戦略を検討し、実施することができる。

出典）日本ソーシャルワーク教育学校連盟ウェブサイト「ソーシャルワーク実習指導・実習のための教育ガイドライン（2021年8月改訂版）」pp.42-44をもとに筆者作成.

　そして、その評価尺度は、「十分に達成できた、ほぼ達成できた、あまり達成できなかった、達成できなかった、　経験していない、どのように評価していいか分からない」などで評価される。標記の方法については、各養成校によって「1・2・3・4・5」や「AA・A・B・C・D」などの符号で評され、総合評価についても同様である。

　これらの評価は、単に「行動目標」が「できた・できない」の達成の有無とそれを踏まえた「達成目標」の評価という視点ではなく、実習生の実習態度や意欲、実習記録（日誌・ノート）に記載される成長や変化、実習巡回時のスーパービジョンの内容なども考慮し総合的に評価することが重要となる。

　これらの実習評価については、実習評価表というかたちで、ソーシャルワーク実習が終了した後に総括的な評価として、実習施設の実習指導者が記入し、養成校へ提出されるものとなる。

　そして、この実習評価表は、「実習前・実習中・実習後」の実習プロセスの中で活用することができる。特に2ヵ所目以降の実習において、事前学習の内容や実習計画書の作成を検討する中で、前回の実習評価を振り返ることが重要となる（表10-3）。

表 10-3　実習過程における評価表の活用方法の例

実習過程	方法
実習前	①評価表、評価項目（目標）の説明、解説
	②評価表の理解度の確認
	③目標を達成するための具体的な行動を検討する
	④③の結果を基に実習計画書を作成する
実習中	①評価表の記載内容と照合し、実習計画や目標達成状況等を確認する
	②中間評価を実施する
	③中間評価の結果を踏まえ、実習指導者ならびに教員からスーパービジョンを受ける
	④巡回指導時に評価内容について教員・実習指導者・実習生の三者による共有化を図り、今後の学習課題や新たな目標を設定する
実習後	①総括的評価として、実習指導者ならびに実習生の双方が評価主体となって評価表に記入する
	②①の評価結果を踏まえ、二者によるふりかえりとスーパービジョンを実施する
	③全日程が終了し、大学での実習指導の授業において、実習指導者と実習生の評価表を照らし合わせ、教員からスーパービジョンを受ける
	④実習報告書（レポート）の作成に活用する
	⑤実習報告会に向けた準備に活用する

出典）日本ソーシャルワーク教育学校連盟ウェブサイト「ソーシャルワーク実習指導・実習のための教育ガイドライン（2021 年 8 月改訂版）」p.36.

B. 実習評価

［1］実習生による自己評価

　実習生の自己評価がその後の報告書の作成、報告会の開催などの内容に反映されるため、最も重要となる。

　実習の評価の中でも実習生の**自己評価**という側面が、実習生自身が自らの成長と学びを具体的に把握し、今後の実習の学びを深化させることができるものである。

　自己評価は、実習生個々人が自らの実習で体験した利用者などとのかかわりを通して、その場面、場面での気持ちや感情、対処行動などを振り返り、**実習の達成度と課題**を意識化することを目的に実施される。これは前述した「ささえる」という視点において、実習生自らの振り返りの中で自らをささえるというセルフ・スーパービジョンにもつながる。さらに、その学びは後述する実習報告書の作成などにも活用される。

　実習生自身の実習体験の評価は主観的なものであるため、必ずしも実習において学びを充分深めているかはわからない場合が多い。単に実習先の入所者や利用者とのコミュニケーションがうまくいき、仲良くなることが

でき楽しかった、ということもある。楽しかった体験を肯定的に受け止め、実習がうまくいったとする者も少なからずいる。

そのため、実習生は実習においての喜びや楽しみ、あるいは苦しみ、悩みなどへの対処方法やそのときの気持ち、感情をどのように専門職としての学びとしていくかが問われてくる。すなわち、実習生は、実習における**成功体験と失敗体験**について主体的に向き合い、そこでの学びは何であったのかについて考察することにより、現場実践における自己について認識することが必要となる。考察の方法としては、養成校の教員とのスーパービジョンなどの場が活用される。特に個別面接において、教員とともに実習中に実習指導者などから受けたスーパービジョンを踏まえ、自らの実習体験を素直に正直に振り返る中で、**客観的に自己評価を行う**ことが必要となる。

上記のように実習生は、自らの実習体験における自己を見つめ直すことが重要となる。そこでは、実習先で感じた思いや感情を素直に吐露することが必要となる。実習生にとっては、実習における失敗体験や自らの否定的な感情、思いを振り返ることを避けたい気持ちがあるだろうが、その自らの否定的な体験と向き合い、乗り越える姿勢や取組みは、実習生の強みともなる。そして、それが専門職養成においては非常に重要な体験ともなる。

さらに実習前の実習生の問題意識や学習の程度によって、実習の受け止め方や振り返りの内容も異なり、それが自己評価に直接的に影響を与えることもある。そのため、実習生の自己評価は、実習テーマや課題の達成度、あるいは実習中の困難事例などへの対処方法、悩み苦しんだ体験、喜びなどの感動した体験をもとに、いかにして自らの実習を客観的に捉え、具体的な学びや成長を自らが確認できるかという点が重要となる。

［2］実習施設側の実習生への評価

実習施設側の評価は、実習終了後、実習生の実習での学びを総体的に評価したものであり、実習指導者が、評価するのが原則である。しかし、施設によっては、実習にかかわった職員の協議によって評価される場合などさまざまである。

実習では、原則、実習指導者として認められた者が、直接的に実習指導に当たることとされているが、実習生一人ひとりにマンツーマンで付き添いながら指導を行うことは容易ではない。

特に特別養護老人ホームや児童養護施設など、介護福祉士や保育士が職員の中核を担っている場合も少なくないため、社会福祉士の実習について

充分把握していないこともある。そのため、実習生は実習の枠組みや具体的な実習プログラムなどについて、適切に職員に説明できるようにしておくとよい。

さらに実習中に実際かかわった利用者やクライエントの「生の声」による評価についても検討する必要がある。

［3］養成校教員の実習生への評価

実習は実習指導とリンクしているため、教員は実習先からの評価のみならず、実習前、実習中、実習後の実習生の学びの過程（成長過程）について、客観的に評価（形成的評価）することとなる。

教員は、実習前に行われる事前学習や実習計画書の作成、実習中における巡回指導、実習後の個別スーパービジョンやクラスメンバーにおける**グループスーパービジョン**、さらに実習報告書の作成、実習報告会の実施によって総合的に実習の評価を行う。

大学などにおいては、さまざまな評価方法がある。実習での学びを評価する種類としては、**相対評価**と**絶対評価**がある。指定科目においては、実習指導と実習の2科目からなり、実習施設からの評価は相対評価、実習生一人ひとりの学びの成長を評価するのが絶対評価である。

実習指導では、実習における事前学習から実習終了後の事後学習までが評価対象となる。また、実習は2ヵ所以上240時間の実習の内容について評価されることとなる。

教員の実習生の評価については、実習生自らの「**気づき**」と「**成長**」を実習指導の中で総体的に見ていくことが重視される。実習生は、社会福祉士の実習として、シラバスに示されているような内容について実習を行うが、実習生各々の実習に対する問題意識や動機、さらには事前学習の深め方などによって、その成長は異なってくる。

そのため、実習施設からの相対評価と個別的にどのように実習生が成長できたかを絶対評価の中で検討し、実習生の成長を期待できるよう、そして、実習報告書の作成、実習報告会の開催など事後学習がスムーズに行えるような指導とかかわりを行う。

教員は、単に実習の実習先の評価のみで実習生を評価はしない。大学などの養成機関での実習前の指導から実習後の報告書の作成、報告会の実施までトータルな視点で評価を行う。

［4］実習生による教員の指導に対する評価

実習の評価については、実習生の自己評価と施設側の実習評価が注目さ

グループスーパービジョン
group supervision

相対評価
一人ひとりの実習生が他の複数の実習生の中で、どのような位置づけになるかを実習施設側の基準に基づいて評価する方法。

絶対評価
一人ひとりの実習生が自らの実習目標や課題にどれだけ到達したかを評価する方法。

れるが、実習担当教員として適切に実習生指導に当たったかなど教育効果について、実習生が教員評価をすることも必要となってくる。特に近年では各養成校において、授業評価や実習生による教員評価が実施されており、教育の受け手である実習生が、実習担当教員のかかわり方について、恣意_{しい}的ではなく客観的に評価することも多い。すなわち、**FD** の観点からの評価となるのである。

　実習生は教員の実習前の事前学習、実習計画書の作成などに対する指導方法、実習に向かう際の不安や悩みへの対処方法など、そのかかわり方を評価する役割を担う。

FD
faculty development
ファカルティ・デベロップメント
教員の教育能力の向上と開発。

［5］大学などの養成校と実習先との相互評価

　実習は、養成校と実習施設との契約に基づき実施される。養成校側が実習における事前学習や巡回指導、事後指導を適切に行ったか、また、実習施設側でも実習指導者が適切に実習時の指導を行ったのかについて双方がそれぞれを評価することも必要となる。また、実習においては、大学などの養成校と実習先の実習指導者は実習にかかわる内容などについて協議し協力体制を築くこととなっているため、その具体的な結果が実習生の**実習での学びの度合**いとして現れてくる。そのため、養成校と実習施設における評価内容や基準など、各実習生個々の学びをどのように捉えるかが重要となる。

［6］指定科目としての成績評価

　前述した評価については、各実習生が実施した「実習」の具体的な内容についてであった。一方、「実習」「実習指導」という社会福祉士の**指定科目の評価**についても検討する必要がある。

　大学等の養成校によって、科目評価の考え方や方法は異なるが、教員側の裁量によって、決定するところが少なくないだろう。しかし、ソーシャルワーク実習・指導が、**学生 – 実習指導者 – 教員**という３者関係の中で進められるとするならば、前述の視点によるそれぞれの評価項目を考慮のうえ、総合的に判断し、科目評価とすることも必要となるのではなかろうか。

2. 実習での学びの体系化

A. ジェネラリスト・アプローチからの評価と学習課題

　社会福祉士の実習は、実習先が多様であり、それぞれの実習先の特性によって実習内容やその到達点も異なってくる。実習体験が少ない実習生は、社会福祉士の資格取得のための実習ということは頭では理解していても、それと現場実践（現場の実態）とを結びつけることは難しい。なぜなら、その実習先が特別養護老人ホームや児童養護施設など対象や業務特性が限定されるため、どうしても特別養護老人ホームでの実習、児童養護施設での実習といったように、実習テーマの作成から実習の評価やその振り返りも、実習施設に限定して行うといった意識が強く働くためである。また、実際に実習先に行ってからの自らの行動や役割がわかりにくいため、多くの不安と悩みをもつ。

　確かにそれぞれの実習施設についての学びを深めることも重要となるが、社会福祉士の実習という性格を考えるならば、個別実習先での現場実践のみならず、実習という幅広い側面における社会福祉士としての役割と機能についての理解が必要となる。すなわち、**ジェネラリスト・アプローチ**からの評価の視点が必要となる。ジェネラリスト・アプローチとは、「あらゆる種類の問題・ニーズ、またあらゆる実践の場に対しても応用可能な、問題・ニーズを全体的に捉える視点と、多面的な援助内容を柔軟に計画・実施していける能力・融通性・創造力を持ったソーシャルワーカーを養成するための認識及び実践の枠組み」[3] として捉えることができる。

　実習生は、各々の興味関心や問題意識によって実習先を選定する場合が少なくない。また養成校によっては、実習施設の種別と数が限定されるため、機械的に実習配属を行うこともある。

　実習が社会福祉士というジェネラリストを養成することを目的とするならば、実習施設・機関にかかわらず、ジェネラリストとしてのソーシャルワークの基礎、基盤、専門職としての価値と倫理に基づき、**ミクロ・メゾ・マクロといった幅広い視点**での振り返りを前提とした考察が必要となる。そして、それらを踏まえたうえで、実習生個人が実習における学びを深化する必要がある。

　そのため、実習生には、実習施設の分野に限らず、実習での実践課題を

ジェネラリスト・アプローチ
generalist approach

ジェネラリスト・アプローチの視点から考察し、「社会福祉士」の専門性について理解していく必要がある。

B. クラスでの学びの広がりと共有化——学習課題の明確化

　それぞれの実習生の**学びを具体化する作業**は、実習指導や演習によって行われる。それぞれの講義、演習は20名以下の実習生と教員のクラスによって構成される。ここでは、実習生それぞれが異なる実習先での学びを社会福祉士実習として整理することが必要となる。

　教員は個々の教育・現場経験による教授法に沿ったかたちで、実習生たちの学びをサポートし、指導する。

　実習生は、自分が実習を行った施設においての経験は有しているが、他の施設での実習についてはなかなか想像できない。そのため、実習生一人ひとりの個別的な学びをクラスメンバーにおいて共有化することが求められる。そこでは、実習施設の異なる実習生が、社会福祉士としての実習において学んだことをジェネラリスト・アプローチの視点から一般化する作業が必要となる。すなわち、この作業は、養成校における知識や技術などの**理論的な学び**と、実習での**現場実践**をつなげるものとなる。クラス内において各実習生が実習体験を語り、報告する中で、実習分野は異なったとしても、ソーシャルワーク実践における共通基盤や共通の援助視点などがクラスメンバーによって共有されることとなる。

　ソーシャルワーク実習の総実習時間数は240時間以上であり、機能が異なる2以上の実習先で実習を行うこととなっている。そのうち1つの実習先では180時間以上の実施が必要となるため、多くの場合は60時間と180時間という2ヵ所の組み合わせが多くなるだろう。

　そのため、学習課題の設定については、1ヵ所目の実習でのスーパービジョン、振り返り、報告書の作成等で学習課題が明確化される。次にその学習課題を踏まえ、2ヵ所目の実習における実習テーマ、課題等を検討する。そして、実際の実習でのスーパービジョンを実施し、実習後において、ジェネラリストとしての達成目標をどの程度網羅でき、達成できたかについて考察する。このように機能が異なる2以上の実習先でのソーシャルワーク実習を振り返ることにより、社会福祉士としての学習課題を明確化することができる。

3. 実習報告

［1］実習報告書

実習報告書を作成することは、実習生が実習を振り返る中で、実習の達成課題や実習状況を整理したうえで、自らの実習の成果と課題を言語化することにより、実習での学びを客観化することが目的となる。

この実習報告書はある程度の制約のもとでまとめられる。それは、時間的・量的制約とともに、経験を文書化し、学びとして高め、実習先にいかにフィードバックできるかという点からもいえる。

実習生の中には、短期間の実習で体験し、感じたこととして、時に実習先に対する批判や問題点の指摘をすることもある。しかし、実習報告書作成の目的に照らして考えると、実習生自らの実習体験を単なる批判や指摘にとどめることなく、現場実践への問題意識として醸成し、実習生自らの力で、いかに「学び」や「成長」に転化できるかということが重要となる。

実習報告書の作成は、自己を振り返るだけでなく、実践の捉え返し、意味づけ、学びを深めるとともに、実習施設や**実習指導者へのフィードバック**をもって完結する。

養成校においては、20 名以下のクラスにより実習指導が行われる。そこでは実習生相互の体験を他のメンバーとグループスーパービジョンを介して共有し、実習における学びを一般化することが必要となる。

さらに、それぞれの実習生個人の実習先での利用者への働きかけや振る舞い、実習日誌への記録の状況などを振り返り、**問題解決や課題を顕在化**させ、それを乗り越えるための方策について、実習担当教員との個別面接を充分行うなどして、検討することが求められる。

このような、一連の流れの中で実践が記録化され、共有されることに事後学習の広がりと意味の深まりがある。それぞれの実習生の個人的な実習体験を個人の中だけで完結させず、クラスメンバーとのグループスーパービジョンにより、一個人的な体験を他のメンバーと共有し、それを一般化するところに、実習報告書や報告会の意義がある。

実習報告書の作成は、実習後における総括的な評価として、ソーシャルワーク実習指導とソーシャルワーク実習においての学びが集約されたものである。この学びと成長について、「**見とどける**」という作業を通じて評価することが必要となる。

また、実習報告書は、実習施設に送付されることも少なくない。養成校側の責任として、現場での実習が実習生によって、どのように咀嚼され、学びとして身についているかを実習施設側に対して示すものとなる。そこでは、実習における**プラス評価**が主に記されているが、一方、**マイナス評価**の部分についても、今後のソーシャルワーク実習をよりよくするため、また、実習生の新鮮な感覚で現場を捉えた感想、ズレ、実習指導者への意見などについても養成校と施設側との信頼関係のもとで改善していくなどの対応も必要となろう。そのため、実習生は実習担当教員との充分相談のうえ、実習におけるマイナス評価についても、実習先からの評価を恐れることなく記述することが今後必要となってくるであろう。これは、実習生のみならず現場職員へのスーパービジョンの機会ともなることが期待できる。

[2] 実習報告会

実習報告会は、多くの場合、上記の実習報告書の作成後に実習指導の総括として実施される。

実習報告会は事前の知識と価値に照らして、実践現場について理解したことを客観的にまとめると同時に、実習生が自分の価値観や実践技術など、**道具としての自己**を振り返る場でもある[4]。

実習報告会は、実習での学びを個別、あるいはグループスーパービジョンの中で深め、自らの実習に対する姿勢や考えはもとより、社会福祉にかかわる知識と技術を現場実践においてどのように活用するのかなど、実習での経験知を総合的に客観化する作業となる。すなわち、実習報告会は各実習生の学びと成長を示す機会となる。

実習報告会では、各実習生のテーマや課題に対する達成度、福祉サービス利用者との援助関係における悩み、そして、それを乗り越えるための手法など実習生自らが**自分の言葉**で「**語る**」ことが重要となる。

実習報告書の内容だけではなく、実際の困難事例に直面した際の援助についての検討や、利用者などとのコミュニケーションの場面をロールプレイによって再現したり、実際に行ったレクリエーションを行ったりとさまざまである。自らの実習体験を客観化し、他者に実習での学びを伝えるためにも、報告におけるプレゼンテーションを考慮することが必要となる。さらに上記振り返りが次年度に実習へ行く者たちへのアドバイス、メッセージ、エールともなる。

［3］実習報告会の形式

　実習報告会の形式は、養成校によりバラツキがある。また、クラス内での実習報告か、学年全体の実習報告であるかなど、参加メンバーの規模によっても異なってくる。そのため、実習報告の目的と規模によってその内容は必然的に異なる。

　従前の実習報告会は、学年全体で児童養護施設や特別養護老人ホーム、あるいは児童分野、高齢者分野など実習施設・種別ごとに報告会を開催したり、実習種別に限定せず、他分野合同で報告会を開催するのが一般的であった。

　しかし、前述したジェネラリスト・アプローチの視点からの報告会は、実習生個人の実習経験を単に個人的な学びとして発表するだけではなく、ソーシャルワークの実践基盤を軸として、対象分野に偏ることのない「**学び**」と「**成長**」を一般化した形で発表することが必要となる。

　そのため、実習指導における実習報告の目的と位置づけにより、実習報告会の形式と持ち方は変わってくる。

　実習生は、実習先での個人的な学びについては、20名以下のクラスの中で対象者や対象施設、現場実践の方法などについて、自身の経験をもとに事例を用いることなどによって深める必要がある。さらに、その個人的な学びを共有化し、実習分野を問わず幅広く福祉の実践現場を理解するために合同での報告会を開催する必要もある。

　そのため、実習ばかりではなく、演習などを通じて社会福祉実践の全体像を理解するよう、総体的に実習を評価することが必要である。

注）
(1) 松本すみ子「各論『実習グループスーパービジョン』におけるリンケージの概念の応用」『精神保健福祉』32巻1号，日本精神保健福祉士協会，2001，pp.13-17.
(2) 飛永高秀・井上修一・大藪元康・窪田暁子「社会福祉現場実習指導スーパービジョンの研究（その2）─個別指導の小集団化の取り組みとその効果」『中部学院大学・中部学院大学短期大学部研究紀要』第8号，2007，pp.111-115.
(3) 副田あけみ「ジェネラリスト・アプローチ」久保紘章・高橋重宏・佐藤豊道編『ケースワーク─理論的アプローチと技法を中心に』川島書店，1998，p.136.
(4) 池田雅子「実習成果の整理と共有」福山和女・米本秀仁編『社会福祉援助技術現場実習指導・現場実習』社会福祉士養成テキストブック5，ミネルヴァ書房，2002，p.171.

理解を深めるための参考文献

●木下大生・後藤広史ほか『ソーシャルワーカーのジリツ―自立・自律・而立したワーカーを目指すソーシャルワーク実践』生活書院，2015.
●後藤広史・木村淳也ほか『ソーシャルワーカーのソダチ―ソーシャルワーク教育・実践の未来のために』生活書院，2017.
　　上記2冊は、社会福祉士の実習について触れられていないが、社会福祉士の有資格者である筆者らが、現場実践におけるソーシャルワーカーの悩みや不安等のジレンマ、ソーシャルワーカーとしての専門性、教育等について論じている。

 コラム　実習後の学習課題をどのように明確化していくのか。

　機能の異なる2ヵ所にわたる240時間のソーシャルワーク実習を終えると、実習を総括するスーパービジョン、報告書の作成等が待ち構えている。

　そこでは、ジェネラリストとしての達成目標をどの程度網羅でき、達成できたかについて考察することが求められる。

　そうすることがジェネラリストとしての社会福祉士の機能と役割を理解することに近づくだろう。

　しかし、養成校や地域によっては、実習先が限定されている場合も少なくない。たとえば、行政の協力等が難しく福祉事務所や児童相談所等での実習が叶わないところもある。また、社会福祉士の活躍する場は教育や司法領域にも拡大してきており、ジェネラリストとしての社会福祉士を簡単に理解できるものではない。

　そのため、ジェネラリストとしての社会福祉士の働きを「見える化」するためにも、養成校でのソーシャルワーク演習を活用してほしい。ソーシャルワーク演習（専門）では、ソーシャルワーク実習後に行うものとして、実習を通じて経験した事例について、事例検討・研究を行うこととされている。これは個別的な体験を一般化することを目的に行われる。すなわち、社会福祉士としてのソーシャルワーク実践を実習領域問わず一般化する過程なのである。

　たとえば、体験領域の異なる実習生が、自らが体験したソーシャルワーク実践を「付箋」に落とし込み、それをメンバーで共有し、「見える化」するグループワークなどが挙げられる。

　ソーシャルワーク実践という「見えにくく、理解しにくい」ものを具体的な実践場面での事象を取り上げ、メンバーで議論し「見える化」、共有する作業は、有意義な時間となる。

実習現場で対応に困ったときのQ&A

実習ではさまざまなことが起こります。時には、対応に苦慮する場面にも遭遇することもあります。そうした困った際の対処法について、Q&A形式でまとめました。有意義な実習とするための参考としてください。

Q1 遅刻や欠勤をしてしまいました。

A1 無断欠勤や遅刻は厳禁です。公共交通機関の遅れや不測の事態での遅刻、体調不良や忌引など、やむを得ない事由で欠勤する際も実習施設・機関へ早めに連絡する必要があります。遅刻がないように時間に余裕をもちましょう。

Q2 体調が悪いのですが、実習に行くべきでしょうか。

A2 高齢者福祉施設や医療機関などでは身体機能の低下している利用者と接する機会が多く、新型コロナウイルス感染症のみならず風邪でも、利用者にうつすようなことは避けなければなりません。体調管理を万全にすることは当然ですが、体調が悪いときはすぐに実習指導者に連絡して指示を仰ぎましょう。診断書の提出が求められる場合もあります。特に新型コロナウイルス感染症に関する対応や就業のルールは必ず確認しましょう。

Q3 風邪等で休んだので実習日数が足りません。

A3 社会福祉士の実習時間は「240時間以上」と決められています。実習時間が不足する場合は、改めて時間数を計算し、不足分を別日程で補う手続きが必要となります。実習担当教員と実習指導者へ相談して調整してください。

Q4 実習期間中もアルバイトや部活動を続けてよいでしょうか。

A4 原則的に実習期間中はアルバイトや部活動を控えてください。利用者の生活や命にかかわるソーシャルワーク実習の意味を考えれば、何を優先すべきかわかるはずです。経済的な問題がある場合のアルバイトについては、実習前に実習担当教員に確認してください。

Q5 利用者に怪我をさせたり、自分が怪我をした場合はどうすればいいでしょうか。

A5 実習中に自分が怪我をしたときに備えて、各養成校で実習保険などに加入しているか確認をする必要があります。まず養成校の教員へ連絡し、対応を早急に検討しましょう。実習中に利用者が怪我をした際には基本的に施設の賠償責任保険が対応しますが、必ず養成校に連絡します。施設の備品を壊したときも同様です。

Q6 利用者からお菓子をいただきました。どうすればよいでしょうか。

A6 利用者からの金銭授受は厳禁です。しかし、善意の利用者から菓子などを勧められる場合があります。むやみに断っては相手を傷つけることにもなりかねないので、いただいた場合は、必ずその事実を実習指導者へ報告し指示を仰いでください。

Q7 利用者をどのように呼んだほうがよいでしょう。

A7 利用者への呼称は、利用者の年齢にふさわしいものとすることが原則です。利用者が成人の場合は「～さん」と尊敬の念をもった呼び方が適切でしょう。
職員が親しみを込めて「～ちゃん」や愛称で呼んでいる場合もありますが、それは長い間に築き上げた信頼関係に基づくうえでの対応です。実習生が他の職員と同じように呼ぶのは、ふさわしくありません。

Q8 質問したいのですが、職員が忙しそうで尋ねることができません。

A8 質問は、その場その場で行うことが大切です。疑問や質問は学びを深め、より有益な考察のきっかけになり得ます。
職員が忙しそうで声をかけにくい場合は、少し間をおいたり、実習記録を通じて質問するなど、疑問を放置しないことを心がけましょう。勇気を出して「すみません」と声をあげてみましょう。

Q9 職員に利用者へのかかわりについて質問しました。しかし一人ひとりの答えが違っています。

A9 相談援助には「絶対」の解答はありません。たとえば、「家に帰る！」と言って玄関に向かって歩き出した利用者がいたとして、家に帰りたいのか、寂しいのか、外出したいのか、職員にかかわって欲しいのかなど、その言葉の裏にあるニーズの捉え方によっては、対応方法や言葉がけが違うはずです。複数の仮説を瞬時に想定し、それに対応したかかわり方の方

向性を選択します。そのかかわり方は多様です。多くの職員に質問し、かかわり方のバリエーションを覚えましょう。

Q10 施設で行われている援助方法に納得できません。

A10 利用者への援助方法は、施設の理念や方針に沿って、長年積み上げられてきたものです。約1ヵ月という短期間で、実習生が表面だけを見て批判や判断を下すことは避けたほうがよいでしょう。

　しかし、実習中にもった疑問点は大切です。その疑問点について、実習指導者と話し合うことも大切ですし、実習担当教員によるスーパービジョンを活用することも重要です。

Q11 実習施設で、利用者への虐待を目撃してしまいました。

A11 虐待行為は許されるものではなく、人権擁護の観点からも専門職として見て見ぬ振りはできません。児童虐待防止法（6条）や障害者虐待防止法（7条、16条）、高齢者虐待防止法（7条、21条）では、虐待を発見した者の通報義務について規定しています。

　虐待現場を目撃した場合は、すぐに問題化せず、まず事実確認を行ってください。次に養成校の教員に連絡して、指示を仰いでください。

Q12 利用者や実習指導者、職員から個人的な誘いを受けました。

A12 利用者、実習指導者、職員という立場や同性異性にかかわらず、実習以外で、個人的に会うことは避けましょう。利用者からの一方的な誘いについては、実習指導者に利用者との関係性を壊さない対応について助言を求めるとよいでしょう。また、個人的な誘いについては、「養成校からプライベートなかかわりは禁止されている」と伝えてもよいでしょう。それは、SNSの友達申請についても同様です。くれぐれも1人で悩まないで教員等へ相談をするようにしてください。

Q13 ソーシャルワーク実習なのに掃除や洗濯をやらされました。

A13 居宅サービスでは、掃除・洗濯を家事援助と位置づけています。入所型施設でも、利用者の生活環境の保全は大切な役割となります。入所型施設の生活相談員を含む職員全員は、多様な役割を担います。生活相談員だからといって雪が降ったときに雪かきをしないことはありませんし、電球交換をしないということはありません。実習生として、その業務を通して何を考え、何を学ぼうとするかが大切です。

Q14 特別養護老人ホームなどの介護の施設に配属されましたが、介護技術が身についていないので不安です。

A14 高齢者福祉関連分野のうち介護サービス提供施設・事業所では、実習の一環として介助業務が求められる場合があります。その場合でも、介護技術を持たない実習生に、闇雲に介助業務を与えたりしません。不安がある旨を実習指導者に伝えましょう。また、不安を取り除くためにも、事前学習を活用してできる範囲で「介護」についての理解に努めましょう。

Q15 髪型や髪の色は個性だと思います。実習に行くからといって髪型や色を変えたくありません。

A15 ソーシャルワーク実習は、現場実践の施設・機関で行われるものです。当然、その施設・機関の服務規程を含むさまざまな取り決めを遵守することが求められます。当たり前のことですが、社会人としての自覚が必要です。それは服装についても同様です。個性を主張することは自由ですが、社会では通じません。

Q16 実習中に貴重品が盗まれました。

A16 盗まれた事実について、速やかに実習指導者や実習担当教員に連絡して対応を協議してもらいましょう。そのようなことがないよう、実習に直接必要のない貴重品や多くの現金をもっていかないことを心がけてください。仮に、貴重品をもっていかなければいけない場合は、私物の管理を徹底するとともに、施錠できるロッカーなどの使用ができるか、貴重品を事務所などで預かってくれるかといった点について、実習指導者に相談してください。

Q17 実習でうれしい体験をしたので、Twitter に投稿してしまいました。

A17 実習に関する出来事や利用者の写真等について、Twitter に限らず Facebook、Instagram などの SNS に投稿することは厳禁です。SNS に投稿されていることがわかった場合、養成校によっては、実習停止や実習中止等の厳しい措置を取るところもあります。

　社会福祉士の資格取得のためのソーシャルワーク実習ですので、利用者の情報や写真等の個人情報はもちろんのこと実習施設での出来事についても、社会福祉士の倫理綱領、行動指針を遵守しなければなりません。実習生においても社会福祉士としての価値や倫理が問われることとなります。

飛永高秀・早坂聡久作成

あ～お

ISO9000 シリーズ…………………… 9

IFSW（国際ソーシャルワーカー連盟）

……………………………… 42, 68

ICF（国際生活機能分類）

……………………………… 54, 108

アウトリーチ

………22, 45, 56, 91, 112, 152

アセスメント……… 55, 86, 138, 164

圧縮叙述体…………………………… 166

アドボカシー（代弁）……………… 8

医学上の定義［発達障害］…… 118

いじめ…………………………………20

一時保護……………………………… 128

医療介護総合確保法（地域における
医療及び介護の総合的な確保の促
進に関する法律）………………13

医療ソーシャルワーカー（MSW）

…………………………… 12, 48

医療的ケア…………………………… 111

インテーク面接…………………… 107

インボランタリークライエント

………………………………… 152

SSW（スクールソーシャルワーカー）

…………………………………11

ADL（日常生活動作）……………97

NPO 法（特定非営利活動促進法）

……………………………………23

NPO 法人（特定非営利活動法人）

…………………………………23

エバリュエーション………………86

MSW（医療ソーシャルワーカー）

…………………………… 12, 48

援助関係………………………………55

援助方針会議……………………… 139

エンパワメント………… 23, 134

おてらおやつクラブ………………16

か～こ

介護サービス情報公表制度……… 7

介護支援専門員（ケアマネジャー）

………………… 11, 81, 86, 87, 152

介護保険制度………………… 7, 18

介護保険法………………… 56, 80

介護予防・日常生活支援総合事業

…………………………………85

家庭支援専門相談員………… 128

過程叙述体………………………… 166

カデューシン

Kadushin, Alfred ………… 176

ガバナンス………………………… 9

感情労働………………………………93

基幹相談支援センター……… 8, 96

帰校日指導………………………… 179

気づき……………………………… 164

機能訓練担当職員………… 116

基本相談支援……………………………95

義務規定の見直し………………19

救護施設…………………………… 160

QC（品質管理）……………… 9

協議会（自立支援協議会）

………………………… 101, 117

共生型サービス…………………13

矯正施設…………………………20

業務継続計画（BCP）……… 9, 10

居宅介護支援…………………… 152

居宅介護支援事業所……………8

居宅生活訓練事業………… 157

クライエント………………………71

グループスーパービジョン

………………………… 182, 198

ケアプラン………… 8, 55, 87

ケアマネジメント………………97

ケアマネジャー（介護支援専門員）

………………… 11, 81, 86, 87, 152

ケアリーバー………………… 126

ケアワーク…………………………45

計画相談支援………………… 152

形成的な評価…………………… 188

継続サービス利用支援………96

傾聴…………………………………91

契約制度…………………………90

原理［社会福祉士の倫理綱領］…70

権利擁護…………………………… 6

構造化面接…………………………91

高齢者保健福祉推進十か年戦略
　　（ゴールドプラン）……………85
顧客満足…………………………… 8
国際生活機能分類（ICF）
　　………………………… 54, 108
国際ソーシャルワーカー連盟
　　（IFSW）………………… 42, 68
個人識別符号……………………76
個人情報保護……………………83
個人情報保護法（個人情報の保護
　　に関する法律）………………76
個人スーパービジョン………… 182
子育て世代包括支援センター…… 8
コーディネーション
　　… 45, 86, 97, 117, 121, 152
こども家庭センター……………… 8
子ども家庭総合支援拠点………… 8
こども家庭庁……………………… 8
子ども・子育て支援情報公表
　　システム……………………… 7
子ども・子育て支援法…………… 7
こども食堂………………………16
子どもの権利条約（児童の権利に
　　関する条約）………………… 136
子どもの最善の利益…………… 136
子供の貧困対策に関する大綱……12
個別支援計画……………… 55, 111
コミュニティソーシャルワーク
　　……………………………… 146
ゴールドプラン（高齢者保健福祉
　　推進十か年戦略）……………85
困難女性支援法（困難な問題を抱
　　える女性への支援に関する法律）
　　………………………………… 4
コンプライアンス………………… 8

さ～そ
災害ソーシャルワーカー…………11
作業支援………………………… 158
里親支援専門相談員…………… 128
サービス担当者会議……………87

サービス等利用計画案………… 110
サービス等利用計画書……………96
暫定定員………………………… 131
ジェネラリスト・アプローチ… 200
ジェネラリスト・ソーシャルワーカー
　　………………………………… 3
ジェネラリスト・ソーシャルワーク
　　………………………………… 4
自己覚知……………… 43, 52, 56
自己評価………………………… 196
資質向上の責務…………………19
施設オンブズパーソン…………… 9
施設入所支援…………………… 120
事前学習…………………………42
事前学習の効果…………………50
事前訪問…………………………49
実習記録………………………… 162
実習計画………………………… 163
実習計画書………………………54
実習指導者……………………… 164
実習のプロセス…………………42
実習評価………………………… 188
実習報告会……………………… 203
実習報告書……………………… 202
実践の理論的枠組み…………… 164
指定介護予防支援事業…………81
児童虐待…………………………20
児童虐待防止法（児童虐待の防止
　　等に関する法律）………… 136
児童指導員……………………… 139
児童心理司……………………… 139
児童相談所………………… 136, 140
児童の権利に関する条約
　　（子どもの権利条約）……… 136
児童発達支援…………… 115, 119
児童福祉司………………… 137, 140
児童福祉法……… 56, 115, 126, 136
児童養護施設……………… 126, 130
社会的養護自立支援事業……… 126
社会福祉基礎構造改革…………… 4
社会福祉協議会…………… 146, 150

社会福祉士………………………82
社会福祉士及び介護福祉士法
　　……………………… 2, 3, 18, 33
社会福祉事業法…………………… 2
社会福祉士としての価値と倫理に
　　基づく支援…………………36
社会福祉士の行動規範……… 6, 71
社会福祉士の倫理綱領
　　……………… 6, 36, 56, 69
社会福祉主事…………………… 2
社会福祉士養成課程のカリキュラム
　　………………………………57
社会福祉増進のための社会福祉事業
　　法等の一部を改正する法律…… 5
社会福祉法………………………… 2
社会福祉法人……………………… 5
重層的支援体制整備事業…………13
住民基本台帳事務における DV 等
　　支援措置…………………… 134
住民主体の地域課題解決体制……14
就労継続支援 B 型事業所
　　………………………… 105, 109
主任介護支援専門員……………82
守秘義務…………………………76
受容………………………………91
巡回指導………………… 54, 179
障害三法………………………… 157
障害支援区分…………………… 110
障害児相談支援…………………95
障害者虐待防止法（障害者虐待の
　　防止、障害者の養護者に対する
　　支援等に関する法律）……… 120
障害者権利条約（障害者の権利に
　　関する条約）………… 112, 112
障害者雇用促進法（障害者の雇用
　　の促進等に関する法律）…… 100
障害者雇用枠…………………… 102
障害者差別解消法（障害を理由と
　　する差別の解消の推進に関する
　　法律）……………………… 112
障害者支援施設……… 120, 124, 125

障害者就業・生活支援センター
　　……………………… 100, 104
障害者自立支援法………………56
障害者総合支援法（障害者の日常
　生活及び社会生活を総合的に支
　援するための法律）
　…………… 8, 56, 95, 103, 110,
　　　　　　　　120, 148, 152
障害福祉サービス等情報公表制度
　…………………………………7
状況理解・方向づけの理論…… 164
職業リハビリテーション……… 103
職業倫理…………………………68
叙述体…………………………… 166
ショーン
　Schön, Donald Alan…… 66, 176
自立支援医療…………………97
自立支援協議会（協議会）
　……………………… 101, 117
シルバーサービス………………3
親権の喪失および停止………… 137
心身機能障害……………………54
心理療法……………………… 128
スクールソーシャルワーカー
　（SSW）……………………11
ストレングス視点……………… 134
スーパーバイザー……………… 176
スーパーバイジー……………… 176
スーパーバイズ……………… 164
スーパービジョン… 54, 90, 176, 188
生活介護……………………… 120
生活介護事業………………… 110
生活介護事業所……………… 110, 114
生活困窮者自立支援制度…… 11, 20
生活困窮者自立支援法…… 11, 159
生活相談員……………………86
生活場面面接……………………91
生活保護施設………………… 156
生活保護受給者等就労自立促進事業
　…………………………… 142
生活保護法…………………… 156

省察的実践…………………… 176
誠実義務…………………………19
精神保健福祉士法………………3
性的マイノリティ………………20
成年後見制度………………… 6, 152
整容…………………………… 106
政令に定められた中核市等…… 136
絶対評価……………………… 198
説明責任…………………………8
説明体………………………… 166
相対評価……………………… 198
相談員………………………… 138
相談系事業所……………………54
相談支援事業所………… 8, 95, 99
相談支援専門員…………………95
相談者もしくは相談の対象となる
　家庭………………………… 138
ソーシャルアクション… 45, 92, 151
ソーシャルアドミニストレーション
　…………………………… 154
ソーシャルワーカーの倫理綱領
　…………………………… 42, 68
ソーシャルワーク実習………… 163
ソーシャルワーク実習教育内容・
　実習評価ガイドライン……… 189
ソーシャルワーク実習指導・実習の
　ための教育ガイドライン
　…………………………… 32, 34
ソーシャルワーク実践……………55
ソーシャルワーク専門職である社
　会福祉士に求められる役割等に
　ついて……………………… 32, 34
ソーシャルワーク専門職の
　グローバル定義……………… 7, 69
ソーシャルワークの定義………68
措置から契約へ……………………6
措置制度……………… 5, 90, 131

た〜と
第一種社会福祉事業………… 5, 105
代弁（アドボカシー）……………8

達成課題…………………………58
地域移行支援……………………95
地域共生社会…………………… 11, 13
地域ケア会議……………………82
地域ケア個別会議………………82
地域ケア推進会議………………82
地域障害者職業センター……… 101
地域生活定着支援センター
　（地域生活定着促進事業）……12
地域定着支援……………………95
地域における医療及び介護の総合的
　な確保の促進に関する法律
　（医療介護総合確保法）……… 13
地域における公益的取り組み…… 14
地域福祉活動計画…………… 146
地域福祉計画………………… 149
地域福祉の推進…………… 92, 146
地域包括ケアシステム……… 13, 80
地域包括支援センター…… 8, 80, 84
地域包括支援センター運営協議会
　…………………………………83
通所リハビリテーション………85
定義規定の見直し………………18
デイサービス（通所介護）
　…………………………… 85, 89
DV（ドメスティック・バイオレンス）
　………………………… 131, 136, 157
道具としての自己…………… 203
特定相談支援事業所………… 110
特定非営利活動促進法（NPO法）
　…………………………………23
特定非営利活動法人（NPO法人）
　…………………………………23
特別養護老人ホーム………… 90, 94
独立型社会福祉士…………… 155
独立型社会福祉士事務所…… 151
都道府県福祉事務所………… 141
トライアル雇用……………… 102

な〜の
日常生活自立支援事業…………6

日常生活動作（ADL）・・・・・・・97
日本国憲法25条・・・・・・・・・159
日本司法支援センター（法テラス）
・・・・・・・・・・・・・134
日本ソーシャルワーカー連盟・・・・69
日本ソーシャルワーク教育学校連盟
・・・・・・・・・・・・・57
認知症の行動心理症状（BPSD）
・・・・・・・・・・・・・91
認定社会福祉士・・・・・・・・・151
ネゴシエーション・・・45, 92, 151
ネットワーキング
・・・・・45, 86, 92, 97, 117, 121, 152
ノーマライゼーション・・・・・・159

は〜ほ

配偶者暴力相談支援センター・・・133
バイステック
　Biestek, Felix P.・・・・・・・86
バイステックの7原則
・・・・・・・・86, 103, 116
ハインリッヒ
　Heinrich, Herbert W.・・・・・9
ハインリッヒの法則・・・・・・・・9
8050問題・・・・・20, 147, 159
発達障害者支援法・・・・・・・・118
ピアカウンセリング・・・・・・・96
ひきこもり・・・・・・・・・・159
非構造化面接・・・・・・・・・・91
BCP（業務継続計画）・・・・・9, 10
避難行動要支援者・・・・・・・・10
BPSD（認知症の行動心理症状）
・・・・・・・・・・・・・91
ヒヤリ・ハット・・・・・・・・・9
ファシリテーション
・・・・・・45, 87, 92, 152

ファシリテーター・・・・・・・・87
フィードバック・・・・・・・・188
フィールド・ソーシャルワーク・・45
フォスタリング機関・・・・・・128
4×4×4モデル・・・・・・・176
福祉サービス第三者評価事業・・・・7
福祉三法・・・・・・・・・・・141
福祉事務所・・・・・・2, 141, 145
福祉専門官・・・・・・・・・・・12
福祉六法・・・・・・・・・・・141
不登校・・・・・・・・・・・・・20
フードバンク・・・・・・・・・・16
プライバシー保護・・・・・・・・76
プランニング・・・・・・・・・164
プレゼンテーション・・・・45, 92, 154
放課後等デイサービス・・・115, 119
包括的支援事業・・・・・・・・・80
包括的な相談支援体制・・・・・・14
法テラス（日本司法支援センター）
・・・・・・・・・・・・・134
訪問薬剤管理指導・・・・・・・・97
保健師・・・・・・・・・・・・・82
ボーゴ
　Bogo, Marion・・・・・・・177
保護施設通所事業・・・・・・・157
母子生活支援施設・・・・・131, 135
母子保健法・・・・・・・・・・・8
ボランティア・コーディネーター
・・・・・・・・・・・・・158

ま〜も

学び・・・・・・・・・・・・・164
ミクロ・メゾ・マクロ
・・・・・・・44, 118, 148, 200
未成年後見人・・・・・・・・・137
民営化・・・・・・・・・・・・・5

民生委員・・・・・・・・・・・158
名称独占・・・・・・・・・・・・8
目標工賃達成指導員・・・・・・107
モニタリング・・・・・・・56, 96
モリソン
　Morrison, Tony・・・・・・・176

や〜よ

ヤングケアラー・・・・・・・・159
ユニット・スーパービジョン・・・183
養護相談・・・・・・・・・・・137
養子縁組・・・・・・・・・・・128
要配慮個人情報・・・・・・・・・76
要配慮者利用施設・・・・・・・・10
要保護児童対策地域協議会・・・・137
要約体・・・・・・・・・・・・166
余暇活動支援・・・・・・・・・158

ら〜ろ

ライブ・スーパービジョン・・・・183
ラポール・・・・・・・・・・・127
リスクマネジメント・・・・・8, 9
利用契約制度・・・・・・・・・131
倫理基準・・・・・・・・・・・71
倫理責任・・・・・・・・・・・72
レジデンシャル・ソーシャルワーク
・・・・・・・・・・・45, 121
レジデンシャル・ソーシャルワーク
9機能・・・・・・・・・・・121

わ

ワナコット
　Wanacott, Jane・・・・・・・176
WAM NET・・・・・・・・・7, 111

第7章執筆者 (出現順)

久保田和宏 (くぼた かずひろ)　社会福祉法人 清承会 特別養護老人ホーム 白扇閣 施設長／興津川地域包括支援センター 管理者⋯⋯⋯⋯⋯⋯⋯⋯⋯⋯第7章1節

工藤健一 (くどう けんいち)　医療法人社団 翔仁会 北広島市にし高齢者支援センター 社会福祉士⋯⋯⋯⋯⋯⋯⋯⋯⋯⋯⋯⋯⋯⋯⋯⋯⋯⋯⋯第7章1節コラム

佐藤 勝 (さとう まさる)　株式会社オストジャパングループ オストケア本部 運営推進部 部長⋯⋯⋯⋯⋯⋯⋯⋯⋯⋯⋯⋯⋯⋯⋯⋯⋯⋯⋯第7章2節

菅野裕一 (かんの ゆういち)　社会福祉法人 緑星の里 青雲 生活支援員／社会福祉士⋯第7章2節コラム

神部健史 (かんべ けんじ)　社会福祉法人 北海長正会 北広島リハビリセンター特養部四恩園 施設長⋯⋯⋯⋯⋯⋯⋯⋯⋯⋯⋯⋯⋯⋯⋯⋯⋯⋯⋯第7章3節

兼平悠希 (かねひら ゆうき)　社会福祉法人 南幌苑 障がい者支援施設 なんぽろ恵 支援員⋯⋯⋯⋯⋯⋯⋯⋯⋯⋯⋯⋯⋯⋯⋯⋯⋯⋯第7章3節コラム

渡邊伸子 (わたなべ のぶこ)　社会福祉法人 緑星の里 ハーフタイム 施設長⋯⋯⋯⋯第7章4節

園田 彩 (そのだ あや)　社会福祉法人 緑星の里 相談支援事業所サポート 管理者⋯⋯第7章4節

山川昌子 (やまかわ しょうこ)　鷹栖町立北野小学校 教諭／特別支援教育コーディネーター⋯⋯⋯⋯⋯⋯⋯⋯⋯⋯⋯⋯⋯⋯⋯⋯⋯⋯⋯⋯⋯第7章4節コラム

中村圭寿 (なかむら けいじゅ)　小樽後志地域 障がい者就業・生活支援センター ひろば 所長⋯⋯⋯⋯⋯⋯⋯⋯⋯⋯⋯⋯⋯⋯⋯⋯⋯⋯⋯⋯第7章5節

広木威大 (ひろき いっと)　障がい者支援施設 勤務⋯⋯⋯⋯⋯⋯第7章5節コラム

武居建二郎 (たけすえ けんじろう)　ジョブサポートセンターbeing桜山 センター長⋯⋯⋯⋯第7章6節

中島 麗 (なかしま うらら)　エスケアステーション開明（通所介護） 勤務⋯⋯⋯⋯第7章6節コラム

牧坂浩之 (まきさか ひろゆき)　社会福祉法人 むつみ福祉会 法人本部事務局長⋯⋯⋯⋯第7章7節

村瀬千晶 (むらせ ちあき)　就労継続支援B型事業所こねっこ 勤務⋯⋯⋯⋯第7章7節コラム

菊池洋子 (きくち ようこ)　特定非営利活動法人 発達支援サポーターズ コンチェルト 代表／統合施設長⋯⋯⋯⋯⋯⋯⋯⋯⋯⋯⋯⋯⋯⋯⋯⋯⋯⋯⋯第7章8節

伊藤和輝 (いとう かずき)　かわせみの森 中の島ハッピーキッズ 児童指導員／社会福祉士⋯⋯⋯⋯⋯⋯⋯⋯⋯⋯⋯⋯⋯⋯⋯⋯⋯⋯第7章8節コラム

坪井一身 (つぼい かずみ)　社会福祉法人 帯広福祉協会 指定障がい者支援施設 愛灯学園 施設長⋯⋯⋯⋯⋯⋯⋯⋯⋯⋯⋯⋯⋯⋯⋯⋯⋯⋯⋯第7章9節

大森洋美 (おおもり ひろみ)　札幌三幸サービス株式会社 訪問介護ステーション マーマレード 介護職員⋯⋯⋯⋯⋯⋯⋯⋯⋯⋯⋯⋯⋯⋯⋯第7章9節コラム①

西尾 栞 (にしお しおり)　就労継続支援B型事業所こねっこ 勤務⋯⋯⋯⋯⋯第7章9節コラム②

執筆分担

米田純也 　（よねた　じゅんや）　　社会福祉法人　徳美会　児童養護施設　歌棄洗心学園　児童指導員
　　　第7章10節

柴瀬仁美 　（しばせ　ひとみ）　　　障がい者支援施設　勤務‥‥‥‥‥‥‥‥‥‥‥第7章10節コラム

廣岡勝政 　（ひろおか　かつまさ）　社会福祉法人　名古屋厚生会　名古屋厚生会館愛のホーム　施設長
　　　第7章11節

松本沙月 　（まつもと　さつき）　　児童相談所　勤務‥‥‥‥‥‥‥‥‥‥‥‥‥第7章11節コラム

宮崎智史 　（みやざき　ともちか）　浜松市西区社会福祉課　主任‥‥‥‥‥‥‥‥‥‥第7章12節

天野寛人 　（あまの　ひろひと）　　児童相談所　勤務‥‥‥‥‥‥‥‥‥‥‥‥‥第7章12節コラム

前田朱美 　（まえだ　あけみ）　　　三重県　多気町健康福祉課（多気町福祉事務所）　社会福祉士
　　　第7章13節

内山実咲 　（うちやま　みさき）　　白梅学園大学子ども学部家族・地域支援学科　学生‥‥第7章13節コラム

田中秀治 　（たなか　ひではる）　　社会福祉法人　小牧市社会福祉協議会　事務局次長‥‥‥‥第7章14節

柴　生純 　（しば　きすみ）　　　　社会福祉法人　春日井市社会福祉協議会　勤務‥‥‥‥第7章14節コラム

大島康雄 　（おおしま　やすお）　　さっぽろ社会福祉士事務所　代表／星槎道都大学社会福祉学部　准教授
　　　第7章15節

土橋羽藍 　（つちはし　うらん）　　星槎道都大学社会福祉学部　学生‥‥‥‥‥‥‥‥第7章15節コラム

新井貴士 　（あらい　たかし）　　　社会福祉法人　西熊会　救護施設　羽生園　生活支援課長‥‥‥第7章16節

田中一幸 　（たなか　かずゆき）　　社会福祉法人　札幌厚生会　救護施設　静心寮　生活相談課長
　　　第7章16節コラム

ソーシャルワーク実習・実習指導（社福専門）
【新・社会福祉士シリーズ22】

2023（令和5）年9月15日　初　版1刷発行

編　者　早坂聡久・長岩嘉文・上原正希
発行者　鯉渕友南
発行所　株式
　　　　会社　弘文堂　　101-0062　東京都千代田区神田駿河台1の7
　　　　　　　　　　　　TEL 03（3294）4801　振替 00120-6-53909
　　　　　　　　　　　　https://www.koubundou.co.jp
装　丁　水木喜美男
印　刷　三美印刷
製　本　井上製本所

ISBN978-4-335-61227-5

新・社会福祉士シリーズ 全22巻

福祉臨床シリーズ編集委員会/編

2021年度からスタートした新たな教育カリキュラムに対応！

新・社会福祉士シリーズ 1
医学概論

シリーズの特徴

社会福祉士の新カリキュラムに合致した科目編成により、社会福祉問題の拡大に対応できるマンパワーの養成に貢献することを目標とするテキストです。

たえず変動し拡大する社会福祉の臨床現場の視点から、対人援助のあり方、地域福祉や社会福祉制度・政策までをトータルに把握し、それらの相互関連を描き出すことによって、社会福祉を学ぶ者が、社会福祉問題の全体関連性を理解できるようになることを意図しています。

◎ **1 医学概論** — 朝元美利・平山陽示 編 / 定価2,500円+税 ISBN978-4-335-61206-0 — 2021年4月刊行

◎ **2 心理学と心理的支援** — 岡田斉・小山内秀和 編 / 定価2,500円+税 ISBN978-4-335-61207-7 — 2022年2月刊行

◎ **3 社会学と社会システム** — 杉座秀親・石川雅典・菊池真弓 編 / 定価2,500円+税 ISBN978-4-335-61208-4 — 2021年4月刊行

◎ **4 社会福祉の原理と政策** — 福田幸夫・長岩嘉文 編 / 定価2,500円+税 ISBN978-4-335-61209-1 — 2021年8月刊行

◎ **5 社会福祉調査の基礎** — 宮本和彦・梶原隆之・山村豊 編 / 定価2,500円+税 ISBN978-4-335-61210-7 — 2023年3月刊行

◎ **6 ソーシャルワークの基盤と専門職** — 柳澤孝主・増田康弘 編 / 定価2,500円+税 ISBN978-4-335-61211-4 — 2021年3月刊行

7 ソーシャルワークの基盤と専門職（社福専門） — 柳澤孝主・増田康弘 編 / 予価2,500円+税 ISBN978-4-335-61212-1 — 2023年9月刊行予定

◎ **8 ソーシャルワークの理論と方法** — 坂野憲司・増田康弘 編 / 定価2,500円+税 ISBN978-4-335-61213-8 — 2021年4月刊行

9 ソーシャルワークの理論と方法（社福専門） — 柳澤孝主・増田康弘 編 / 予価2,500円+税 ISBN978-4-335-61214-5 — 2023年10月刊行予定

◎ **10 地域福祉と包括的支援体制** — 山本美香 編 / 定価2,500円+税 ISBN978-4-335-61215-2 — 2022年3月刊行

11 福祉サービスの組織と経営 — 早坂聡久・西岡修・三田寺裕治 編 / 予価2,500円+税 ISBN978-4-335-61216-9 — 2024年1月刊行予定

◎ **12 社会保障** — 阿部裕二・熊沢由美 編 / 定価2,500円+税 ISBN978-4-335-61217-6 — 2023年3月刊行

13 高齢者福祉 — 原葉子・東康祐 編 / 定価2,500円+税 ISBN978-4-335-61218-3 — 2021年6月刊行

◎ **14 障害者福祉** — 峰島厚・木全和巳・児嶋芳郎 編 / 定価2,500円+税 ISBN978-4-335-61219-0 — 2021年8月刊行

15 児童・家庭福祉 — 八重樫牧子・原葉子・土田美世子 編 / 定価2,500円+税 ISBN978-4-335-61220-6 — 2022年11月刊行

16 貧困に対する支援 — 伊藤秀一 編 / 定価2,500円+税 ISBN978-4-335-61221-3 — 2022年5月刊行

17 保健医療と福祉 — 幡山久美子・福田幸夫 編 / 定価2,500円+税 ISBN978-4-335-61222-0 — 2021年5月刊行

◎ **18 権利擁護を支える法制度** — 福田幸夫・森長秀 編 / 定価2,500円+税 ISBN978-4-335-61223-7 — 2021年12月刊行

◎ **19 刑事司法と福祉** — 森長秀・淺沼太郎 編 / 予価2,500円+税 ISBN978-4-335-61224-4 — 2023年12月刊行予定

◎ **20 ソーシャルワーク演習（共通）** — 柳澤孝主・上原正希・森山拓也 編 / 予価2,500円+税 ISBN978-4-335-61225-1 — 2023年11月刊行予定

21 ソーシャルワーク演習（社福専門） — 柳澤孝主・上原正希・増田康弘 編 / 予価2,500円+税 ISBN978-4-335-61226-8 — 2023年12月刊行予定

22 ソーシャルワーク実習・実習指導（社福専門） — 早坂聡久・長岩嘉文・上原正希 編 / 定価2,500円+税 ISBN978-4-335-61227-5 — 2023年9月刊行

◎＝精神保健福祉士と共通科目

新・精神保健福祉士シリーズ 全21巻

福祉臨床シリーズ編集委員会/編

2021年度からスタートした新たな教育カリキュラムに対応！

新・精神保健福祉士シリーズ 1
精神医学と精神医療

シリーズの特徴

精神保健福祉士の新カリキュラムに対応した全面改訂版を編むにあたり、①血の通ったテキスト、②実践の哲学を伝えるテキスト、③現状変革・未来志向のテキスト、④現場のリアルを伝えるテキスト、⑤平易で読みやすいテキスト、の5点を基本的な編集方針としました。
精神保健福祉士をめぐる時代状況の変化とともに、本シリーズもまた新陳代謝を図り、新しい価値と哲学を発信していければと願っています。

専門科目 全8巻

1	精神医学と精神医療	高岡健・古屋龍太 編 定価2,900円+税　ISBN978-4-335-61125-4	2023年3月刊行
2	現代の精神保健の課題と支援	岡﨑直人・長坂和則・山本由紀 編 定価2,900円+税　ISBN978-4-335-61126-1	2023年1月刊行
3	精神保健福祉の原理	古屋龍太・大塚淳子 編 定価2,900円+税　ISBN978-4-335-61127-8	2022年12月刊行
4	ソーシャルワークの理論と方法（精神専門）	坂野憲司・福冨律 編 定価2,900円+税　ISBN978-4-335-61128-5	2023年6月刊行
5	精神障害リハビリテーション論	古屋龍太・森山拓也 編 定価2,700円+税　ISBN978-4-335-61129-2	2023年3月刊行
6	精神保健福祉制度論	宮﨑まさ江・福冨律 編 定価2,700円+税　ISBN978-4-335-61130-8	2023年2月刊行
7	ソーシャルワーク演習（精神専門）	坂野憲司・福冨律 編 定価2,900円+税　ISBN978-4-335-61131-5	2022年12月刊行
8	ソーシャルワーク実習・実習指導（精神専門）	河合美子・淺沼太郎 編 定価2,700円+税　ISBN978-4-335-61132-2	2023年3月刊行

共通科目 全13巻　新・社会福祉士シリーズとの共通科目となります。

1	医学概論	朝元美利・平山陽示 編 定価2,500円+税　ISBN978-4-335-61206-0	2021年4月刊行
2	心理学と心理的支援	岡田斉・小山内秀和 編 定価2,500円+税　ISBN978-4-335-61207-7	2022年2月刊行
3	社会学と社会システム	杉座秀親・石川雅典・菊池真弓 編 定価2,500円+税　ISBN978-4-335-61208-4	2021年4月刊行
4	社会福祉の原理と政策	福田幸夫・長岩嘉文 編 定価2,500円+税　ISBN978-4-335-61209-1	2021年8月刊行
5	社会福祉調査の基礎	宮本和彦・梶原隆之・山村豊 編 定価2,500円+税　ISBN978-4-335-61210-7	2023年3月刊行
6	ソーシャルワークの基盤と専門職	柳澤孝主・増田康弘 編 定価2,500円+税　ISBN978-4-335-61211-4	2021年3月刊行
8	ソーシャルワークの理論と方法	坂野憲司・増田康弘 編 定価2,500円+税　ISBN978-4-335-61213-8	2021年4月刊行
10	地域福祉と包括的支援体制	山本美香 編 定価2,500円+税　ISBN978-4-335-61215-2	2022年3月刊行
12	社会保障	阿部裕二・熊沢由美 編 定価2,500円+税　ISBN978-4-335-61217-6	2023年3月刊行
14	障害者福祉	峰島厚・木全和巳・児嶋芳郎 編 定価2,500円+税　ISBN978-4-335-61219-0	2021年8月刊行
18	権利擁護を支える法制度	福田幸夫・森長秀 編 定価2,500円+税　ISBN978-4-335-61223-7	2021年12月刊行
19	刑事司法と福祉	森長秀・淺沼太郎 編 予価2,500円+税　ISBN978-4-335-61224-4	2023年12月刊行予定
20	ソーシャルワーク演習（共通）	柳澤孝主・上原正希・森山拓也 編 予価2,500円+税　ISBN978-4-335-61225-1	2023年11月刊行予定